安心怀孕40周

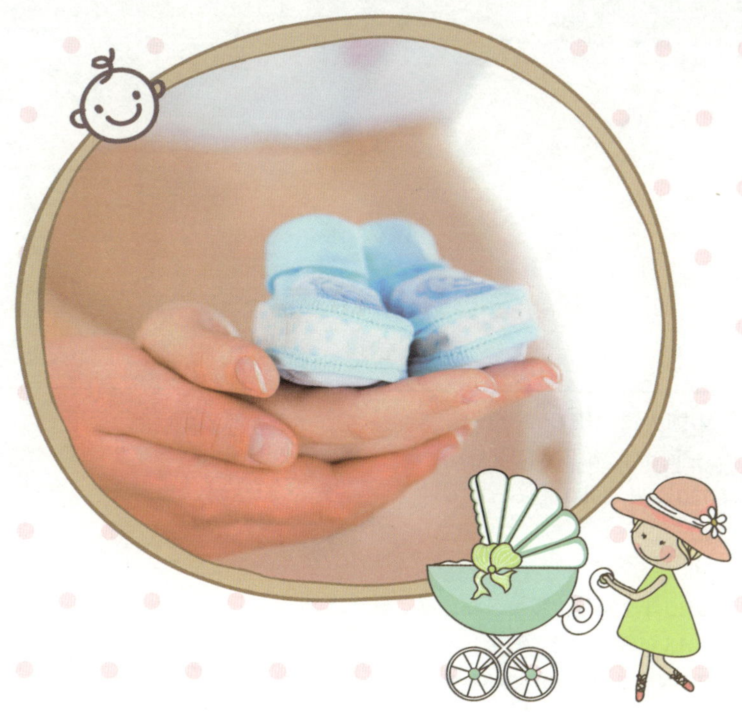

岳然/编著

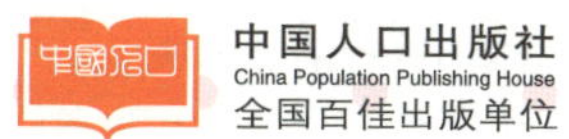
中国人口出版社
China Population Publishing House
全国百佳出版单位

图书在版编目（CIP）数据

安心怀孕40周 / 岳然编著. —北京：中国人口出版社，2015.9

ISBN 978–7–5101–3482–1

Ⅰ. ①安… Ⅱ. ①岳… Ⅲ. ①妊娠期—妇幼保健—基本知识 Ⅳ. ①R715.3

中国版本图书馆CIP数据核字（2015）第138681号

安心怀孕40周

岳然 编著

出版发行	中国人口出版社
印　　刷	三河市北燕印装有限公司
开　　本	720毫米×960毫米　1/16
印　　张	17
字　　数	200千
版　　次	2015年9月第1版
印　　次	2018年3月第3次印刷
书　　号	ISBN 978–7–5101–3482–1
定　　价	29.80元

社　　长	邱立
网　　址	www.rkcbs.net
电子信箱	rkcbs@126.com
总编室电话	(010) 83519392
发行部电话	(010) 83534662
传　　真	(010) 83515922
地　　址	北京市西城区广安门南街80号中加大厦
邮政编码	100054

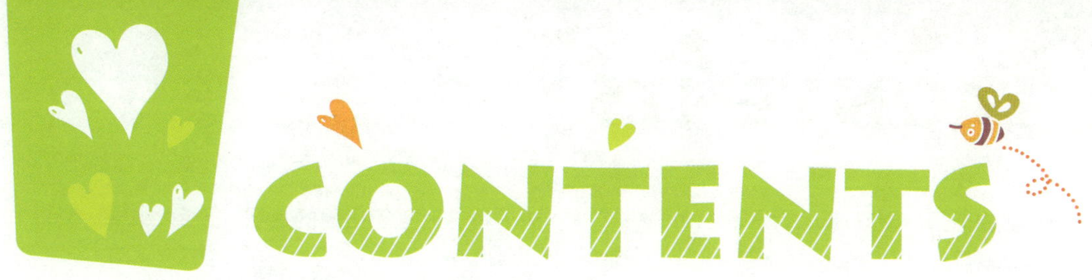

CHAPTER 1 备孕期

CHAPTER 2 孕早期

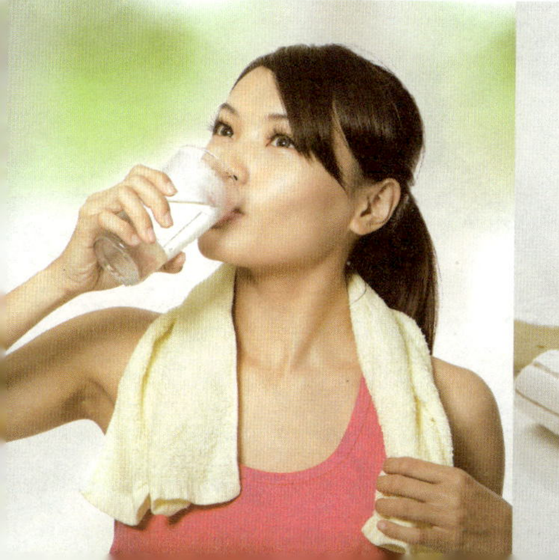

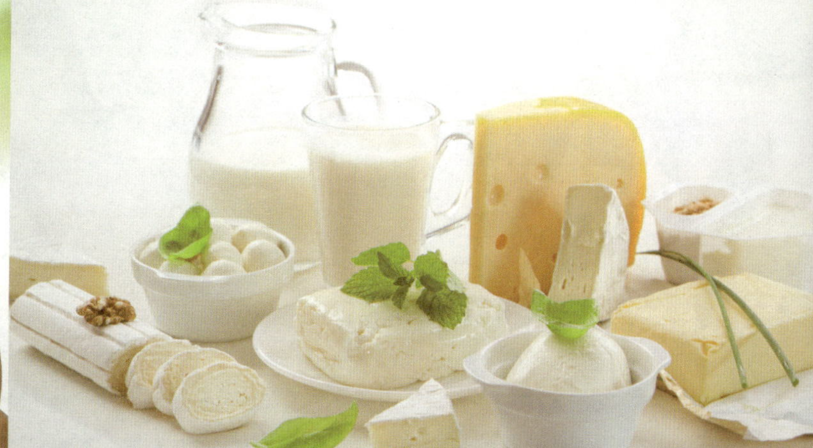

CONTENTS

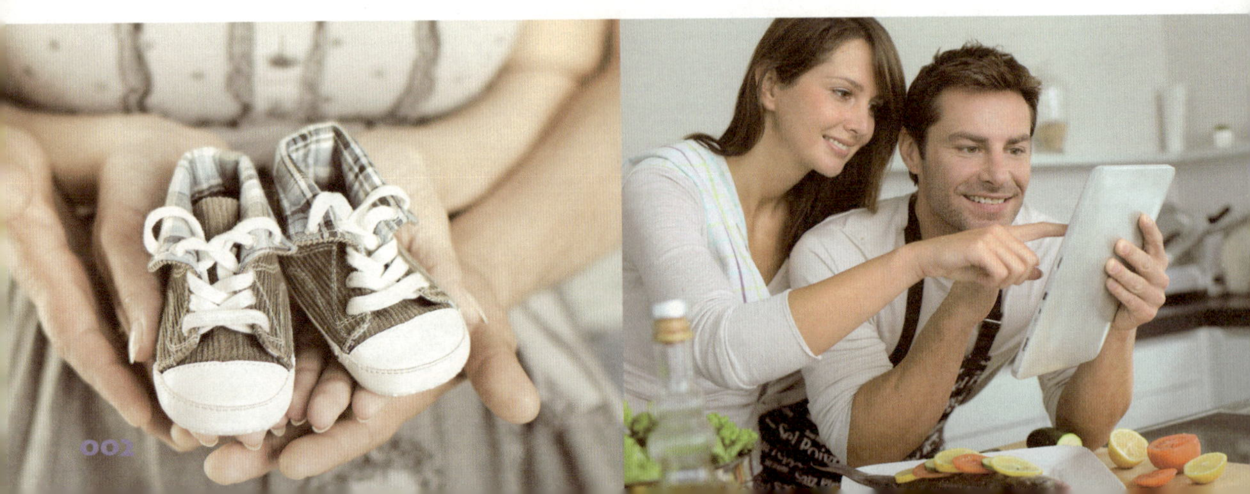

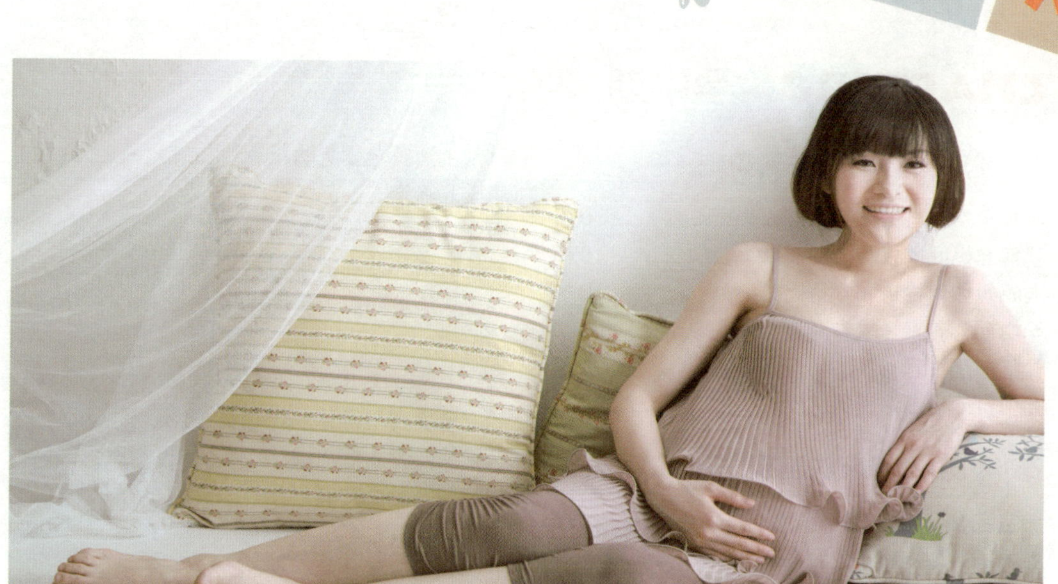

第 9 周：发育成正式意义上的胎宝宝

第 10 周：早孕反应越来越厉害

第 11 周：能够熟练地吞咽羊水了

第 12 周：开始像个小人儿了

CONTENTS

CHAPTER 3 孕中期

第 13 周: 向大家公布喜讯吧

第 14 周: 早孕反应结束，身心变得愉悦

第 15 周: 肚子悄悄地变大了

第 16 周: 感觉到轻微的胎动

第 17 周: 学会了玩脐带

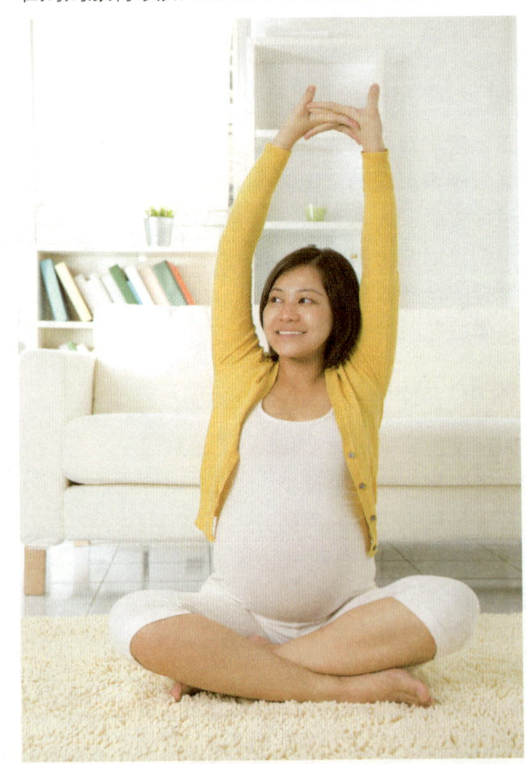

第 18 周：准妈妈要保持好心情

第 19 周：大脑的功能越来越完善

第 20 周：在子宫里游来游去

第 21 周：准妈妈的身体渐渐变得沉重

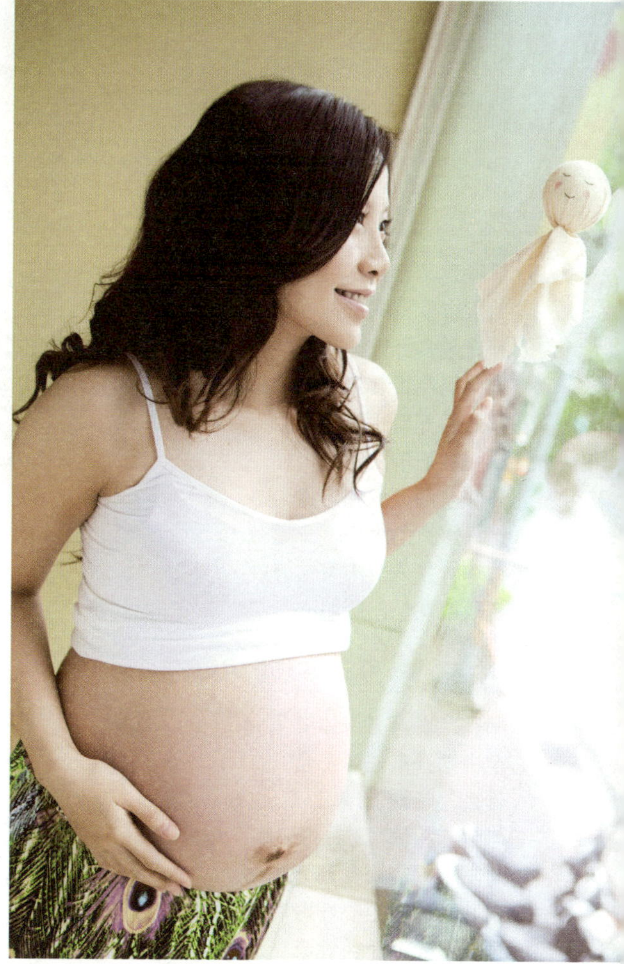

CONTENTS

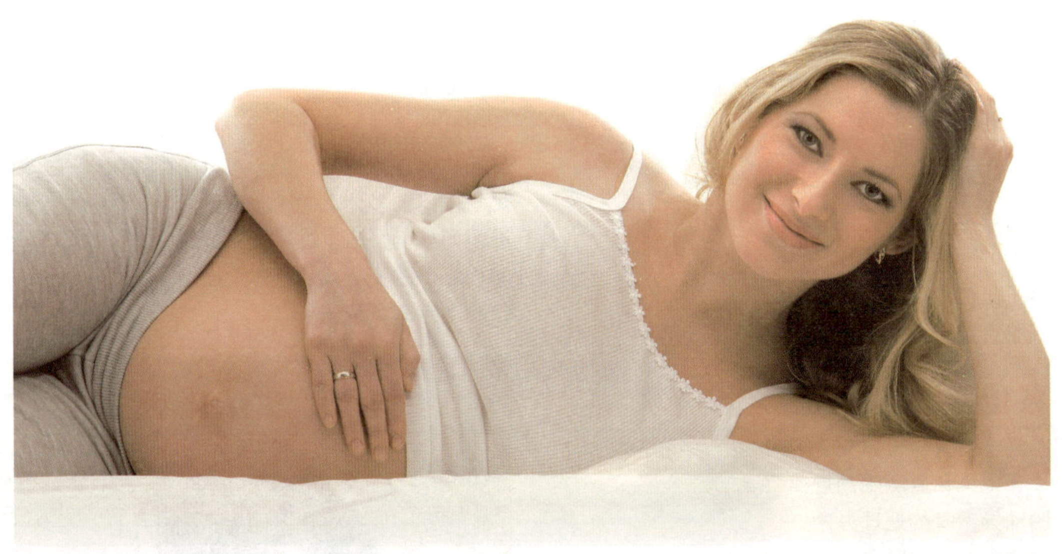

第 22 周：恒牙和乳牙开始发育

第 23 周：红而多皱的小老头

第 24 周：控制血糖水平

第 25 周：进入大脑发育的第二个高峰期

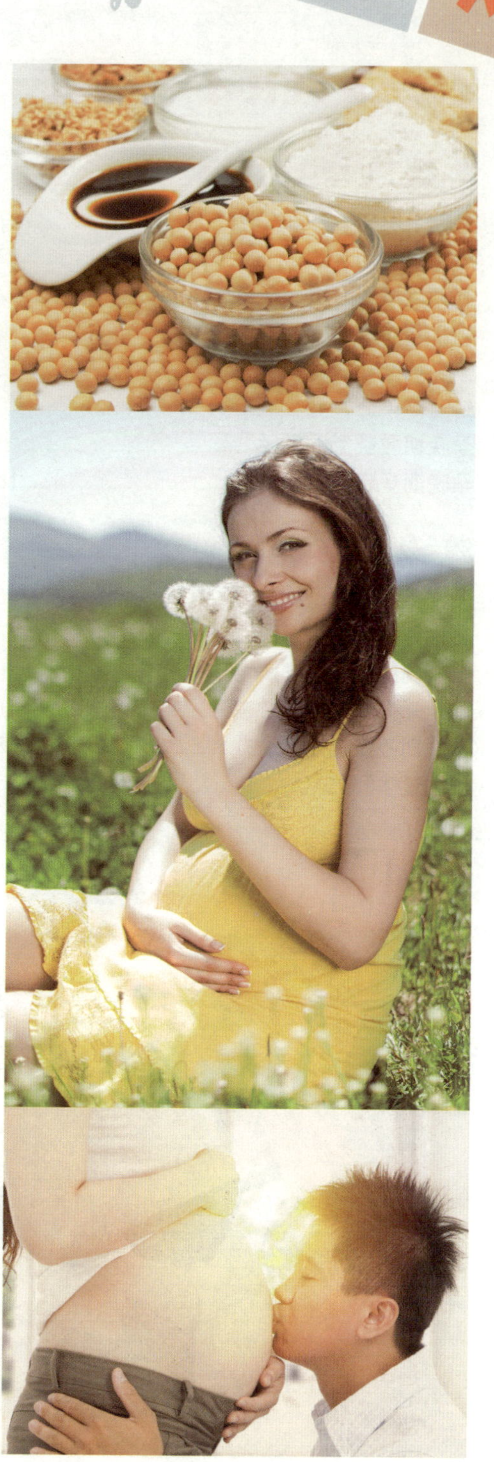

CONTENTS

CHAPTER 4 孕晚期

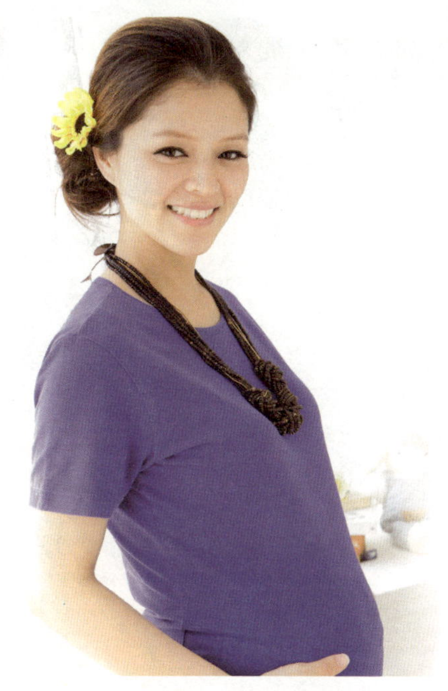

CONTENTS

第 39 周：排除杂念，专心生产

第 40 周：激动人心的第一次“约会”

CHAPTER 5 产后 6 周

新妈妈护理知识

新生儿护理知识

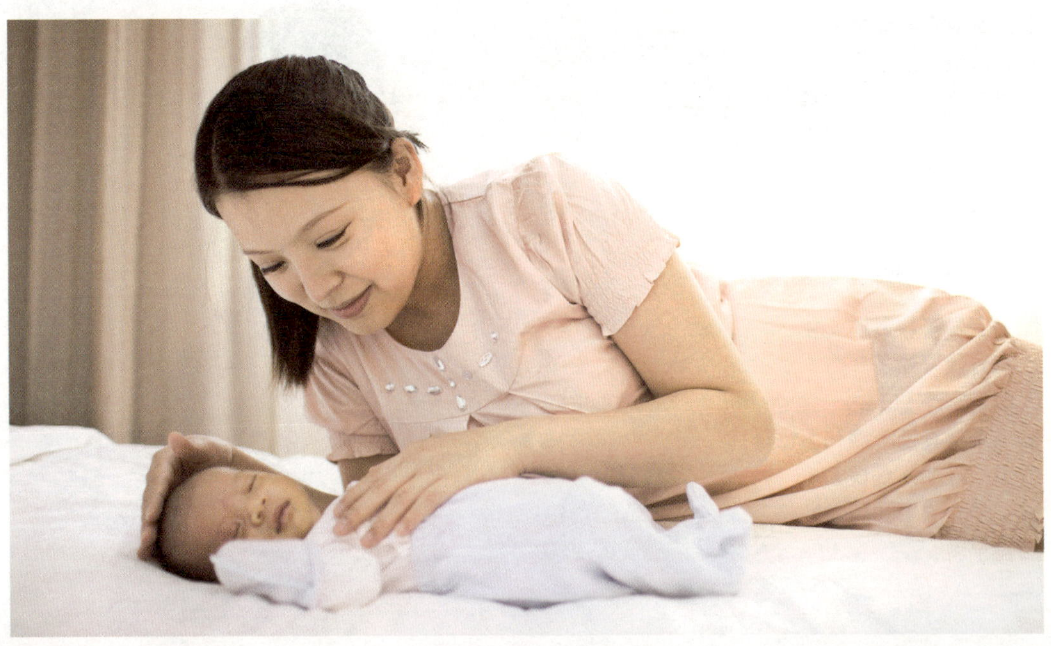

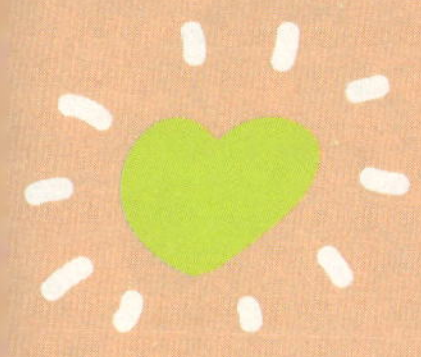

CHAPTER 1

备孕期

每个月期待“好孕”的心情是兴奋又忐忑的，调理孕前饮食、锻炼身体、孕前检查……都可以让准妈妈做好充分的孕前准备。当然准爸爸也要积极参与到备孕大战中来，与准妈妈一起努力，给未来宝宝一个良好的开端。

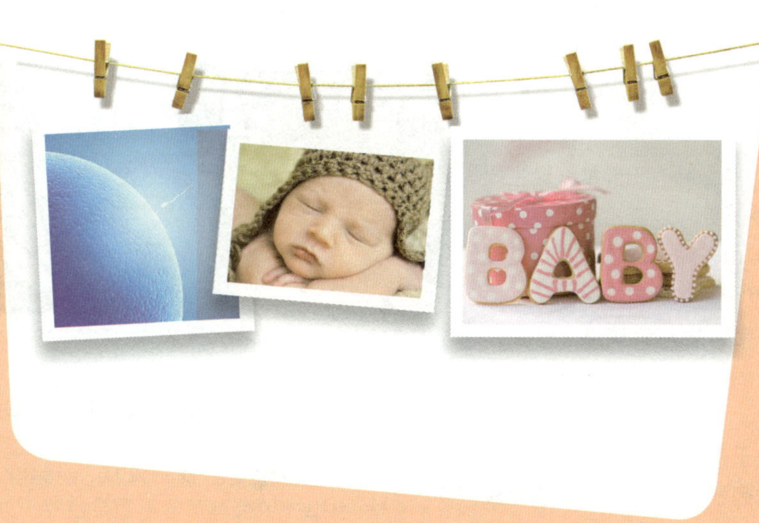

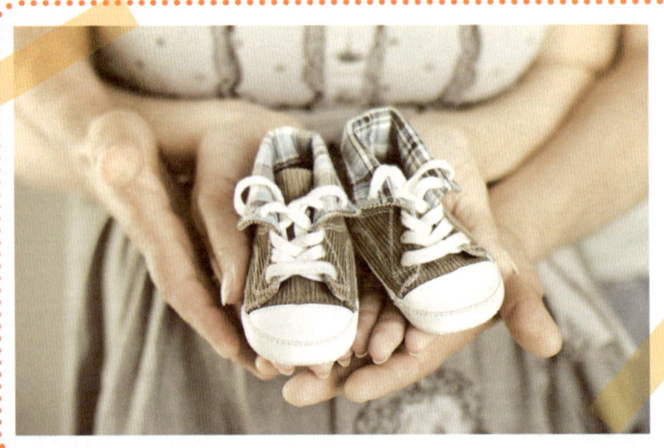

备孕，从孕前检查开始

准妈妈的孕前检查项目

准备怀孕前，准妈妈最好到医院做一个全面的孕前健康检查，检查的项目一般包括：

- **血液检查**：静脉抽血可检查风疹、弓形虫、巨细胞病毒、肝功能及是否有贫血或其他异常情况；了解自己的血型，可为排除ABO溶血或生产时大出血及时输血做准备。
- **尿常规**：通过尿液检查可以检测尿路感染的风险及肾脏功能，有助于肾脏疾患的早期诊断。
- **血压检查**：患有慢性高血压的准妈妈更容易出现先兆子痫和胎盘问题，所以，在孕前控制好血压很重要。
- **胸透检查**：检查心、膈、肺有无异常，最主要是发现结核。另外，胸透还可以查出肺部有无传染病、炎症和病变。但由于胸透是X光线检查，最好至少在胸透检查6个月以后再怀孕。
- **生殖系统**：通过白带常规筛查滴虫、霉菌、支原体、衣原体感染阴道炎症，以及淋病、梅毒等性传播性疾病。
- **口腔检查**：孕期由于身体的变化，准妈妈将更容易受口腔疾病的困扰。如果存在口腔健康的隐患，应该在孕前尽早诊疗。
- **甲状腺功能检查**：在孕前2个月进行，可防止胎儿出生后智力低下，避免流产和妊娠期并发症。
- **乳房X光检查**：医生可能会建议超过35岁的准妈妈做这项检查，以检查是否有乳腺癌或乳腺囊肿。
- **其他项目**：医生可能还会根据准妈妈的身体状况，安排做内分泌、染色体检查等。

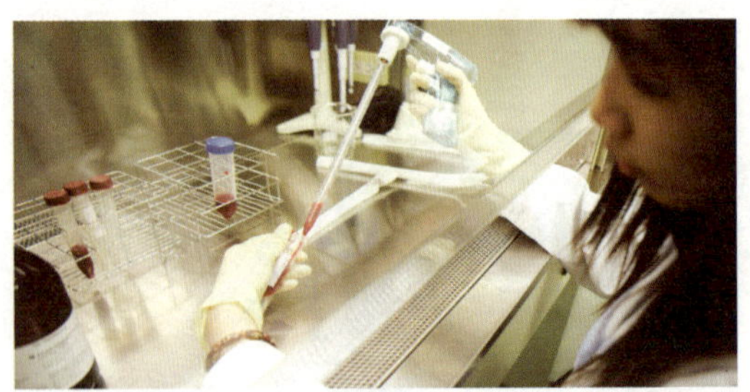

准妈妈放轻松

有的单位每年都安排常规体检，但常规体检与孕前体检的项目是不同的，孕前体检对于排除宝宝遗传疾病，指导准妈妈备孕和怀孕都具有非常重要的意义。

准爸爸的孕前检查项目

为了生出一个健康宝宝，准爸爸最好也到医院做一个孕前检查。准爸爸孕前检查的项目一般包括：

- **精液检查**：医生会根据准爸爸的精子数量、活动能力、形态、存活率等指标来做出性功能的判断。
- **血液检查**：排查肝炎的风险，同时可做血型和 ABO 溶血滴度检查。
- **生殖系统**：生殖系统是否健全是孕育的前提，除了这些因素外，还需要做梅毒、艾滋病等疾病的筛查。
- **染色体检查**：如果有疾病史、家族遗传疾病等，医生根据具体情况，可能还会让准爸爸进行染色体异常检测。

准妈妈放轻松

由于生活压力的增加，现代男性精子的质量普遍受影响，而精子质量对于宝宝将来的体格和智力都有很大的影响，为了宝宝的健康，准爸爸也要牺牲一下“面子”，重视孕前检查。

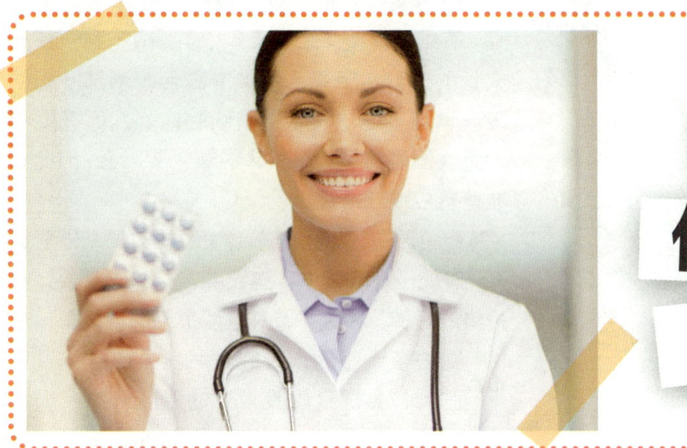

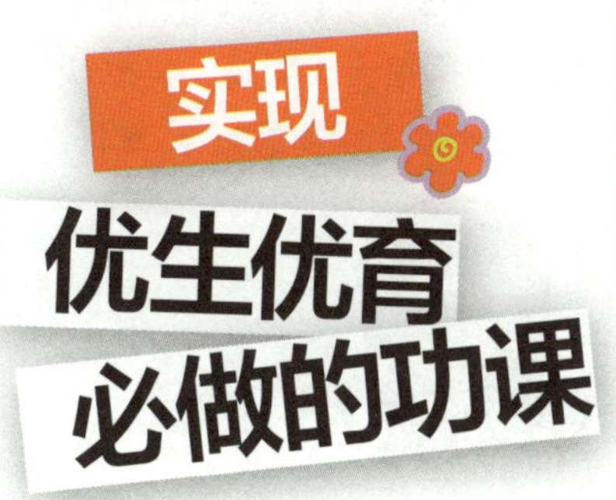

提前补充叶酸

从准备怀孕前 3 个月起，准妈妈就要开始补充叶酸，因为叶酸对于预防胎宝宝畸形有着至关重要的作用。

为什么要补充叶酸

叶酸能够协助合成 DNA、维持大脑正常功能等，也是脊髓液的重要组成部分，对处于器官系统分化高峰期的孕早期胎宝宝来说非常重要。

如果缺乏叶酸，可能会造成胎宝宝的神经管畸形，还可使眼、口唇、腭、胃肠道、心血管、肾、骨骼等器官畸形，或者引起早期流产。

叶酸的正确补充方法

准妈妈要多吃富含叶酸的食物，如动物肝脏、肾脏、蛋类、鱼类，植物性食物中的菠菜、芹菜、菜花、土豆、莴苣、蚕豆、梨、柑橘、香蕉、柠檬、坚果类及大豆类等。

此外，从食物中获取的叶酸含量是有限的，因此从孕前 3 个月到怀孕后 3 个月，准妈妈每天需要补充 0.4 毫克叶酸增补剂。

减少食物储存和烹调过程中的叶酸流失

由于叶酸是一种水溶性的 B 族维生素，遇光、遇热就不稳定，容易失去活性。如蔬菜贮藏 2 ~ 3 天后叶酸损失 50% ~ 70%；煲汤等烹饪方法会使食物中的叶酸损失 50% ~ 95%；盐水浸泡过的蔬菜，叶酸的成分也会损失很大。所以，要想从食物中摄入叶酸，就必须在食物的储存、烹饪上多加注意。

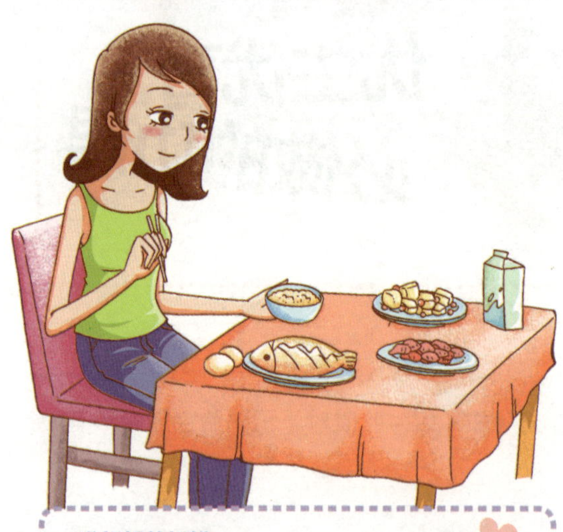

准妈妈放轻松

准爸爸也需要适当补充叶酸，因为叶酸不足会影响受精卵的质量，减弱精子的活动能力，一方面使得受孕困难，另一方面会增加染色体缺陷的概率。

培养优质的精子和卵细胞

要想生出一个健康聪明的宝宝，优质的精子和卵细胞是至关重要的决定因素，准爸爸和准妈妈一定要足够重视。

如何培养优质的精子

1 远离高温环境。精子成长需要凉爽的环境，而高温会直接伤害精子，抑制精子生成，因此，准爸爸要少去桑拿房、蒸汽浴室等高温场所，避免剧烈运动。此外，一些不良习惯如手机放在裤兜里、笔记本电脑放在膝盖上、穿紧身裤等都会提高阴囊温度，伤害精子。

2 吃对食物。多吃绿色蔬菜。绿色蔬菜中含有维生素 C、维生素 E、锌、硒等利于精子成长的成分。坚果、鱼类中富含欧米茄 3 脂肪酸，也应多吃，利于精子细胞成长。而吸烟和大量饮酒是精子数量下降的最主要因素，因此，准爸爸应戒烟戒酒。

3 避免压迫睾丸。骑车会使脆弱的睾丸外囊血管处于危险之中，建议准爸爸骑车时要穿有护垫的短裤，并选择减震功能良好的自行车。

4 减去多余脂肪。研究表明，男性身体过度肥胖，会导致腹股沟处的温度升高，损害精子的成长，从而导致不育。因此，体重超标的准爸爸孕前应积极减肥，将体重控制在标准范围内。

5 放松心情。精神压力过大也对精子的成长有负面影响，所以准爸爸应做些能让自己放松的事情，不要老是让神经处于紧绷状态。

如何培育健康的卵子

1 调理身体。准妈妈身体越健康，卵子发生染色体变异的概率越低，不仅会如愿受孕，将来流产的危险也小。

月经的正常与否是子宫环境和内分泌正常与否的信号。痛经、经期提前或推后、排卵期出血、月经血块多、经量过多或过少，可能都是准妈妈的孕育能力受到伤害的表现。因此，一旦月经有异常，应该积极治疗、调理，然后再考虑怀孕。

2 保持心情轻松愉快。如果准妈妈精神过于压抑，可抑制排卵，使子宫和输卵管痉挛性及宫颈黏液分泌异常等，干扰正常受孕。

3 远离污染。生活环境中影响卵子的不利因素很多，一些工业化的产物，如食品防腐剂、仪器着色剂、农药类的DDT、杀虫剂、油漆中的苯、装修材料中的甲醛、汽车尾气、电离辐射。化妆品中可能存在的甲基汞、铅、镉等，还有烟、酒类，这些都会使卵子的质量受到影响，甚至可引起遗传基因发生突变。

准妈妈放轻松

年龄对卵子质量有重要影响，女性的最佳生育年龄是24~29岁，准妈妈要把握好这个时间段。

不同体质的孕期调养

正常体质

- **特征**：体壮力强、面色润泽、胃口好、不怕冷不怕热、口微干、大小便顺畅、舌象正常，舌苔呈淡红色、薄白苔、舌体柔软。
- **调养方法**：早睡早起、中量运动、寒热的食物都可以吃。
- **生活禁忌**：不要偏食，不要过量或长期大量吃某一种食物。

瘀血体质

- **特征**：肤色晦滞、嘴唇颜色暗、眼眶暗黑、皮肤干干粗粗的，肚脐上四指左右的腹部容易胀，舌头呈青紫色，容易经痛，经血瘀块多。
- **调养方法**：中度的运动，可多吃茄子、红苋菜、猪血、猪干、海带等食物。
- **生活禁忌**：不要吃果仁的外皮，例如花生皮。不要经常待在太冷或太热的环境。忌吃生冷类的食物。

痰湿体质

- **特征**：体型肥胖、肚脐上四指处的腹部容易闷胀、口水甜甜黏黏的，身体沉重，好像被包一块布裹起来似的。容易拉肚子、不想喝水、头晕胸闷、舌苔多。月经周期混乱。

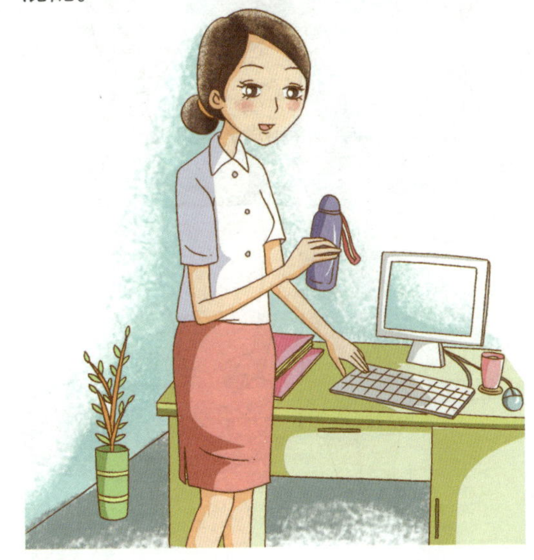

• **调养方法**：多吃芦笋、荸荠、慈姑、香菜；多走路，做一些可以流汗、心跳加速的运动。

• **生活禁忌**：不要吃伤肠胃的食物，例如牛奶、番薯、马铃薯、芋头、汽水、橘子、海鲜等。

虚热体质

• **特征**：形体消瘦、口燥咽干、容易便秘、尿黄短少、口渴、烦躁、喜欢吃凉饮、耳鸣、舌红，舌苔很少。经血量少、容易有月经延迟的情况，不易受孕。

• **调养方法**：早睡晚起，可做些中量的运动，可吃些生菜色拉、果菜汁等清凉的食物，或者搭配西洋参、麦冬、六味地黄丸等药膳服用。

• **生活禁忌**：不要吃过于寒凉的食物。

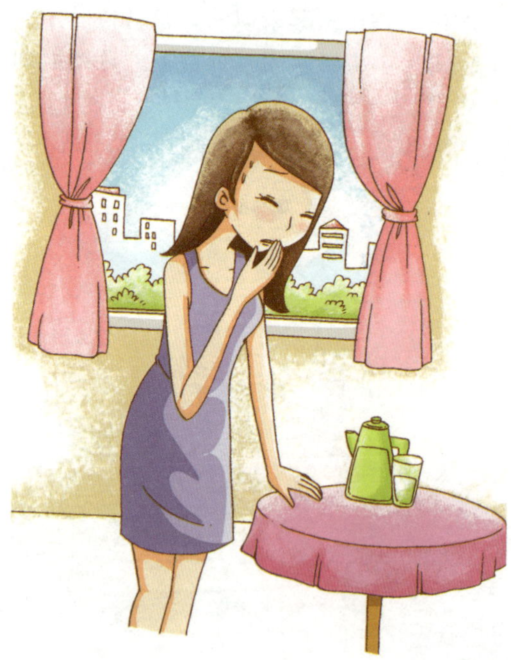

实热体质

• **特征**：身体壮硕毛孔粗、面色红赤、便秘、尿黄赤、喜欢冷饮、怕热、舌头颜色红、舌苔厚，口干、口臭、情绪高亢。经血量多，月经时常提早来。

• **调养方法**：晚睡晚起，多吃一些生菜色拉、果菜汁、水果等清凉的食物。

• **生活禁忌**：不要吃冰淇淋、辛辣、烧烤的食物，羊肉、火锅等也不要吃。

虚冷体质

• **特征**：形体白胖、怕冷、脸色不红润、唇色淡、四肢冰冷，容易冒冷汗、大便稀、小便清长、容易掉头发、耳鸣、喜欢喝热饮。经血颜色淡。

• **调养方法**：早睡晚起、做一些散步等的微量运动。多吃有辛味的食物，例如姜、葱、蒜、辣椒、十全大补汤、八珍汤、高热量的巧克力等。素食者可以吃一些红毛苔、小麦草。

• **生活禁忌**：忌吃生冷食物，例如冰凉饮料、白菜、瓜类，水果、橘子等。

气虚体质

• **特征**：脸色苍白、气短懒言、乏力晕眩、动辄出汗、手易麻。月经量少、色淡、子宫有下坠感、受精卵不易着床，容易流产。

• **调养方法**：早睡早起，多晒太阳、做些微量运动，不适合说太多话，能坐多坐，不要久站。可多吃一些生鲜类的食物，例如活鱼，或者当天现采的蔬果。也可用黄芪、人参等补气之药，当药膳吃。

• **生活禁忌**：不要吃加工食品，不可过量运动，也不要做一些需要经常讲话的工作。不要常吃药，容易过敏。针灸不宜多。

给想当爸妈者的衷心建议

1 心情尽量放轻松：现代人可能因为压力过大，造成不孕概率高。建议偶尔去度个假（尤其在排卵期），重温两人的甜蜜时光，常可顺利怀孕。

2 尽早就医、勿一拖再拖：若是结婚后一年仍无好消息的话，要尽早就医，不要拖到四五十岁再求助，那时的卵子、精子质量都不如年轻时佳。

3 男性勿让下体时常处于高温环境中：因为精子怕热，因此男性洗澡时最好不要洗太热，内裤也不要穿太紧。尤其检查后发现精子质量不佳的男性，更要注意上述事项。

4 把握排卵期“集中火力”：性生活频繁容易使精子量变少，因此医师建议倒不如在排卵日前的5～7天先禁欲，然后在排卵日前后两天积极“做人”，受孕概率反而较大。

Q&A 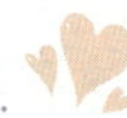

射精后女生要脚跟臀部抬高20分钟左右，甚至倒立才能提高受孕概率？

其实行房后只需要在床上休息半小时左右，精子就已进入子宫腔，并不需要把臀部抬高甚至倒立。此外，记得不要马上冲澡或冲洗阴部，或是急着去上厕所。

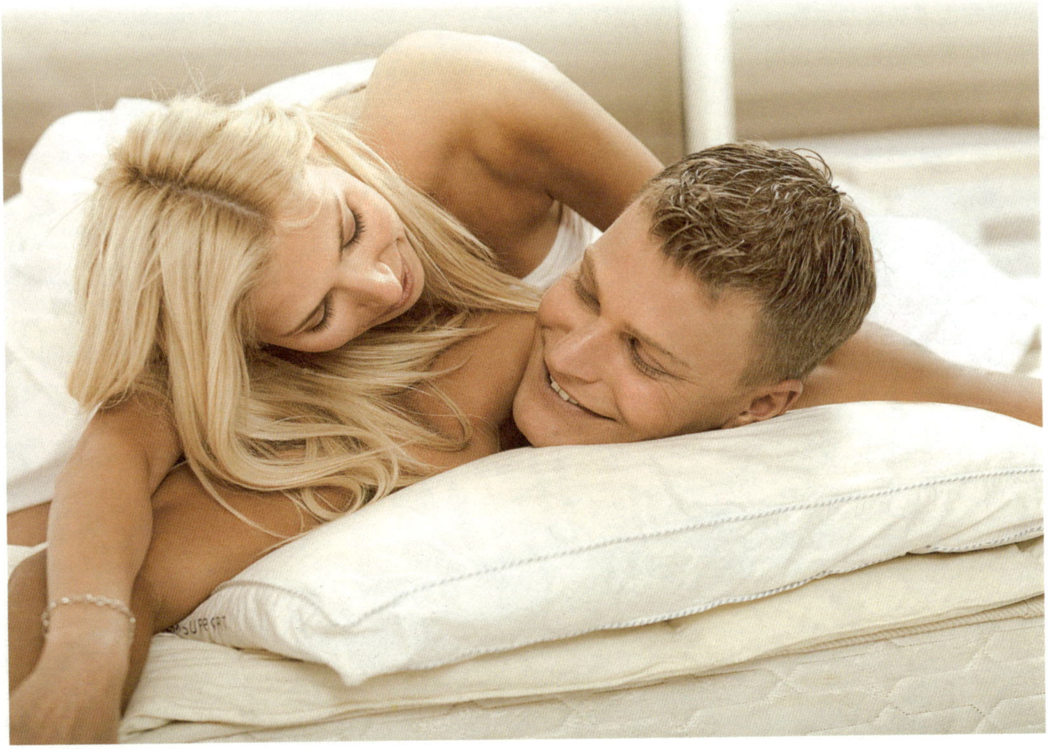

备战二胎要注意什么

随着夫妻一方独生子女可以生育第二个子女政策的放开，许多夫妻萌生了生二胎的念头，许多人想当然地认为，拥有了孕育第一个孩子的经验，生二胎会简单很多，事实上却并非如此，备孕二胎比第一胎更需要谨慎。在计划要二胎之前，准妈妈要考虑以下问题：

1 怀第二胎的年龄。生二胎最好规划在35岁前，这是因为，随着年龄的增大，女性的卵巢、输卵管、子宫、宫颈，这些起到生殖功能的脏器会随着年龄而衰老，因此，对每一个想要生二胎的准妈妈来说，年龄是非常重要的因素，直接影响到是否能怀孕，是否能生育健康的宝宝。

2 第一胎的生产方式。如果第一胎是顺产，恢复期相对较短，一般只要经过1年，准妈妈的生理功能基本恢复，就可以考虑怀第二胎。而第一胎是剖宫产的妈妈，医生一般都会建议避孕两年以上，当子宫恢复得差不多了，再怀第二胎。因为过早怀孕，使得剖宫产后子宫瘢痕处拉力过大，有裂开的潜在危险，容易造成大出血。另外，剖宫产术后的子宫瘢痕处，内膜局部常有缺损，极易发生胎盘植入，分娩后胎盘不能娩出，极易发生产后大出血，甚至导致切除子宫。

3 做好避孕，避免人流等宫腔操作，以免继发不孕。

4 每年全身体检，重点查妇科超声和TCT，有情况及时处理。

准妈妈放轻松

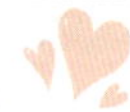

备孕二胎，除了准妈妈的身体问题，还要考虑经济问题，照顾两个孩子的身心压力，大孩子的心理能否接受等。

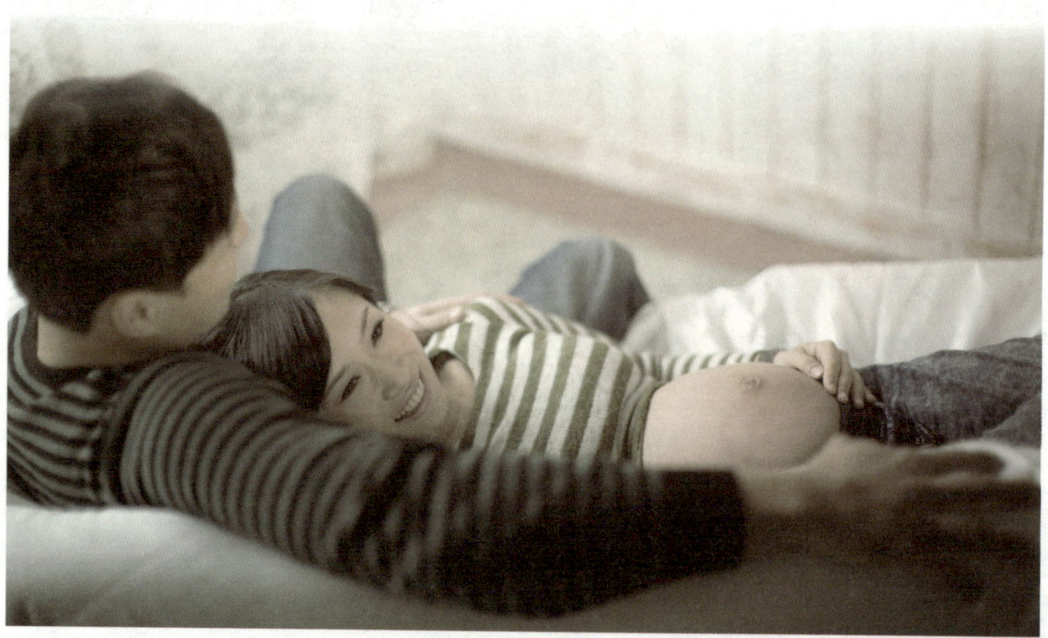

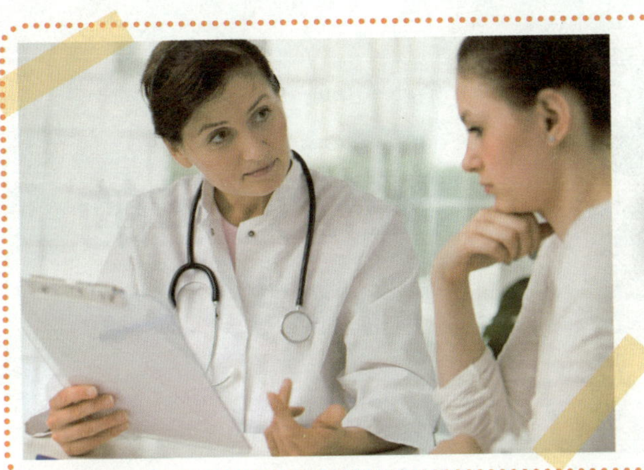

了解辅助生育方式

人工授精

人工授精分为配偶间授精和非配偶间授精。

配偶间授精即用准爸爸的精液进行人工授精，适用于夫妇不能性交或不能将精液射入阴道中的情况，也适用于精液质量不佳或精子数略低者。

非配偶间授精适用于绝对性的男性不育症或男方有遗传性疾病的情况。

试管婴儿

试管婴儿是指精子和卵子在试管内受精形成胚胎，然后，胚胎转移到子宫内着床发育成胎宝宝的生殖方式，适用于女性双侧输卵管阻塞、体内存在精子抗体导致不育、子宫内膜异位引起的不育症状。

采用辅助生产方式需考虑的问题

在采用辅助生殖之前，准父母还需要从现实的角度考虑以下问题，做好充分的身心准备：

1 夫妻之间对辅助生殖是否达成了一致意见；

2 将怎样告诉孩子他（她）的真实来历；

3 在精神和经济条件上考虑会做过几次尝试。

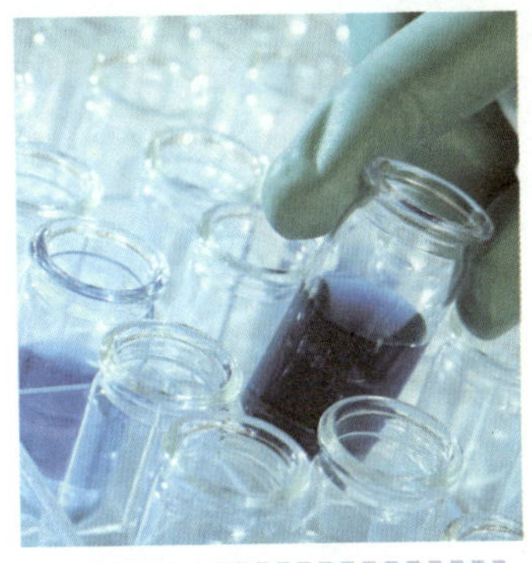

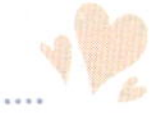

准妈妈放轻松

辅助生育方式受孕成功率不高，如非迫不得已，应积极配合医生进行治疗，选择自然生育方式。

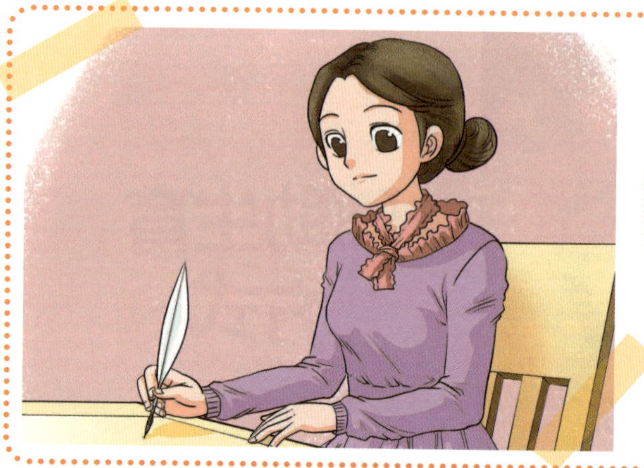

轻松好孕的小技巧

掌握最佳受孕时间

受孕的实质是精卵结合，但精子在女性体内存活时间不长，而成年女性通常每月只能排出一个发育成熟的卵子，因此必须掌握测算女性排卵期的方法，以便在排卵期同房，提高受孕概率。

医院专业检测法

医院专业检测是最准确的方法，如果自己始终找不到准确的排卵期，可以到医院做排卵监测，做3个月就可以准确判断排卵期了。

通过月经周期推算

如果准妈妈月经周期是稳定的28天，从月经来潮的第一天算起，倒数第14天就是排卵日，排卵日及其前2天和后3天加在一起称为排卵期。

通过基础体温推测

对于月经不规律的准妈妈，排卵的日期一般不能通过月经周期来推算，还有一种简单的方法就是通过测量基础体温来找出排卵的日期。基础体温正确的测量方法是每天清晨睡醒后不做任何活动，将体温计放在舌头下测量3～5分钟。测完以后把每天的体温记录在表格上，如果体温比前一天升高了0.5℃，并且持续了三五天，体温升高的这个日子可能就是排卵的日子。

通过观察宫颈黏液推测

排卵期，体内的雌激素分泌达到高峰，宫颈黏液量最多，常有细带状的白带流出，有时可拉长达十几厘米，像鸡蛋清似的，此时准妈妈下身会变得潮湿。

观察宫颈黏液每天需要数次，准妈妈可利用起床后、洗澡前或小便前的机会用手指从阴道口取黏液检查，观察手指上的黏液外观、黏稠程度以及用手指做拉丝反应等几方面检查。这样经过3个月以上月经周期的观察，就可以掌握自身的宫颈黏液分泌规律和排卵期。一旦发现外阴部有湿润感及黏稠的黏液有变稀的趋势，黏液能拉丝达数厘米时，就可认为处于排卵期。

排卵试纸检测法

排卵试纸主要是测女性体内的黄体生成素（LH）这种激素，检测出黄体生成激素的峰值水平来推测排卵期，排卵试纸的使用并不复杂，按照说明操作即可。

准妈妈放轻松

准妈妈可以综合以上几种方法进行监测，找到排卵日是很容易的事，在即将排卵的头两天可考虑暂停性生活，让准爸爸得以休息。

提高受孕概率的其他方法

除了在排卵期同房，准父母了解一些小技巧，也可以大大增加受孕概率。

适宜怀孕的性爱姿势

1 男上女下式。这种姿势可以使阴茎插入最深，因此能使精子比较接近子宫颈，为了达到更好的效果，女方可以两条腿伸直仰向肩部。此外，为了进一步增加受孕概率，女方可以用枕头把臀部抬高，使子宫颈可以最大限度地接触精子。

2 后位式。同房时，可以采取男后位女方跪趴式的姿势进行性生活，这样有利于射入阴道的精液在穹窿处储留，进而进入子宫和卵子相会，提高受孕概率。

性生活不宜过频

精子必须通过附睾才能成熟，整个成熟过程约需 90 天。精子排出后在阴道的酸性环境里只能存活几个小时，在输卵管内也只能生存 1 ~ 2 天。卵子的受精能力持续 24 小时左右，所以，要想怀孕就需在排卵期性交，使精子和卵子结合时都能处于成熟程度最佳的状态。如果性生活过频，将会使排出的精液中精子数量减少且发育不成熟。所以，要想受孕成功，性生活次数不能过频。

保持心情愉快

精神紧张会引起输卵管痉挛，影响精子的顺利通过。所以，应消除对性生活的恐惧与厌恶心理。当“造人”变成一种任务时，尤其是长时间未能受孕时，夫妻双方对性生活难免兴致低落，这种心态是不利于怀孕的。许多妈妈都有这样的体验：全心全意准备时总也怀不上，放松了心态反而很快就怀上了。所以，不要把备孕变得很紧张，尽可能以平常心对待。

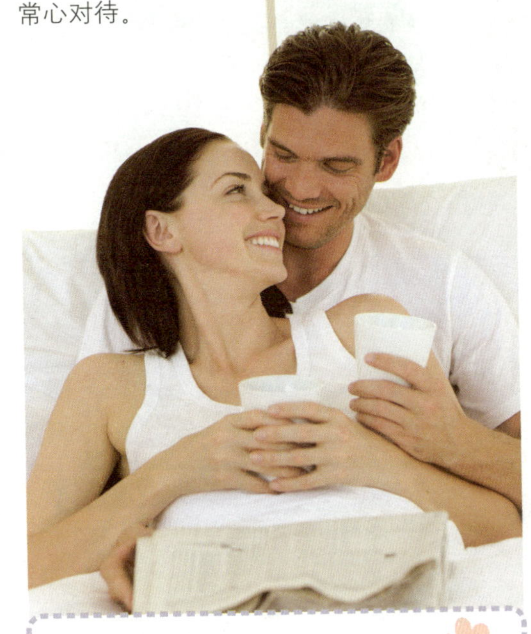

准妈妈放轻松

性生活后最好将双腿举高数分钟，不要立即起床活动，以免精液流出。

CHAPTER 2

孕早期

也许是意外惊喜，也许是如期而来，也许是姗姗来迟，但不管怎样，宝宝来了！从现在起，你要将自己调整为准妈妈模式了，停止以前一切疯狂和随性的生活习惯吧。

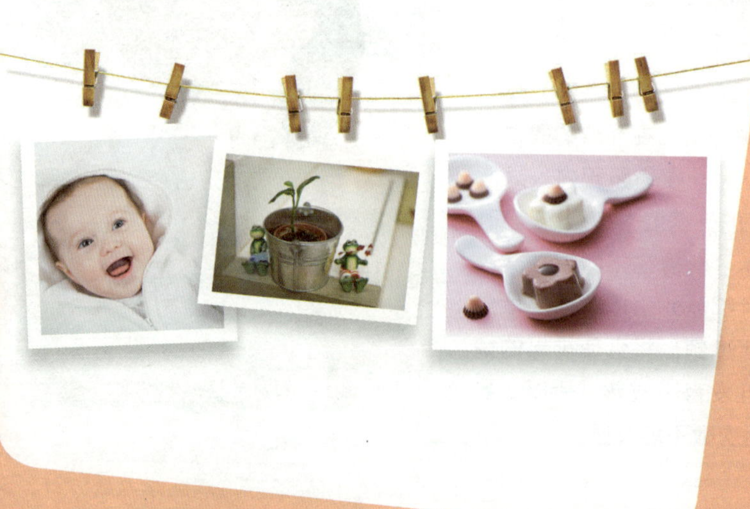

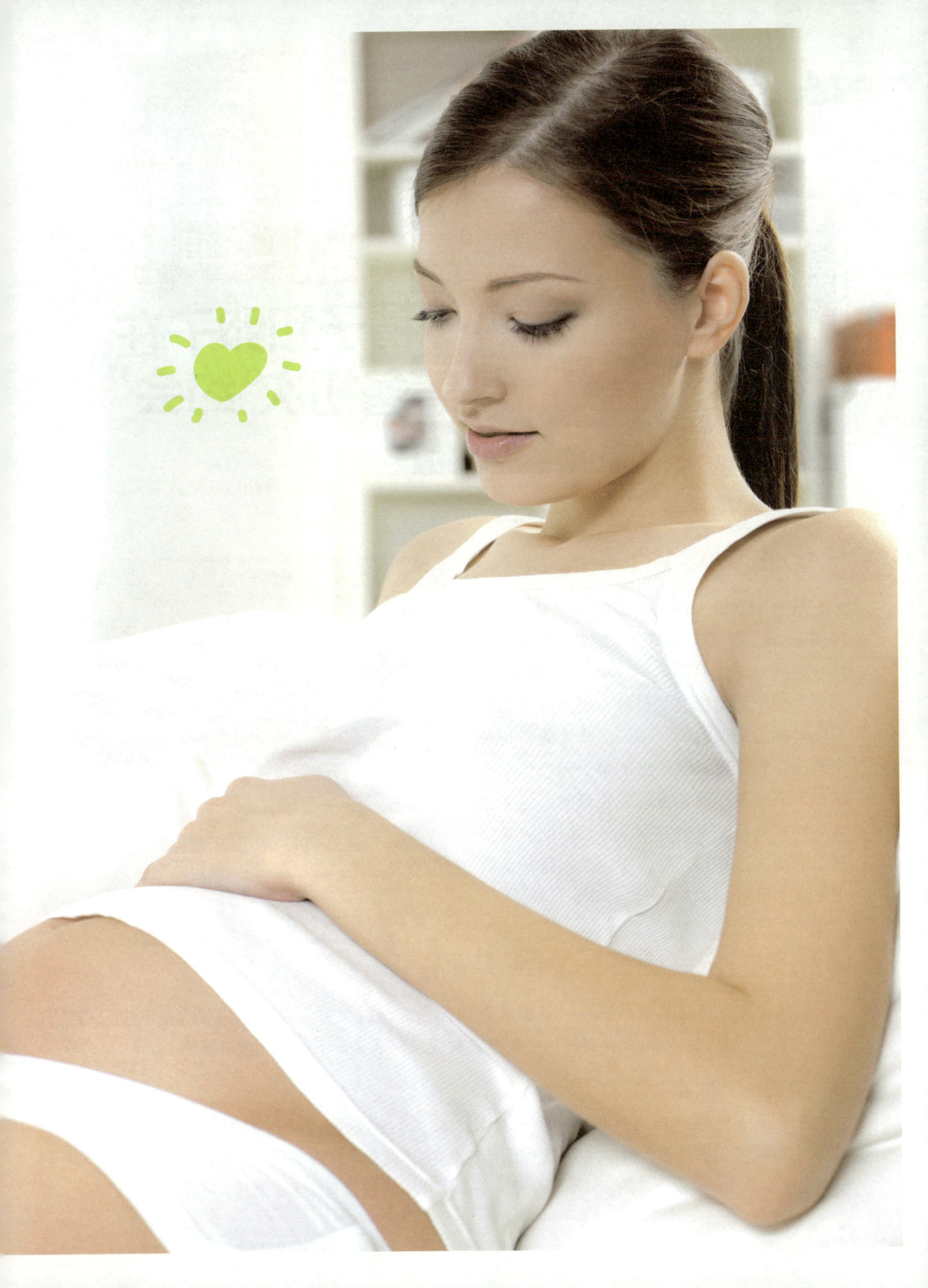

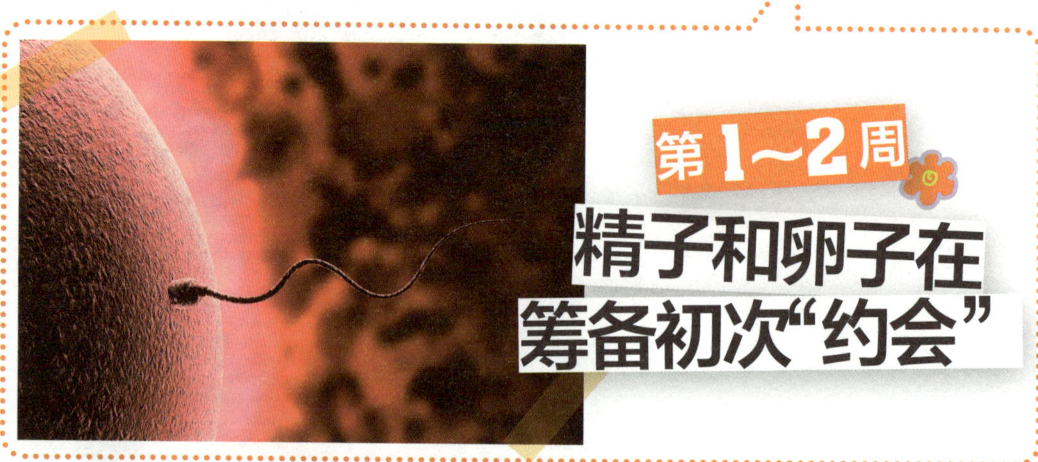

第1~2周 精子和卵子在筹备初次“约会”

记住末次月经第一天

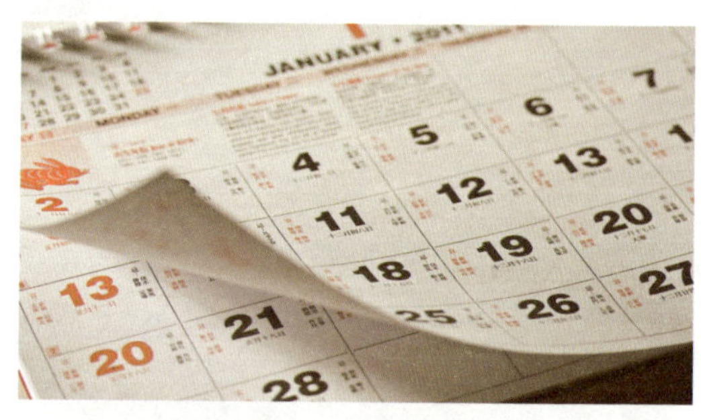

从医学上讲，对于孕期的第一天，有两种说法：其一是受孕时间，其二是怀孕的时间。怀孕时间从末次月经第一天算起，而受孕时间是从受精卵着床开始计算，因为通常人们都很难确定受孕时间，所以医学上通常用一个方法，就是将末次月经的第一天当作孕期第一天来计算。通常去医院检查时，医生也会询问末次月经来的时间，然后以此为基础算出孕周，推算预产期。所以准妈妈一定要记住这个日期，以便更好地计算预产期。

准妈妈放轻松

在接下来的一段时间，无论是否怀孕，准父母都不要擅自用药，以免影响精子、卵子的质量。如果有感冒、发烧的病症，应在告知医生怀孕计划后，遵医嘱治疗。

精神愉快会更容易怀孕

相关优生优育资料表明，一对健康的夫妇计划怀孕时，每个周期内怀孕的概率也只有20%左右，因此说，一两次没有成功受孕是正常现象，准父母不必为此太过忧虑。

备孕需要一定时间

备孕是一件顺其自然的事情，不能急切，相关数据表明一个排卵周期的怀孕率只有20%～25%，不管方法多么科学，都不能保证一次成功。因此备孕的准父母最少给自己一年的时间，一两次没有成功，是很正常的。从医学角度，备孕一年以上都没有怀孕才能算作不孕，需要治疗。

减少压力，提高受孕率

作为生活在当下的人们来说，忙碌的生活节奏已经成为自己的生活习惯，几乎所有的事情都是有计划的，期望一切都按部就班照计划进行。就连怀孕生子也是计划的一部分，希望能在自己预定的时间完成，一旦不成功，打破了原计划，压力就会增加。

事实上，压力大恰恰是影响怀孕的主要原因之一，过度的精神紧张对未准父母影响较大，因为这样会导致未准妈妈排卵紊乱，出现排卵障碍或不排卵的情形，还会导致未准爸爸阳痿，一到排卵期就紧张，根本无法畅快地过性生活，从而影响怀孕。现实生活中就有很多未准父母长期备孕不成功，反而在打算放弃的时候突然怀孕了，主要是因为压力减轻了，怀孕的概率提高的结果。

保持生活规律

在备孕的时候，需要尽量保持生活的规律性，即使计划的任务没有完成，也没有关系，要自觉地消除紧张状态，找到自我放松的方法，如做运动、看电影、听音乐、旅游等，将备孕当作宝宝来之前，未准父母最后的二人时光的享受，宝宝说不定就会不期而至。

准妈妈放轻松

备孕期间，保持正常的性爱频率是很必要的。一般来说，精子在女性的体内可以存活3天时间，卵细胞能存活1天，如果每周都能有2次性生活的话，一年内实现自然怀孕应该不成问题，完全不必过度紧张。

暂时戒掉不良的生活习惯

怀孕后，胎宝宝的发育和准妈妈的身体状况密切相关，因此，准妈妈需要保持良好的身体状况，改掉日常生活中的不良习惯。

改掉不良作息习惯

作息时间不规律，身体很难得到充分休息，而休息不好，营养吸收和免疫功能都不佳，会影响到胎宝宝的生长发育，甚至发生流产的严重后果。经常加班熬夜、昼伏夜出的准妈妈，需要调整作息时间，坚持早睡早起，并保证充足睡眠。

改掉不良饮食习惯

从胎宝宝在准妈妈的子宫里安顿下来开始，就依赖准妈妈给他及时、丰富、平衡地供应营养，所以，准妈妈要保持良好的饮食习惯。

1 三餐需定点。不管多忙，准妈妈都要把吃饭放在第一位，保证定时定点吃饭，不要忍饥挨饿，也不要暴饮暴食。

2 摄入营养要全面。偏食的准妈妈要改掉偏食习惯，保证每天食物里都包含蛋白质、脂肪、碳水化合物、维生素、矿物质等营养物质。

3 饮食清淡为宜。口味太重会增加身体的负担，使得孕中后期很辛苦，还容易患上妊娠综合征，危及胎宝宝的健康。

准妈妈放轻松

习惯于抽烟、喝酒、喝茶、喝咖啡、吃垃圾食品的准妈妈，在怀孕期间，为了胎宝宝的健康，一定要远离这些食物。

补益卵子的食物

准妈妈在保证饮食均衡的前提下，可以适当吃些补益卵巢和卵子的食物。如益母草、红花、乌鸡、鸡蛋、红糖、黑豆、鲫鱼等，此类食物均具有养护子宫、卵巢的功效，对提高卵子质量是很有益的。

此外，维生素E具有维持生殖器官正常机能，促进卵泡成熟，使黄体增大，增加孕酮的作用，从而增加受孕率。而谷类、小麦胚芽油、绿叶蔬菜、蛋黄、坚果、肉及乳制品中，均富含维生素E，适当摄入该类食物，有助于维生素E的补充。

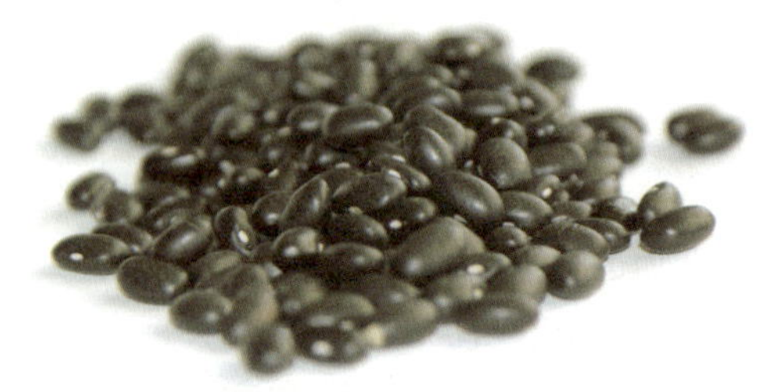

准妈妈放轻松

一般来说，通过饮食来提高卵子质量，可以每周吃一次海产品，一次动物肝脏，一两次牛肉及豆类；每天吃竹笋、胡萝卜、洋葱、燕麦、菠菜、卷心菜等，喝5杯以上的水或果汁。

补益精子的食物

在孕育过程中，精子好比是一颗种子，而种子的质量是影响孕育结果的一个重要前提。想要提高精子质量，准爸爸在日常生活中多食用些含锌、精氨酸、维生素E等补益精子的食物是很有必要的。

含锌的食物

可增加精子的活力，对精子的成熟和活动都有促进作用。牡蛎、豆类、花生、小米、萝卜、大白菜、牛肉、鸡肝、蛋类、羊排、猪肉等都富含锌。

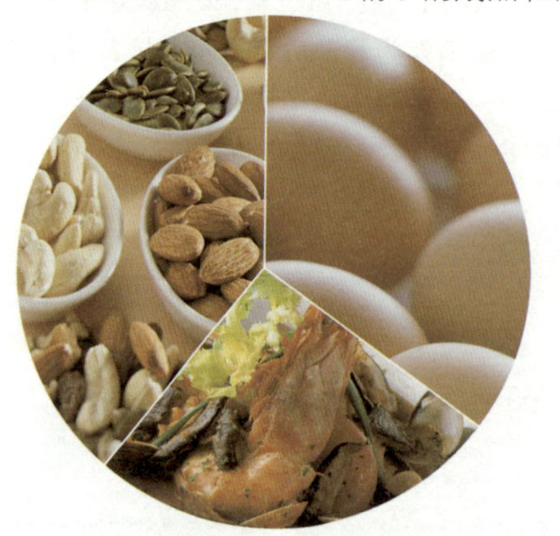

含精氨酸的食物

精氨酸是精子的组成物质，可增强精子活力。含精氨酸的食物有鳝鱼、海参、墨鱼、章鱼、木松鱼、芝麻、花生仁、核桃、牛奶、黄豆、鸡蛋、瘦肉等。

含维生素E的食物

维生素E对准爸爸也具有同样的补益功效，准爸爸可以与准妈妈一起合理摄入。

准妈妈放轻松

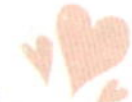

计划怀孕的准爸爸要注意，受孕之前，房事不可过度，也不要频繁手淫，以免降低精子的质量。

营造舒适安全的居室环境

准妈妈大部分的时间都需要在居室里度过，居室的环境不但关系到准妈妈的身心健康，更关系到准妈妈能否顺利怀孕、怀孕后胎宝宝能否健康生长发育等一系列的问题。因此，努力营造良好的居室环境是孕期生活的一项重要任务。

要舒适明亮、干净整洁

准妈妈的房间不一定要很大、很宽敞，但布局要合理，房间内部要干净整洁，舒适明亮。

便于通风换气

为了确保室内有充足的新鲜空气，必须适当地通风换气，这样才能保证居室空气清新，减少室内浊气，排除不良气味及许多传染病菌。

要预防噪声污染

居室里噪声过大不但会扰乱准妈妈的情绪，而且会影响胎宝宝脑功能的发育。所以，适当地阻止噪声是很必要的。

可适当室内绿化

在室内外种植或摆放一些花木，不但可以净化室内空气，而且绿色植物可以愉悦心情。

准妈妈放轻松

在特别潮湿的季节，要经常开门开窗通气换气，来消除室内湿气，如有必要可以买一台干燥机来除被褥、衣服的潮气或适当打开空调的除湿功能来去除室内过多湿气。

流产再孕要注意什么

对于有过流产史特别是多次流产形成自然流产的未准妈妈一定要注意，不要急着怀孕，最好是待半年以后再考虑怀孕的事。在这半年里，还要注意调养，让身体和子宫都得到恢复，从而减少再次流产的发生。在再次怀孕前，需要去医院检查确定到底是什么原因引起的流产，并接受相关的治疗，在怀孕后也要尽量远离那些可能引起流产的因素。

重视孕前检查

有过流产史的未准妈妈，孕前检查最主要的是要做遗传学检查，夫妻双方都要检查染色体是否有变异，另外做溶血检查，包括ABO血型检查和Rh血型检查，还要做生殖系统检查，未准妈妈有妇科炎症，未准爸爸有菌精症等，都要治疗，痊愈后再怀孕。另外，未准妈妈最好检查子宫内口，如果有松弛现象可以先做内口缝扎手术。

坚持孕前调养

人流对身体损伤很大，人流后要注意调养。保证饮食营养，工作中避免过度劳累，注意休息好，同时还要注意个人卫生，把身体调养好后，再考虑怀孕。

坚持孕后保健治疗

怀孕后，要加强和医生的沟通，多监测怀孕情况。如果黄体功能不全，要坚持治疗，使用药物的时间要超过上次流产的妊娠时间，比如上次流产发生在孕3月，那么这次怀孕坚持用药时间必须长于孕3月。如果是甲状腺功能低下，在孕前孕后都要坚持用药，保证甲状腺功能正常。

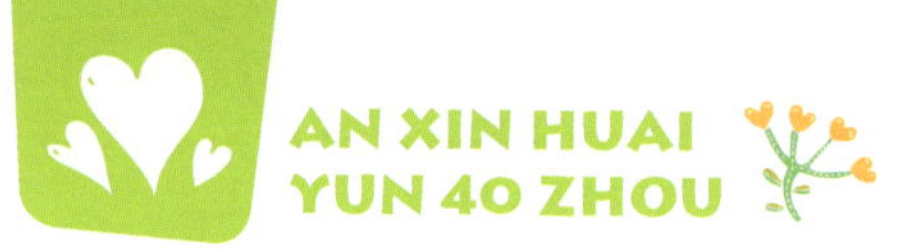

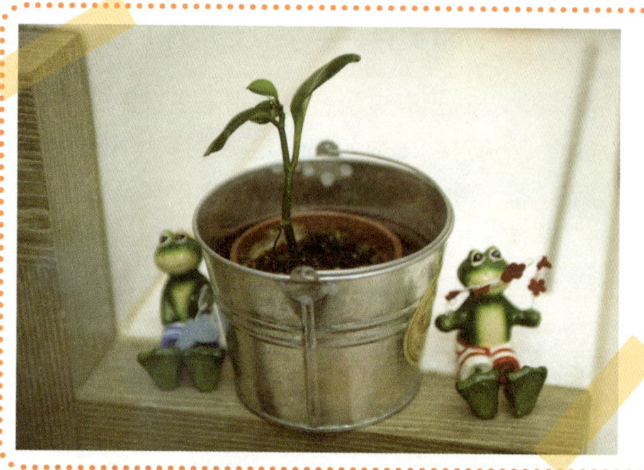

第3周 生命的种子悄悄萌芽

了解受精及着床

精子和卵子结合后，就形成了一个受精卵，受精卵从输卵管分泌的液体中吸取营养，不断进行细胞分裂。与此同时，受精卵逐渐向宫腔方向移动，在受精后10天左右进入子宫内膜，这个过程叫作着床。

与此同时，在那个将来会发育成羊膜囊的空腔里，细胞群周围开始有羊水积聚。怀孕期间，羊水都会一直包裹着宝宝，起到保护作用。胎胚泡是通过微小通道与子宫壁血管相连，来获得氧气和营养物质的。

准妈妈放轻松

此时，胎宝宝的性别已经确定了。如果精子携带的性染色体是X染色体，胎宝宝就是女孩，性染色体是Y染色体，胎宝宝就是男孩。

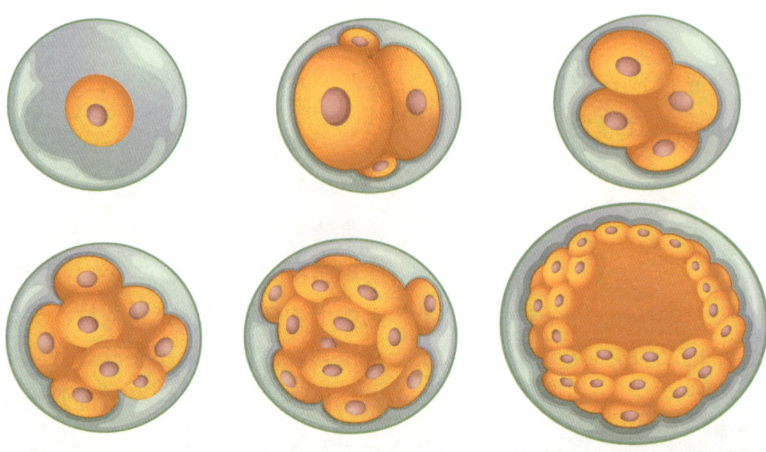

饮食要注意营养均衡

从怀孕起，准妈妈就要建立起营养均衡这个观念。尽量安排好每天的饮食生活，养成良好的饮食习惯，不偏食、挑食，尽量将食物烹调得美味可口，增进食欲，以确保满足准妈妈身体和胎宝宝成长对营养的需求。那么，引起营养不均衡的原因有哪些，如何做才能营养均衡呢？

引起营养不均衡的原因

1 偏食、挑食。引起准妈妈营养不均衡的原因，除了少数准妈妈身体吸收功能不良，大部分都是偏食、挑食引起的。

2 食用过于精细的食物。食物做得过于精细，很多食物中的微量元素、维生素和植物纤维会有所丢失，而这些物质是人体不可缺少的，长期食用该类食物，会导致人体中营养不均衡。

如何做到营养均衡

1 检查每天摄入的营养素。保证准妈妈的食谱中含有供给主要能量的谷物类食物，含有优质蛋白质的鱼、肉、蛋类，含有可以提供矿物质、维生素的蔬菜，饭后确保吃些水果，等等。

2 调整饮食态度。偏食的准妈妈要鼓励自己尝试一下那些自己特别不喜欢的食物。事实上，人们不喜欢某些食物更多的是心理因素导致的，当准妈妈从心理上接受了这种食物，口味上也就不会那么排斥了。

准妈妈放轻松

许多食物的营养成分是相近的，如果无法改变对某种食物的排斥，可以找出该种食物的代替品，比如不喜欢吃油菜、菠菜，可以多吃芹菜、韭菜、莜麦菜等来代替。

素食准妈妈的营养清单

准妈妈在怀孕期间必须摄取足够的蛋白质，以供应胎宝宝成长发育的需要。而蛋白质的主要来源是肉、蛋、奶、豆类食品，一般来说，动物性蛋白质是比较理想的蛋白质来源，对于素食准妈妈来说，因为饮食习惯的不同，蛋白质的来源则以植物性蛋白质为主。

事实上，素食准妈妈若能在饮食上多加留意，一样可以摄入足够的维生素、矿物质、蛋白质以及其他营养素，提供胎宝宝及自己对营养的需求。

为了满足孕期的营养需求，建议素食准妈妈多食用些含蛋白质的蛋、牛奶、大豆制品类食物，而坚果不但含蛋白质，油脂含量也较丰富，建议素食准妈妈每日吃一小把，以满足身体对蛋白质的需求。此外，做菜时稍微多放点植物油，可以很好地补充脂肪。

怀孕期间，母体内的铁质要大量供给胎宝宝造血，因此，准妈妈必须注重铁质的摄取。为了补充铁质，素食准妈妈除了要多摄取富含铁质的食物，如紫菜、葡萄干、红枣、樱桃、葡萄、苹果等，也别忘记搭配食用维生素C含量高的水果，如柑橘、猕猴桃等，以更好地帮助铁质的吸收。

准妈妈放轻松

素食准妈妈选购素食制品时，应该向信用良好的店家或厂商购买，并选择包装完整、有清楚标示的产品，对于散装、价格低廉、标示不清的素食制品，质量一般较难保证，最好不要购买。

需要远离的食物"黑名单"

市面上的食品五花八门、琳琅满目，受到很多人的青睐，但对于准妈妈来说，选择食品需要谨慎，一些食品需列入"黑名单"。

"加料"的食品

所谓"加料食品"，指的是那些含添加剂、色素、防腐剂等的食品，这些食品不利于健康，准妈妈需远离。日常生活中常见的罐装食品、饮料及方便食品等一般都含有添加剂、色素、防腐剂等，准妈妈应避免吃该类食品。

除此之外，腌制、熏制、烧烤类食品虽然美味，但内含亚硝酸盐、苯并芘等，对身体很不利，亦应少吃或不吃。

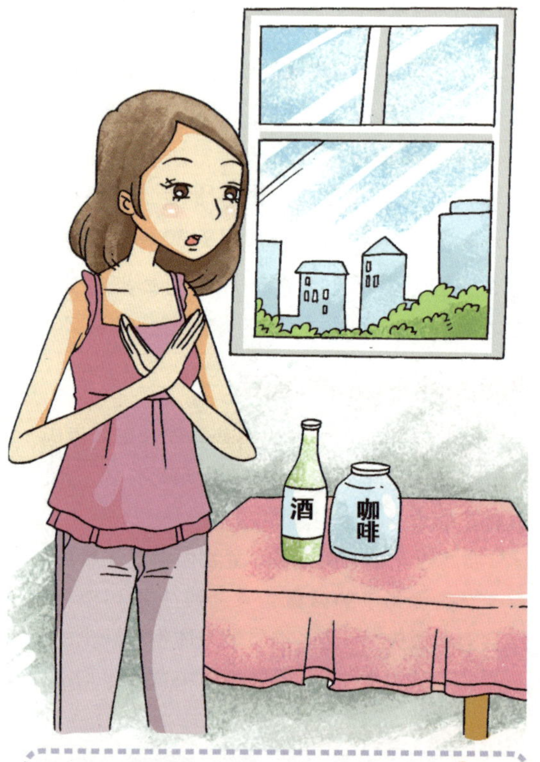

含咖啡因的食品

咖啡因影响受精卵的着床，甚至会危及胎宝宝的健康，因此含咖啡因的食品，也应列入"黑名单"。咖啡因广泛存在于可乐、茶和咖啡中，一罐355毫升的可乐含有咖啡因65毫克，一罐350毫升的乌龙茶含咖啡因80～120毫克，一杯即溶咖啡含咖啡因85～200毫克，基本上市面上的能量型饮料都含有咖啡因。

准妈妈放轻松

准妈妈可以用水、牛奶、鲜榨果汁代替咖啡。每天补充足够的水分，喝500毫升牛奶、喝适量的果蔬汁补充维生素，可以增强体质，健康孕育。

适度运动增强体质

准妈妈怀孕后，身体会变得慵懒而容易疲惫，不爱运动，这对怀孕是很不利的，建议准妈妈怀孕后要继续创造机会多运动，尽量保持身体健康。

孕期运动的好处

孕期运动的好处很多，最直接的有以下几点：

1 控制体重。孕期体重的增加是正常而且必要的，但如果超过合理的增加范围，除了可能会为胎宝宝及准妈妈带来危险之外，也会造成体内脂肪增加过多，使胎宝宝不易分娩。因此，孕期适度运动可帮助准妈妈将体重控制在合理的范围内。

2 维持肌肉张力。在孕期，准妈妈要注意适度训练重点部位的肌群，可以维持肌肉的张力，有助于产程进展。

3 放松心情。运动有助于放松情绪，帮助准妈妈缓解孕期的紧张情绪。

正确做运动

运动的正确性比运动量更重要，做运动的时候要注意以下几点：

1 全身性锻炼。做运动的时候，要使身体各个部位获得充分的锻炼，这样做完运动身体就会感觉舒服。

2 选择温和的运动。准妈妈不宜进行剧烈的运动，最适合准妈妈的运动有散步、瑜伽、孕妇体操等。

3 保持正确的呼吸。做运动的时候吸气和呼气的时间要相同，不论呼气还是吸气，胸部都应维持不动，只有腹部规律起伏。这样腹式呼吸可以供给身体更多的氧气。

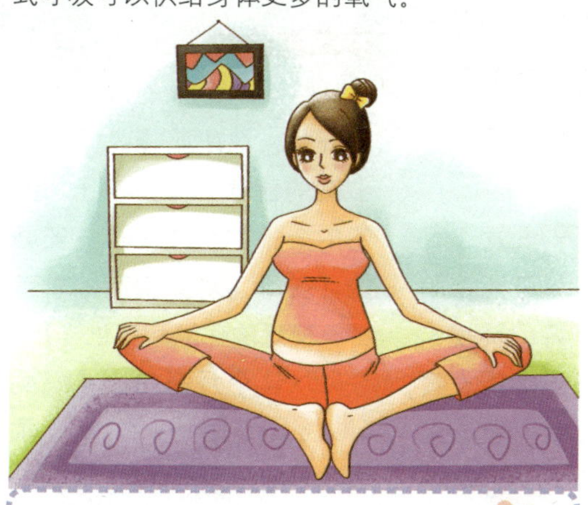

准妈妈放轻松

许多准妈妈都是上班族，平时单独抽时间运动比较困难，其实，充分利用平时琐碎时间做运动，也是一种不错的选择，如：利用上下班路上步行一定距离，做家务时，适当锻炼一下腰部及手臂肌肉等。

暂时叫停性生活

孕早期，胚胎和胎盘正处在形成时期，胎盘尚未发育完善，如果此时进行性生活，容易引起子宫收缩，加上精液中含有的前列腺素对产道的刺激，使子宫发生强烈收缩，很容易导致流产。因此，在孕早期，准爸妈都需要克制一下。

暂停性生活需要准爸爸的理解

准妈妈在怀孕期间，性欲可能会有所减退，加上早孕反应带来的不同程度的不适感，一天下来会感觉特别疲劳，对性生活的兴趣自然也会降低，性生活容易陷入困顿和不和谐的境地。这时准爸爸不要不满和抱怨，而是要通过其他的方式来调节二人的关系，比如陪准妈妈听听歌、散散步等。

准爸爸要学会转移注意力

准爸爸对性的要求可能要比准妈妈强烈一些，但为了胎宝宝的健康，准爸爸只能牺牲一下，暂时忍忍了。但只要找到好的替代方式来释放多余的精力，准爸爸依然能安然快乐地度过准妈妈的“不便”期。

比如：准爸爸可以主动帮准妈妈承担一些家务，或者学做几道营养菜给准妈妈吃，或者替准妈妈看一些孕产类的图书，然后讲解给准妈妈听。总之要让自己忙碌起来，这样才能够转移注意力，忘记很多事情。

准妈妈放轻松

排卵期同房之后的4~5天，受精卵还没有着床，此时进行性生活，一般情况下不会影响受精卵着床，是孕早期中唯一的“安全期”。

受精卵着床出血

在孕早期受精卵着床时，准妈妈有可能出现轻微出血，像是少量的月经来潮，这是受精卵着床后的一种生理反应，现代医学称之为"孕卵植入性出血"。

这种出血现象是由多种原因引起的，一般是因为受精卵植入后，胎盘未能合成足够量的雌激素和孕激素，卵巢功能继续活动。而原始胎盘还未形成，覆盖在囊胚表面的子宫内膜与子宫腔表面不与囊胚直接接触的真蜕膜之间未完全融合，存在腔隙，所以子宫内膜仍可脱落，出现出血。

准妈妈放轻松

一般来说，体质好、身体强壮的准妈妈较容易发生受精卵着床出血，如出血量少，对准妈妈的健康及胎宝宝发育无不良影响，不必过于担心。

了解胎教

从广义上说，准妈妈为了胎宝宝的身心健康所做的一切工作都可以称之为胎教。而狭义的胎教，包括抚摸胎教、音乐胎教、语言胎教等具体方法，指的是为了激发胎宝宝大脑机能、身体运动机能、感觉机能及神经系统机能的潜能而采取的措施。

胎教并非可有可无

有人认为胎教毫无意义，然而事实是，受过良好胎教的胎宝宝身体各项机能发育更早，出生后情绪稳定，特别容易安抚，长大后容易与人相处，表现得更聪明、更健康、更灵敏，语言能力、运动与感觉能力、对事物的敏感性等都高人一筹。

胎教并不能培养神童

胎教是为了尽可能给胎宝宝提供一个良好的环境，促进胎宝宝的感觉功能发育成熟，而不是让胎宝宝成为神童。一般而言，受过良好胎教的宝宝在下列方面都有比较明显的优势：

- 对音乐敏感，有音乐天赋。
- 心理行为健康，情绪稳定。
- 语言发展快，说话早。
- 大运动能力发展优秀，动作敏捷、协调。
- 手的精细运动能力发展良好。
- 学习能力和智能发展可能超过未接受过胎教的宝宝。

选择适合自己的胎教方案

胎教的方法各式各样，准妈妈需要根据自身和家庭的情况，有的放矢地施教，不要急于求成，更无须盲目攀比。只有选择最适合自己的胎教方案，适时把握施教时机，不急躁、不过火，在自然和谐中有计划地进行胎教，才可能获得最理想的效果。

孕早期胎教

胎教从怀孕的那一刻即已开始，准妈妈摄入均衡、丰富的营养，保持快乐、开朗的心情，创造优美、安静的环境等，对胎宝宝的发育都有良好的保障和促进作用。

从这个月开始，准妈妈可以给自己放一些优美、柔和的乐曲。每天放1～2次，每次放5～10分钟，可以激发准妈妈愉快的情绪，也给胎宝宝的听觉以适应性的刺激作用，为进一步实施的音乐胎教和听觉胎教开个好头。

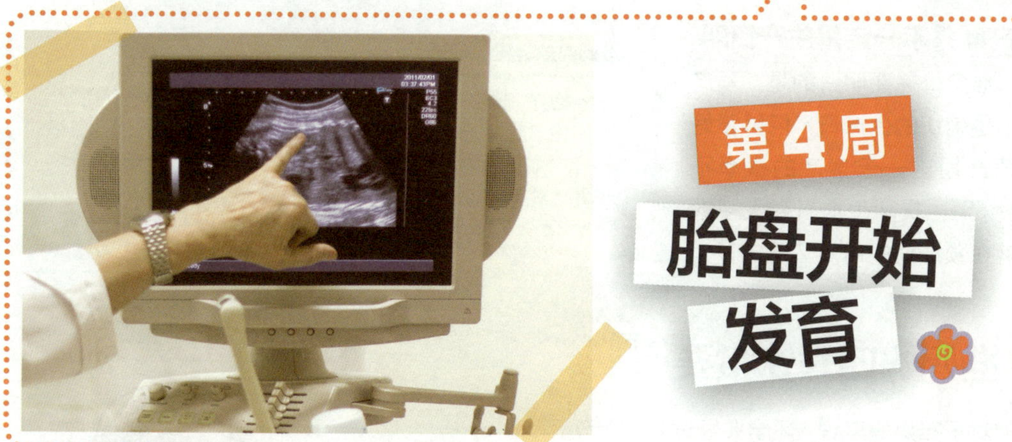

第4周 胎盘开始发育

胎宝宝发育与母体变化

胎宝宝本周变化

胎宝宝依然是由两层组织构成的胚胎，他的所有器官和身体部位都将由这些组织发育形成。此时，羊膜囊中卵黄囊为胎宝宝制造红细胞和输送营养物质。而在本周末，胎宝宝赖以维系生命的胎盘开始逐渐发育，开始为胎宝宝提供成长所需要的营养和氧气。

准妈妈本周变化

准妈妈的子宫颈黏液会变得更加黏稠，与血液结合形成的黏液栓可以使子宫更封闭，给胎宝宝一个安全的环境。

此外，准妈妈的身体开始分泌黄体激素，这种激素能使子宫肌肉变得柔软，方便胚胎着床和防止流产，并且会给身体和下丘脑发出信号，不需要再次排卵了。当这种激素随着胚胎的发育分泌得越来越多，准妈妈会感觉不适，敏感的准妈妈开始出现早孕反应。

怎样测算预产期

医学上一般以末次月经的第一天起计算预产期，其整个孕期共为280天，10个妊娠月（每个妊娠月为28天）。因此，末次月经来潮第一天的日期加上280天，就是预产期了。

预产期快速计算法

预产期的简单算法是这样的：末次月经来潮的月份加上9，如果得数没超过12，该得数即为出生月份，如果得数超过12，则减去12才是出生月份，此外，这种情况要在年份上加1，这就确定了宝宝的出生年月。出生的日期是末次月经来潮第一天加上7，如果得数超过30，就减去30，在月份上加上1即可。

举例说明：假如末次月经日期是2月3日，预产期月份为2加9为11月份，日期为3加7为10日，预产期就是11月10日；假如末次月经是8月27日，预产期月份为8加9减12，即次年的5月份，日期为27加7减30为下一月即4日，月份上加1，预产期就是次年的6月4日。

预产期并不一定是生产日期

准父母需要明白的是，预产期不是确切的生产日，能够正好在预产期这一天生产的概率不超过5%，实际生产日期大多数会落在预产期的前后2周内。

准妈妈放轻松

在孕检中，医生可能还会用根据月经周期推算出的预产期结合B超检查数据，根据胎宝宝实际的生长、发育情况，对预产期做出调整，一般调整后的预产期更接近将来真正生产的日子。

准妈妈四季饮食要点

对于准妈妈来说，怀孕要经过3个季节，季节不同，饮食的讲究也各有不同，所以，了解不同季节的饮食要点是很有必要的。

春季饮食要点

1 春季应养阳，在饮食上要选择一些能助阳的食品，并由冬季的高脂高热饮食转变为清淡饮食。

2 春季饮食忌大补。

夏季饮食要点

1 避免高糖食品。西瓜是传统的消夏食品，但对于准妈妈来说，西瓜的含糖量太高，最好不要多吃。尽量选择含糖量低的水果，或以蔬菜代替，如番茄、黄瓜等。

2 不宜多吃凉食。夏天吃一点凉的食物是可以的，但一定要适量，否则可能会对胎儿有不良影响，尤其在孕晚期，准妈妈胃黏膜充血，如果过量吃凉的食物，胃黏膜受到刺激后很容易引发急性胃炎、腹泻等，有的还会呕吐，很可能引起宫缩，导致早产。

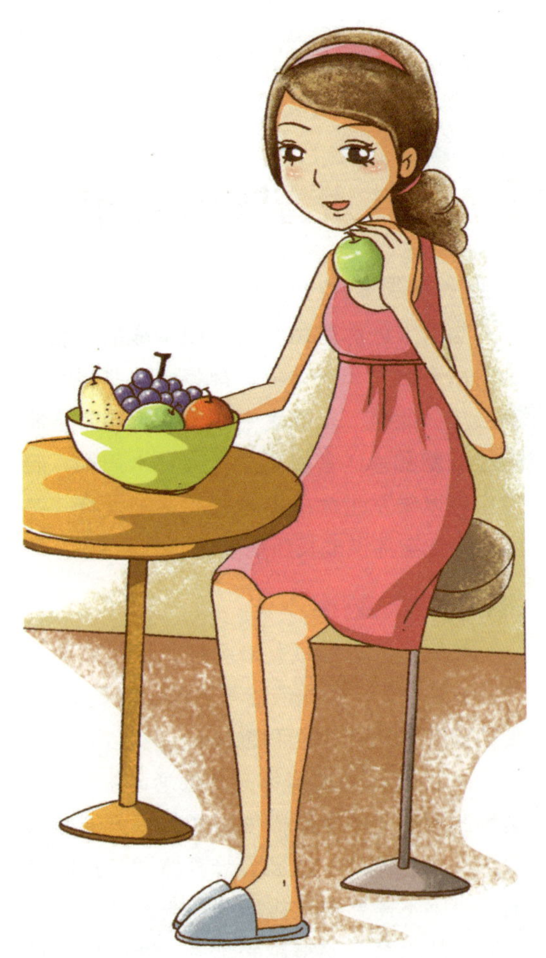

3 饮食略加点盐。炎热的夏季，人体出汗多，所以在饮食方面，宜食用调味稍咸的菜肴，一来可以及时补充人体因出汗而失去的盐分，二来可避免因出汗过多而出现的虚脱。

4 适合夏季吃的食物。准妈妈可以多吃点泥鳅，泥鳅不上火，蛋白质又高。牛奶、豆浆、自制蔬果汁、柠檬茶、豆腐都是很不错的食品。此外，准妈妈还可以适当吃一些天然酸味食物，如西红柿、柠檬、草莓、乌梅、葡萄等，有助于敛汗止泻祛湿，预防因流汗过多而耗气伤阴，并能生津解渴，健胃消食。

秋季饮食要点

1 准妈妈秋季补身是必要的，但不可盲目进补，一般以温和、清淡为宜，如果医生许可，可选用燕窝、党参、茯苓、麦冬、沙参、莲藕、银耳等，少吃狗肉、羊肉。

2 准妈妈秋天宜多吃芝麻、核桃仁、黑糯米、红枣、赤豆及动物肝脏等，可补充铁和维生素A。

3 秋季少吃寒凉水果，如梨、香蕉、李子、柿子、无花果等，俗话说秋瓜坏肚，水果也要适可而止。

冬季饮食要点

1 饮食以清淡、新鲜、全面、均衡、卫生为原则，注意荤素搭配，不要过多摄入高脂肪、高糖、高蛋白的食物。

2 可以多补充些矿物质含量高的根块和根茎类蔬菜，如胡萝卜、藕、莴笋、薯类等。

准妈妈放轻松

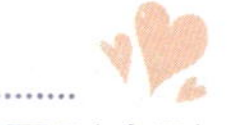

准妈妈要特别注意饮食卫生，否则会引起消化道感染，严重的会导致子宫收缩，甚至引发早产。

当心孕期感冒

妊娠期间感冒，除了吃药要相当小心外，重点应放在预防上，平时要注意饮食营养和合理锻炼身体，加强身体战胜病毒的抵抗力。

孕期感冒不能盲目用药

妊娠后，准妈妈体内酶有一定的改变，对某些药物的代谢过程有一定的影响。药物不易解毒和排泄，可有蓄积性中毒，在孕早期胎宝宝器官形成时，药物对其有一定的影响，故感冒最好不吃药。但一些疾病本身对胎宝宝、准妈妈的影响远远超过药物的影响，这时，就应权衡利弊，在医生指导下合理用药。

孕期感冒相对安全的药物

1 轻度感冒。可选用板蓝根冲剂等纯中成药，并多喝开水，注意休息。

2 高热、剧咳症状感冒。可选用柴胡注射液退热和纯中药止咳糖浆止咳。同时，也可采用湿毛巾冷敷，用30%左右的酒精（或白酒冲淡一倍）擦浴，进行物理降温。

选对用好感冒药，对胎宝宝来说还是比较安全的。只是用药时一定要遵医嘱，不可盲目用药，如果药品说明书上标明是孕妇禁用的，那就一定不要用。

另外，一些准妈妈在怀孕初期可能会出现头晕、嗜睡等类似感冒的症状，在没有确诊之前切忌马上服药。若病情较重，譬如咳嗽厉害、流鼻涕不止、发中高烧、有痰带黄色，即使处于孕早期，也必须立刻到医院就诊，否则对胎宝宝和准妈妈都是有危害的。

孕期感冒预防保健

1 常开窗。平时经常开窗透气，让新鲜空气不断进入室内，排除室内污浊空气中的病菌。

2 勤洗手、常搓手。手会经常接触各种用品或物体，难免被感冒病毒污染。如果不经意中用手接触口、鼻子等，感冒病毒就会侵入上呼吸道，从而引起感冒。同时，经常搓手会促进手部的血液循环，从而疏通经络，增强人体的免疫功能，提高抵抗感冒病毒的能力。

3 盐水漱口、热水泡脚。每天清晨起床洗漱后，用盐水漱口，再喝半杯白开水，可预防感冒。而每晚用温热的水泡脚 15 分钟，也可有效预防足部着凉引起的感冒。

4 避开人群。尽量不去或少去人群密集的公共场所，减少感染感冒的概率。

家庭常用治疗准妈妈感冒的好方法

1 鼻塞流涕。可在保温杯内倒入 42° C 左右的热水，将口鼻置入茶杯口内，不断吸入热蒸气，一日 3 次。

2 喉头痛痒。用浓盐水每隔 10 分钟漱口、清洁咽喉 1 次，10 次左右即可见效。

3 咳嗽。将一只鸡蛋打匀，加入少量白砂糖及生姜汁，用半杯水冲服，2 ~ 3 次即可止咳。

4 充分休息。保证足够的睡眠（每天至少 8 小时），同时注意保暖，室内要通风以增强机体抗病毒的能力。

准妈妈放轻松

准妈妈因妊娠反应使机体抵抗力下降，稍不注意，就容易患感冒。如果患上感冒，准妈妈不要消极拖延，应积极就医。

提前了解产检医院

从怀孕时起，准妈妈在长达 10 个月的时间内需要经常跟医院打交道，因此提前了解并选择合适的产检医院，是很必要的。

选择技术强、环境好的医院

准妈妈的身体情况各不相同，因此一定要选择一家技术过硬、水平先进的医院，这样当准妈妈患有高危险疾病或者出现妊娠疾病时，医生才能及时给予妥善的处理。

另外，备选医院的环境是否优越，做检查和就诊的区域之间的距离是否很近，就诊区域的环境是否拥挤，是否有舒适和足够的空间用以待诊等都是选择产检医院要考虑的问题。

选择交通便利的医院

交通的便利性很重要，准妈妈要考虑路上是否堵车，医院的停车位是否便利等问题。有些检查医院会有时间上的限制，太晚到医院会耽误做检查的产检项目等都是选择医院时必须考虑的。

此外，虽然大多数情况下，准妈妈的孕程都比较稳定，但每个人的状况不同，有些紧急或突发的状况也许会意外发生，为了避免发生时耽误病情，就需要考虑医院与家的距离、路况等多种因素。

选择好医生

好医生的标准是医德高尚，对工作负责，对患者负责，技术精良，知识全面，态度和蔼。当准妈妈遇到困难时医生会不辞辛苦地为其着想，及时解决问题，保证母婴平安。

孕期运动要注意安全

适当的运动，对准妈妈来说是有好处的，但运动时要格外小心，需要随时注意自己身体的感觉，千万不要勉强自己。当出现以下危险征兆时，需要特别注意：

1 头晕。如果准妈妈在散步这样的轻微运动后也会感觉到头晕，甚至同时有视觉模糊、头痛或心跳过快的现象，可能是重度贫血或其他严重疾病的征兆，需要去医院检查。

2 心跳过快。如果运动让自己心跳过快或无法顺畅自如地谈话，可能是运动量过大了，需要充分休息，并减少运动量。

3 体温过高。运动让准妈妈的体温变得过高时，本来流向子宫的部分血液会转而流向皮肤，帮助身体降温，这会给胎宝宝带来危险，应立即停止运动。

4 小腿肚肿胀。锻炼后手脚略微发胀是正常现象，但如果准妈妈感觉小腿肚疼痛或肿胀，在停止运动1小时之后，小腿的肿胀还没有消失，可能是血栓性静脉炎，需要去医院检查。

5 昏厥。运动脱水可能引起昏厥，但也可能是循环系统出现问题导致大脑缺氧，那样的话，供给胎宝宝的氧气也可能不足，需立刻去医院检查。

准妈妈放轻松

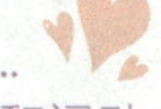

准妈妈在怀孕期间的运动的强度和运动量是要根据自身身体状况来进行的，不可强迫自己做不适宜的锻炼，否则不但起不到好的锻炼效果，反而会带来危险。

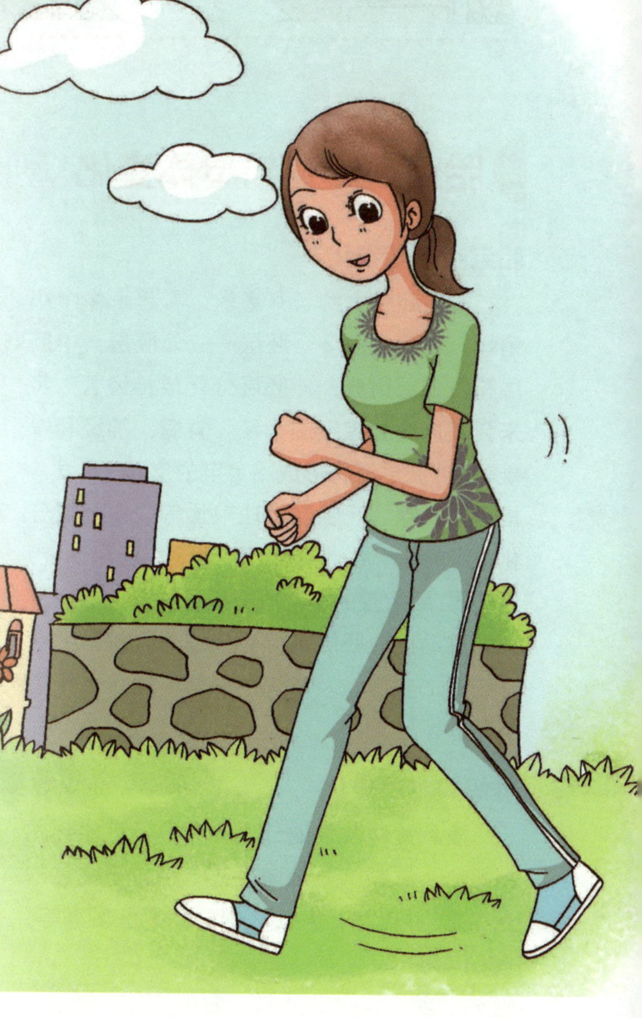

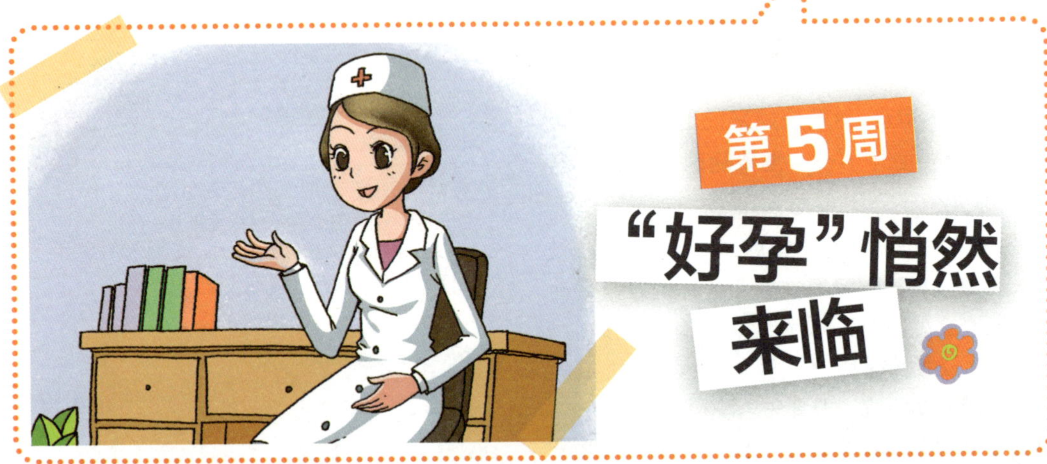

第5周 “好孕”悄然来临

胎宝宝发育与母体变化

胎宝宝本周变化

本周胚胎大约长6毫米，看起来像个小蝌蚪。它现在由3个胚层——外胚层、中胚层和内胚层组成。外胚层分化成神经管，将来会发育成胎宝宝的大脑、脊髓、神经和脊椎等；外胚层还将形成胎宝宝的皮肤、头发、指甲、乳腺、汗腺及牙珐琅质等。中胚层分化成肌肉、骨骼、结缔组织、循环、泌尿系统，这一周，胎宝宝的小心脏已经开始分成心室，开始跳动。内胚层则分化成消化系统、呼吸系统的上皮组织及有关的腺体、膀胱、尿道及前庭等。

准妈妈本周变化

随着黄体激素的分泌，准妈妈可能会感到恶心、尿频、白带增多或一种异于往常的充实感，并伴随乳房敏感、胀痛，乳头触痛等。

怀孕的早期征兆

怀孕的早期征兆很多，归纳起来主要有以下几点：

月经没来

停经是最先出现的怀孕征兆。月经规律、有正常性生活、未避孕或者未严格避孕的女性，如果出现月经过期没来的情况，应该考虑是否怀孕。一般可在月经推迟3～7天后用早孕试纸测试，或到医院检查确定。

阴道微量出血

受精卵在子宫壁上着床时，由于它的滋养层细胞分泌的蛋白分解酶使子宫内膜表面溶解，形成缺口，然后才能完成着床过程，因此有些准妈妈会在这时出现轻微的阴道流血现象。这是完全正常的，准妈妈不必担心。着床出血一般发生在排卵日后7～10天，出血量很少，颜色为红色或粉红色，也有的为棕褐色，一天之中可见3次，可持续三四天。

乳房敏感、乳晕颜色加深

怀孕后，准妈妈的乳房会变得十分敏感，有时一点轻微的触碰都会觉得刺痛。此外，时不时袭来的酸痛、膨胀和瘙痒感也会让准妈妈意识到自己的身体状态正在发生变化。除了这些不适，准妈妈还会发现自己的乳晕颜色变深，乳晕变大，乳房皮下的静脉变得很明显，乳头明显突出。

腰酸、腰痛

怀孕初期不少准妈妈都会感觉腰部不舒服，轻者只是觉得腰酸，重者则会感到疼痛。

目前普遍认为，孕早期的腰酸、腰痛是激素引起的。这是准妈妈的身体开始为日后的分娩做准备，一些关节和韧带变松了，于是就造成了准妈妈在怀孕早期感到腰痛。此外，早期子宫还在盆腔内，也容易瘀血而引起腰痛。

尿频

在孕早期，频繁有尿意通常是确定怀孕的标志，很多人就是在发现尿频后去医院检查才发现自己怀孕的。因为怀孕期间，准妈妈体内的血液和其他液体总量增加，导致更多液体通过肾脏流向膀胱，形成尿液，就导致了尿频。

容易疲劳

怀孕后，准妈妈体内的孕酮（也叫黄体酮）急剧增加，使得大部分准妈妈出现乏力、嗜睡等现象，这些都是正常的生理反应，到了孕中期，嗜睡感就会减轻，准妈妈的精力会再一次充沛起来。

准妈妈放轻松

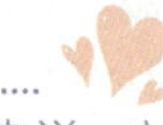

对于有嗜睡疲劳反应的准妈妈来说，应多吃富含优质蛋白质和B族维生素的食物，保证充足睡眠，睡前将室内温度略微降低，坚持每天睡个午觉。唱唱歌、听听音乐、和亲朋好友聊聊天，都有助于缓解孕期疲劳。

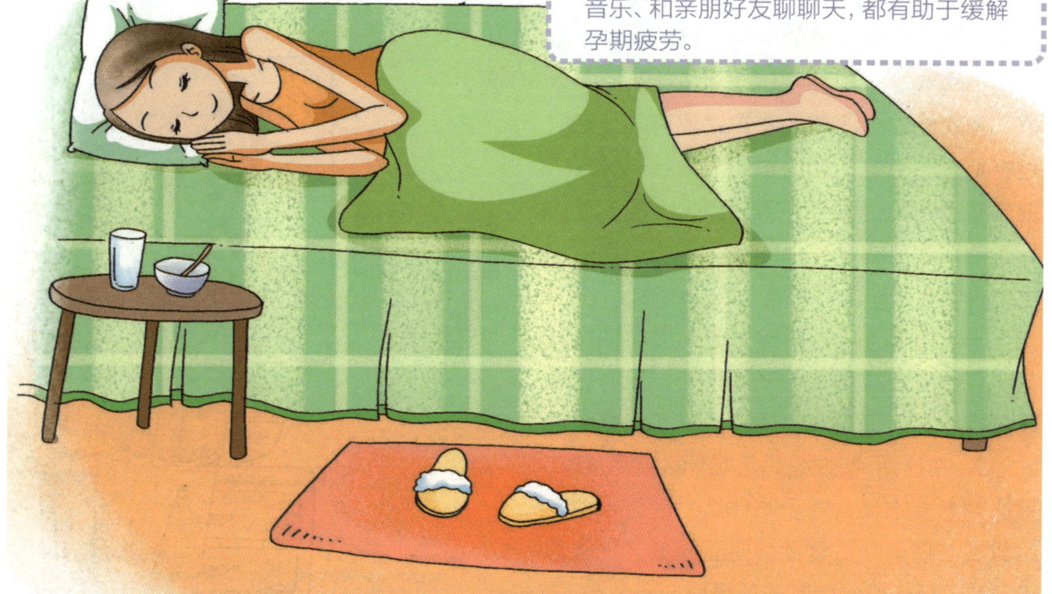

恶心、呕吐

怀孕后3个月，由于体内环境和身体状态的变换，准妈妈发生清晨恶心或呕吐的情况（就是通常说的妊娠反应）比较常见。这是孕期的正常反应，3个月左右的恶心呕吐不会直接伤害体内的胎宝宝，准妈妈无须担忧。但在恶心呕吐停止后，应注意加强营养。

厌恶某些特定气味

怀孕后，由于体内的激素水平发生变化，末梢神经的感觉被放大，准妈妈的嗅觉通常会变得很灵敏，这就使其对气味特别敏感。即使平时已经闻惯了的气味，怀孕后可能一闻到就受不了，甚至一些平时很喜欢吃的东西，怀孕后闻到气味也会觉得恶心。灵敏的嗅觉让准妈妈可以自觉避开生活环境中出现的有害物质，对自己的身体和孕育中的胎宝宝进行自我保护。

特别偏爱或厌恶某类食物

怀孕1～2周后，准妈妈会发现自己的口味发生了天翻地覆的变化：以前喜欢吃的东西不喜欢吃了，甚至一闻到味就恶心；以前不喜欢吃的东西倒是吃得津津有味，有时还特别想吃稀奇古怪的东西，并且一想起来就想马上吃到，甚至馋得流口水。这就是人们说的“害口挑食”，几乎所有妈妈都能讲出一两个怀孕期间“馋嘴”的小故事。

一般情况下，准妈妈不必担心孕期口味变化会给自己或胎宝宝带来伤害，因为这种现象持续的时间不长，通常2～4周就会自动消失。在这期间，准妈妈想吃什么就尽量吃，不必刻意多吃什么或少吃什么，因为很多准妈妈在出现孕吐后食欲会明显降低，什么都不敢吃，只会影响到营养的摄取。

验孕的常用方法

从备孕开始，大多数准妈妈每个月都急切地想知道自己是否“好孕”，验孕的方法很多，最准确最快速的是到医院抽血化验或者做B超，最方便操作的是自己买验孕棒或早孕试纸进行测试，而基础体温辅助法也是一种较好的验孕方法。

抽血验孕法

血HCG（人绒毛膜促性腺激素）相比于传统的尿液HCG更加准确，误差更小，而且可以把检测的时间提前，一般性生活后8～10天就可以检测出是否怀孕。通过血液检查HCG值比用早孕试纸检测尿液能够更灵敏、更准确地对是否妊娠做出反应，其准确率在99%以上。此外对于多胎妊娠、宫外孕、胚胎不正常、发育迟缓、葡萄胎、某些内分泌疾病或肿瘤等，将血液HCG值结合临床情况

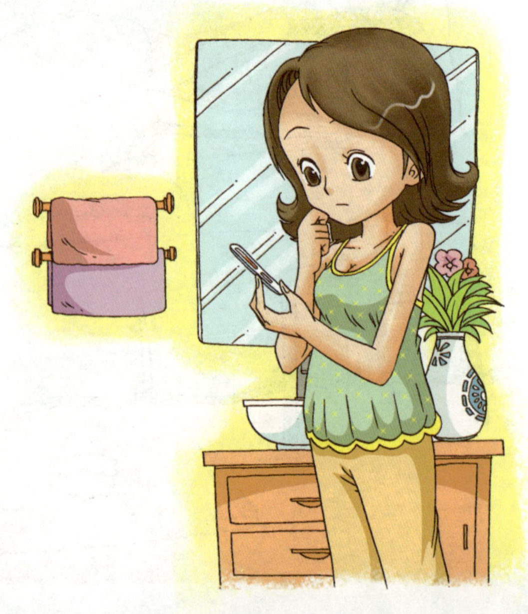

及其他检查结果，通过综合分析往往可以得出正确判断。

B超验孕法

一般月经超期 7 ~ 10 天，就可以通过 B 超来验孕了，验孕阴道B超和腹部B超都可以，做 B 超的时候可以在超声波屏幕上看到圆形的妊娠环，能够较准确地验证是否怀孕。但是，由于孕早期胚胎比较脆弱，而 B 超会有一定的辐射，所以如非特殊情况，不建议用这种方法验孕。

验孕棒验孕法

验孕棒测试一般在性生活后 15 天，其测试原理也是检测尿液中是否有 HCG，用验孕棒测试比较简单，准确性也比较高，适合自己居家操作。

基础体温辅助法

一直在测量基础体温的准妈妈，此时可以借助基础体温表判断怀孕与否。如果经过了排卵期的最低温度，体温上升后，维持高温的时间超过了 18 天，就可能是怀孕了。

月经辅助法

对于月经规律的准妈妈来说，如果月经推迟了，就有可能是怀孕了。

准妈妈放轻松

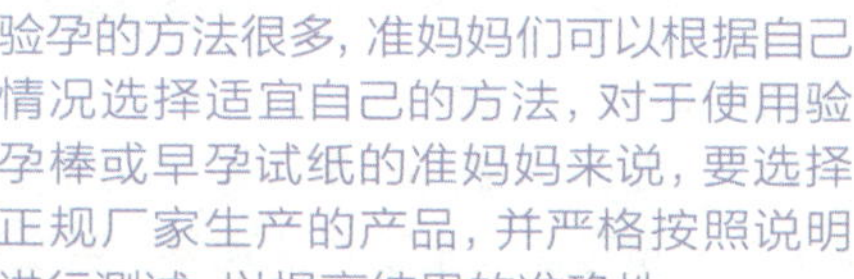

验孕的方法很多，准妈妈们可以根据自己情况选择适宜自己的方法，对于使用验孕棒或早孕试纸的准妈妈来说，要选择正规厂家生产的产品，并严格按照说明进行测试，以提高结果的准确性。

缺乏营养时可能出现的症状

准妈妈如果缺乏营养，会表现出一些症状，对一些偏食或者肠胃吸收功能不好的准妈妈来说，尤其要注意。

嘴角开裂、发干

可能缺乏物质：核黄素（维生素 B_1）和烟酸。

调理方法：可以多吃绿色蔬菜和豆类、小米、肉、牛奶等食物，多喝水。不吃辛辣、刺激食物。

舌炎、舌裂、舌水肿

可能缺乏物质：B 族维生素。

调理方法：准妈妈在饮食上要做到有粗有细、有荤有素。素食准妈妈则应进食一些豆类制品和蛋类制品，并在医生的指导下补充一定量的复合维生素药物制剂。

头发干燥、变细、易断、脱发

可能缺乏物质：蛋白质、脂肪酸、锌。

调理方法：可以多吃黑芝麻和核桃。黑芝麻含有丰富的油酸、棕榈酸、维生素 E、叶酸、蛋白质、钙等多种营养物质，而核桃则含有丰富的维生素 C、胡萝卜素、蛋白质、油脂、糖类等多种营养元素，经常食用能够让头发乌黑亮泽。另外，还要多吃水果和鱼类。

过度恶心、呕吐

可能缺乏物质：维生素 B_6。

调理方法：动物肝脏与肾脏、大豆、甘蓝、糙米、蛋、燕麦、花生等都是含维生素 B_6 丰富的食物，准妈妈可以适当吃一些。

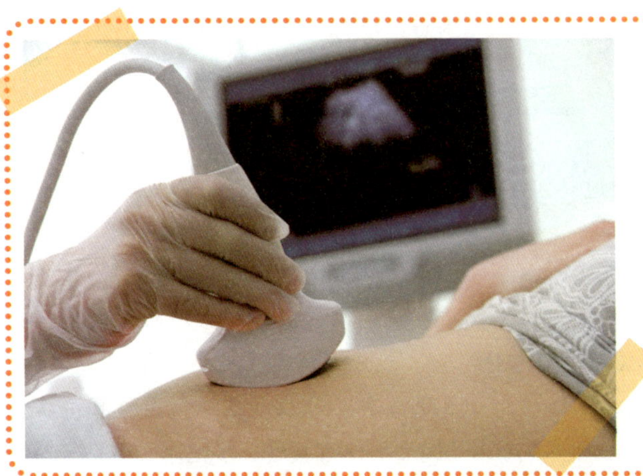

第6周 小心脏开始跳动

胎宝宝发育与母体变化

胎宝宝本周变化

本周胎宝宝面部器官逐渐成形，眼睛和鼻孔是小黑点，耳朵的地方是两个小浅窝，而胳膊和腿都还只是小突芽，嘴的开口下方会有一些小皱褶，这里会发育成脖子和下颌。

胎宝宝的心脏开始划分心室，并进行有规律的跳动，开始供血，血液循环系统建立起来，血液开始在全身循环。肝脏、脾脏、肺脏、肾脏也都有了雏形并开始发育，神经管开始连接大脑和脊髓，小小的呼吸通道也开始在以后将要发育成肺的地方显现出来。

准妈妈本周变化

在这一周，大多数准妈妈开始出现早孕反应，出现恶心、呕吐、唾液分泌多、食欲不佳、精神不济、情绪低落等症状。准妈妈要注意充分休息。

容易导致流产的食物

对于怀孕的准妈妈来说，日常饮食需要更加注意，有些食物容易导致流产，准妈妈要避免食用。

1 甲鱼、螃蟹。二者都具有较强的活血祛瘀的作用，尤其是蟹爪、甲鱼壳，具有明显的堕胎作用。

2 薏米和马齿苋。属滑利食物，对子宫肌肉有兴奋作用，导致子宫收缩次数增多，强度增大，在孕早期食用容易引发流产。

3 芦荟。含有一定的毒素，怀孕中的准妈妈食用会导致骨盆出血，甚至造成流产。准妈妈应避免食用芦荟类果汁、芦荟果粒酸奶等含芦荟的食品。

4 山楂。对子宫有兴奋作用，可促进子宫收缩，大量食用山楂或山楂制品，有可能导致流产，尤其以往有过自然流产或怀孕后有先兆流产症状的准妈妈更应禁食。

5 桂圆。性温味甘，极易助火，动胎动血，大量食用可能会出现燥热现象，甚至引起腹痛、见红等流产症状。

孕吐期间的饮食安排

孕吐是许多准妈妈怀孕期间度过的一段艰难历程，这段时间，会对食物产生厌恶甚至恐惧感，但是，不吃又会影响自己的身体和胎宝宝的生长发育，那么，孕吐期间，怎样保证营养呢？

1 坚持吃。孕吐在4～8周出现，8～10周最严重，11～12周渐渐停止，在这段时间食欲不振、吃下去又吐出来的现象可能无时无刻不存在，尽管如此还是要想办法吃东西。因为引起孕吐很重要的一个原因就是饥饿，饿的时候胃酸较多，而且血糖较低，就容易头晕目眩、恶心、呕吐，这就要求准妈妈必须吃些东西来抑制。

2 常备小食品，少食多餐。孕吐期间，准妈妈可以采用少食多餐、常备零食的方式进食，一天可以吃5～6餐，睡前在床边放些零食，如饼干、馒头片、面包等，睡前、夜里醒来或早上醒来都吃点，冲淡胃酸、增加血糖，有效抑制早上的孕吐。在每两餐的中间，还要吃些零食，水果、饼干、牛奶、坚果、麦片等都可以。另外，准妈妈最好随身携带些零食，饿了就吃，这样可以有效减少孕吐。

3 干稀搭配。恶心的时候吃流质、半流质饮食会加重恶心，所以适合吃干的，但流质食物容易消化，也有助于补充水分，不能不吃，可以放在胃口较好，没有恶心感觉的时候，抓住机会吃一些，做到干稀搭配，营养均衡。

准妈妈放轻松

孕吐是胎宝宝发出的信号，是胎宝宝的一种本能自卫反应，通过孕吐，可以提醒准妈妈调整自己的饮食起居。

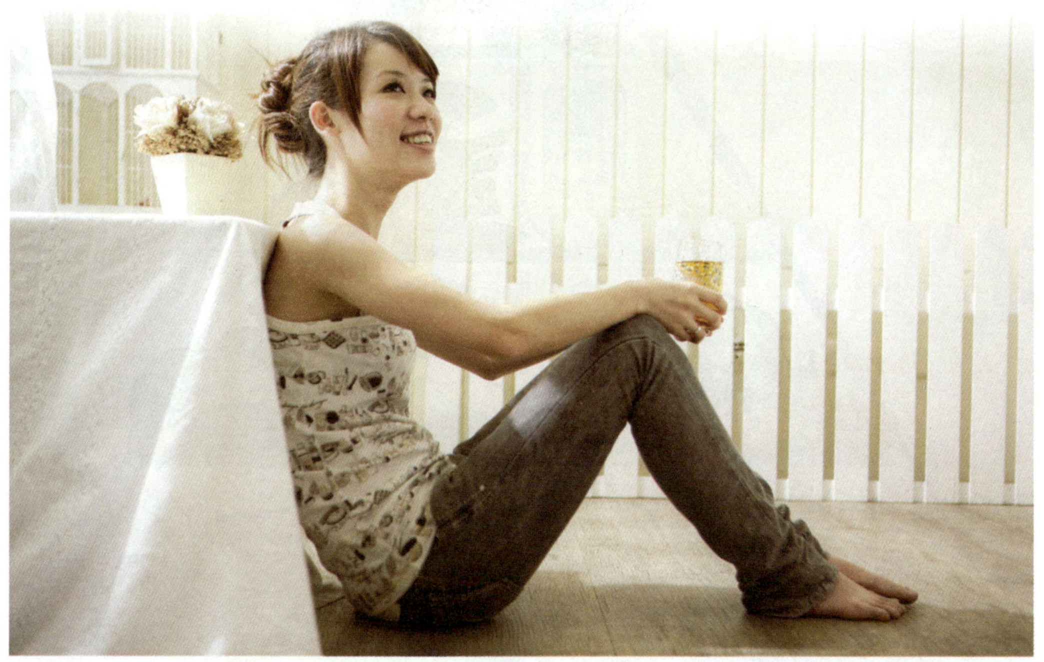

高龄准妈妈如何安排孕期营养

所谓高龄准妈妈，是指35岁之后怀孕的女性。对于女性而言，35岁以后肌体处于下滑趋势，胎宝宝畸形的发生率会增加，而且高龄准妈妈出现并发症的风险增加。因此，高龄准妈妈比年轻准妈妈更应注意孕期营养，一般能够做到均衡饮食"金字塔"所要求的，就可以满足孕期营养所需。

第一层：金字塔底，是人们最基本的营养食物，即以谷物类粮食及其加工品为主的食物，如大米、面包、玉米片等，每个人每天要从谷粮中摄取膳食总热量的60%～75%，从中获取多糖、淀粉和粗纤维。因为各种粮食的营养成分不完全相同，所以应粗细粮搭配，多种粮食混食。

第二层：水果、蔬菜各半，以供给维生素、植物纤维和无机盐为主。每天应多吃几种蔬菜，尤其是绿叶菜，还要常吃黄色和橙红色的水果、蔬菜等。

第三层：乳品、鱼、肉、禽蛋，供给优质蛋白质、脂肪和部分无机盐、维生素。

第四层：金字塔尖，是动植物油、脂肪和糖类。

准妈妈放轻松

高龄准妈妈通常更加心疼腹中的胎宝宝，往往会误认为摄取过多的饮食，可以得到更好的营养，其实，怀孕期间过度饮食，对母子健康通常是有害的。

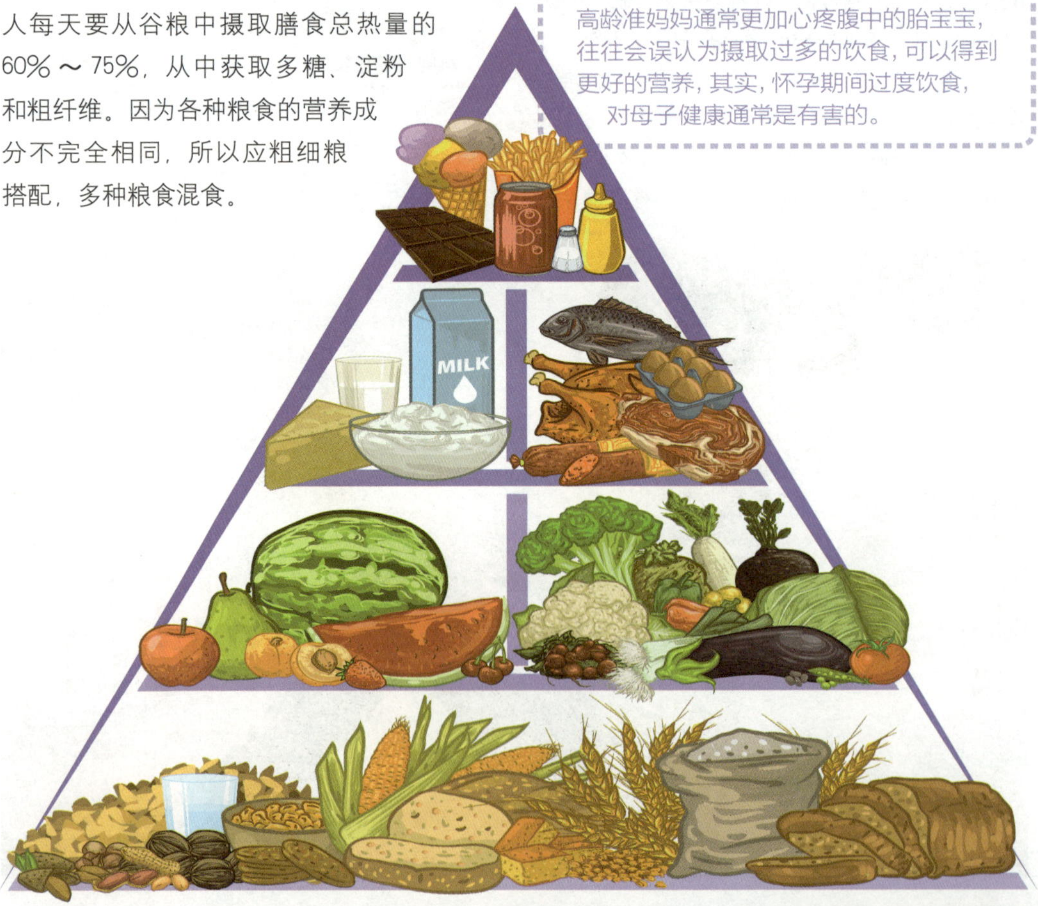

注意出行安全

怀孕给准妈妈带来诸多不便，尤其在乘坐公共交通工具时，为了安全起见，准妈妈要学会保护自己和腹中的胎宝宝。

1 错开上下班高峰期出行。可以的话，避开上下班高峰期出行。在上午 10 时至下午 3 时左右出行，车上的人就不会太多。

2 上车不要争抢。在站台等公交车、地铁时，要尽量远离站台边缘，当车辆即将发动时，不要不顾一切地追赶，上车时不要和别人争抢，等其他人都上完了再把着车门的扶手慢慢地上车。

3 尽量选择合适位置坐下。选择公交车靠前、靠窗通风的位置坐下，这样能减少颠簸，恶心时也可以呼吸一下窗外新鲜的空气，缓解孕吐。

4 请求别人帮助。站累了或是车上太过拥挤时，可以请别人帮忙让个座位，也可以请售票员帮助找个座位。

5 常备塑料袋，防止晕车。早孕期的准妈妈可能更容易晕车，随身带个塑料袋，以免孕吐无法控制时使用。

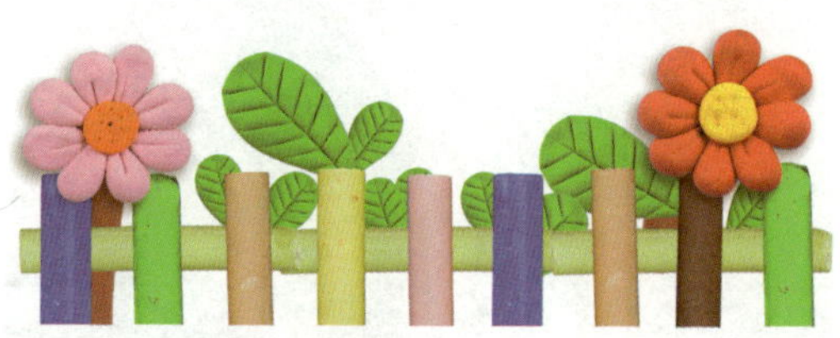

准妈妈放轻松

准妈妈在乘坐地铁需要进行安检时，可以将手提包交给安检人员代为安检，自己绕过安检仪器，以避免射线的辐射。

换用舒适的孕妇内裤

怀孕的准妈妈腹围和臀围增长很快，选择内裤应以舒适不束腹为基本原则，保持清洁干燥更为重要。

选择原则

1 选择孕妇专用内裤。孕妇内裤最好根据怀孕时期腹围、臀围的大小来选购，能够调整腰围的纽扣式内裤是最优选择，可适用于怀孕全期。

2 选择纯棉内裤。纯棉产品接触皮肤感觉舒适，而且比较透气，有利于保持外阴干燥。

3 选择浅色内裤。内裤颜色越浅，对皮肤的刺激越小，而且方便准妈妈观察白带情况，一旦白带颜色异常，很容易就能发现。

4 选择适合的款式。从款式上来说，三角裤比较适合，四角裤比较闷，而丁字裤是十分不适合孕期穿的，孕期特别容易长痔疮，穿丁字裤会加重这种可能，而出于保护外阴部清洁的目的，丁字裤也不是个好选择。

换洗原则

1 勤换内裤。每天都要更换内裤，如果分泌物多，需要换得更勤，以保持阴部干燥清洁。

2 及时清洗。换下来的内裤要当天清洗，洗前先用开水浸泡 30 分钟进行杀菌，洗完后放到阳光下晾晒，如果是在封闭的阳台晾晒，最好打开窗户，这样紫外线才能照射进来，起到杀菌作用。

3 清洗用品要专用。清洗内裤的用品最好专用，首先盆子要专用，千万不要把内裤跟其他衣服一起洗，更不能扔到洗衣机里洗，洗衣机是各种细菌集中的地方，内裤应该避免接触洗衣机。洗涤剂也应该是专用的，可以是中性肥皂或者内衣裤专用洗涤液，不要用洗衣粉等碱性产品，容易破坏阴道内的酸性环境平衡。

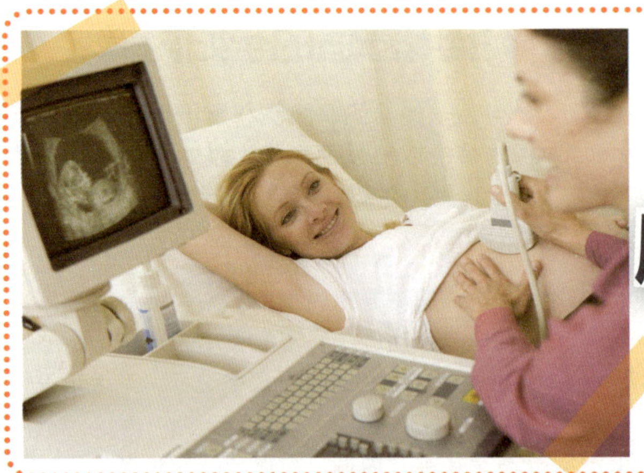

第7周 胎宝宝的大脑迅速发育

胎宝宝发育与母体变化

胎宝宝本周变化

本周胎宝宝长约12毫米，重约4克，已经明显具备了人的大体模样。他的头有些不成比例的大，头内部的两个大脑半球正在发育，迅速发育成前脑、后脑和中脑3个部分，大脑皮质也已经清晰可见。他的微微相连的手指、脚趾清晰可见，牙齿和口腔内部结构正在成形，耳朵也在继续发育，眼睑已经发育，能遮住一部分眼睛了；他的臀部也开始发育。

胎宝宝已经长出了阑尾和胰腺，胃和食管正在发育过程当中。脐带现在已经有着清晰的血管，并开始往胎宝宝身体来回输送氧气和营养了。

准妈妈本周变化

准妈妈的心率突然增快，新陈代谢率增高了25%，血容量也快速增加。此外，体内的血液量增加，产生了大量多余的液体，这些液体最终会流入膀胱，形成尿液，造成尿频。这种尿频属于正常的孕期现象，无须治疗，更不会影响到胎宝宝。

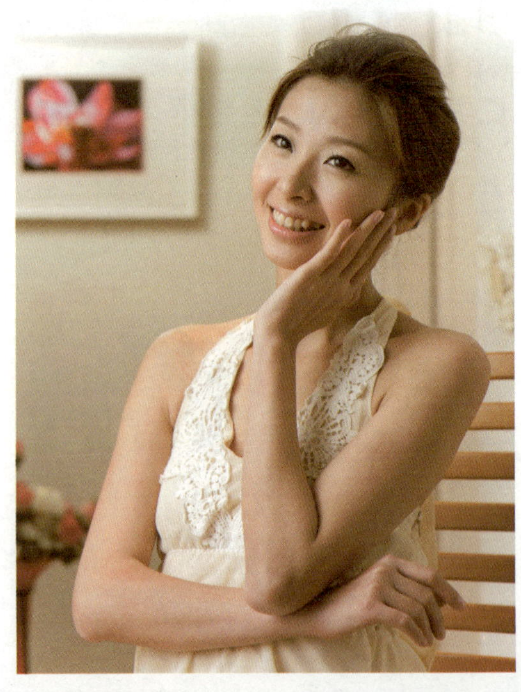

嗜酸嗜辣时要注意饮食安全

怀孕后的准妈妈口味一般会有所变化，大致可以分为两种，一种是嗜酸，一种是嗜辣，吃酸吃辣并无大碍，但应以健康和适量为原则。

嗜酸应科学

酸味食品刺激胃液分泌，提高消化酶的活性，促进胃蠕动，可以有效缓解孕吐。选择酸性食物要科学，大体原则是以纯天然、少加工的食品为主。

1 带酸味的新鲜瓜果。西红柿、青苹果、橘子、草莓、酸枣、话梅、葡萄、樱桃、杨梅、石榴等都是不错的选择。

2 自制鲜榨果汁。青苹果汁、柠檬汁、草莓汁等自制酸味果汁，可有效补充准妈妈所需的维生素和水分。

3 酸奶。酸奶可以刺激食欲，还富含钙、优质蛋白质、多种维生素和碳水化合物，还能帮助人体吸收营养，排泄有毒物质。

4 烹饪时放点醋。烹饪时加点醋不但可以满足准妈妈的口味，还可以使蛋白质尽快凝固，促进营养的吸收。

嗜辣应有节制

辣味食物有很好的口感，是多数准妈妈平时喜欢吃的。但长期吃辣，有可能刺激脆弱的肠胃，令准妈妈感到不舒服，吃多了辣味食物容易上火，引起便秘，严重的还会引发痔疮。因此，准妈妈在吃辣的时候应有所节制。吃辣时掌握少量、适量、不过量的原则，如果在吃辣后感觉自己身体不适，应立即停止，用其他健康食物代替。

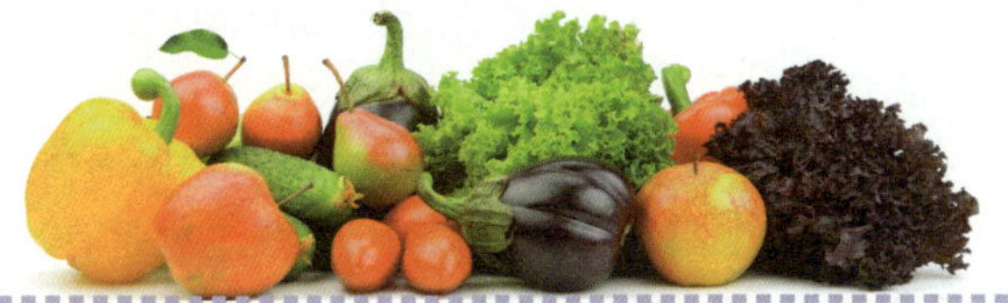

准妈妈放轻松

嗜酸的准妈妈在选择酸味食物时，要少吃人工腌制的酸菜和醋制品，也不要吃山楂。嗜辣的准妈妈如果有流产病史或是有早产病史，则整个孕期都不建议食用过辣食物。

午睡可有效缓解孕期疲劳

怀孕后，准妈妈的身体负担逐渐增加，总是感觉到疲惫，而午睡是一种有效缓解孕期疲劳的方法。

即使之前没有午睡的习惯，从现在开始，可以在白天利用中午的时间小睡一会儿。怀孕后，胎宝宝由于生长发育的需要，会从准妈妈的体内吸收大量的营养，这就会使准妈妈经常感到疲乏、困倦，这是正常现象。准妈妈除了要保证晚上7～8个小时的睡眠外，午后小睡0.5～1个小时也是十分必要的，通过这样的睡眠调整，可以使大脑和身体都得到休息与放松，有助于恢复精力和体力。

准妈妈放轻松

午睡时，准妈妈要避免趴在桌上睡，因为这样会使吸入的氧气不足，头部血流量减少而出现“脑贫血”，影响胎宝宝的发育。准妈妈最好选择可以躺下的地方，脱下鞋子，把双脚架在一个坐垫上，抬高双腿，然后全身放松，给自己一个安心的睡眠。

不能随便接种疫苗

对于孕期的准妈妈来说，非特别需要，最好不要随便接种疫苗。因为孕期接种疫苗可能使接种部位发生红肿、疼痛等反应或发生高热、头痛、寒战、腹泻等全身反应，如果全身反应严重，还可能引起流产或死胎。但有些疫苗是相对安全的，而有些是绝对不能接种的。

相对安全的疫苗

1 乙型肝炎疫苗。在乙型肝炎高发地区或者准爸爸、家庭成员患有乙肝的，准妈妈在未患有乙肝的前提下，怀孕后应及时注射乙肝疫苗。

2 破伤风类疫苗。准妈妈孕期接种这种疫苗，可以很好地预防胎宝宝将来染上破伤风。不过，如果准妈妈已经感染上破伤风了，就不能再接种疫苗，以免引起过敏反应，可用人血破伤风免疫球蛋白。

3 人血或人胎盘球蛋白。被甲型肝炎感染或疑似感染的准妈妈可以注射这种疫苗。

4 狂犬疫苗。在狂犬病流行的地区，准妈妈一定要注射狂犬疫苗，如果被狗、猫等动物咬伤，要立刻注射狂犬免疫球蛋白或抗狂犬病血清之后再注射疫苗。

除了以上几种，流感疫苗也可以在孕期接种，不过任何疫苗接种之前，都应该征得医生的同意，并非所有疫苗在孕后都能接种。

不宜接种的疫苗

有的疫苗是减毒活疫苗，可能会对胎宝宝造成危害，这些疫苗有水痘、风疹、麻疹、腮腺炎、口服脊髓灰质炎、百日咳疫苗等，不适宜在孕期注射。

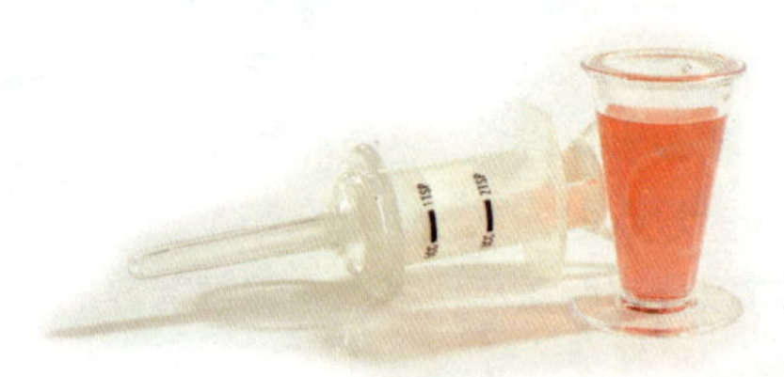

准妈妈放轻松

由于个人体质有所不同，准妈妈在接种这些疫苗之前，应先经医生检测同意后才可以注射。另外，有过流产史的准妈妈，在孕期不应该接种任何疫苗。

孕期养花草的讲究

室内养些花草不但可以美化环境、净化空气、吸收室内有害物质，还可以陶冶情操，使自己每天拥有一份好心情，对准妈妈和胎宝宝来说，都是妙处多多。但是，养花也是有讲究的，如养得不当，不仅对健康无益，甚至还会引起很严重的后果。

不适宜养的花草

室内植物种类繁多，有些花草可能会引起准妈妈和胎宝宝的不良反应，如万年青、五彩球、洋绣球、报春花等，这些花草容易引起接触过敏，会引起痛痒、皮肤黏膜水肿等；还有一些香气浓郁的花草，如茉莉花、水仙、丁香、木兰等，会引起准妈妈嗅觉不灵、食欲不振，甚至出现头痛、恶心、呕吐等；另外，一品红、黄杜鹃、夹竹桃、水仙、郁金香、含羞草等都具有毒性，长时间接触会使自己中毒，因此准妈妈需要格外留意。

适宜养的花草

准妈妈可以养一些大叶子盆景，例如荸荠莲、木槿、山茶花、芦荟等，这些花草具有净化空气的作用；吊兰、龟背竹可以吸收室内的甲醛气体；而仙人掌、仙人球有一定的抗辐射作用，这些花草均适合准妈妈养殖。

养花草的注意事项

除了挑选合适的花草外，准妈妈在养殖花草时还需要注意以下问题：

1 卧室内尽量不要摆放花草。因为花的香味会使自己的神经兴奋，长时间闻的话，会导致失眠。而且，大部分花草在夜间无法进行光合作用，就会呼出二氧化碳，吸收氧气，这样就会在睡眠时和准妈妈争夺氧气，影响身体健康。

2 夏天不要养需水多的花草。需水多的花草，需要保持花盆内存有一定的水分，这样会使室内湿气加重，容易滋生蚊虫，给室内环境带来影响。

准妈妈放轻松

养花草时，为了使花草通风，生长良好，需要将花草屋里屋外地来回搬动。如果花盆过重，准妈妈就不要动手了，以免压迫到腰腹部，这些“粗重活”还是让准爸爸代劳吧。

良好的情绪是最好的胎教

怀孕对准妈妈来说，是一件辛苦的事情，但是想起将来自己的宝宝，是一件无法形容的快乐的事情，做一个快乐的准妈妈，不仅会让自己身心舒畅，也会让将来的宝宝性格开朗，可以说，准妈妈良好的情绪是最好的胎教。

准妈妈的情绪影响胎宝宝的性格发育

科学表明，子宫里的胎宝宝可以感受到准妈妈的情绪。因为准妈妈的心情变化可以改变体内血液和激素的状态，而血液和激素正是胎宝宝感受外界所借助的媒介，也就是说准妈妈的情绪直接影响到胎宝宝的性格发育，所以，为了胎宝宝的健康，准妈妈一定要努力保持好心情。

保持良好心情的方法

1 广交乐观的好友。经常与情绪积极乐观的朋友交往，充分享受与他们在一起的快乐，准妈妈会受到他们的乐观情绪的感染。

2 保持开朗明快的心境。不为一些无谓的事生气，多想想腹中的胎宝宝，心绪就会调和过来了。

3 经常改变形象或环境。换一个发型，买一件新衣服，重新布置或装点一下房间，这些都会带给准妈妈新鲜感，让准妈妈的心情变得更开朗。

4 用艺术陶冶情操。多读一些格调优美、文笔高雅的文学名著、散文或诗歌，多观看视觉明快或诙谐幽默的影视作品，多听能使精神放松的优美乐曲，使精神生活变得充实。

5 对镜微笑。每天早上起床都可以对着镜子微笑几分钟，给一天的好心情打好基础。

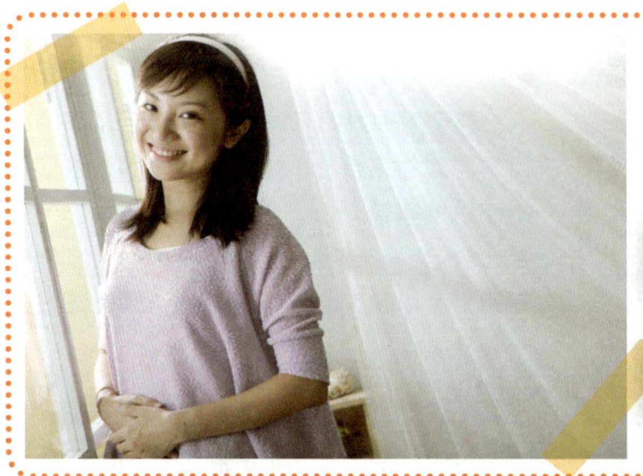

第8周 享受与胎宝宝共呼吸的时间

胎宝宝发育与母体变化

胎宝宝本周变化

此时的胎宝宝身长可以达到 14 ~ 20 毫米，相当于一颗葡萄的大小。他的心脏和大脑已经发育得非常复杂，脑干已经可以辨认，大脑中的神经元也开始扩展并相互连接，构成最初的神经线路。身体内脏的大部分器官也在持续的发育中，呼吸管从喉部延伸到正在发育的肺部的分支，内耳也正在形成。

胎宝宝的胚胎尾部正在消失，眼睑几乎可以盖住眼睛，手指和脚趾长得更长，胳膊也变长了，手可以在手腕的地方弯曲活动。现在他的膝关节和肘关节已经形成，也能够弯曲，他的双脚可以在身体前面碰在一起了。随着躯干的伸展，胎宝宝的头部更加直立，已经越来越像一个小人了。

准妈妈本周变化

准妈妈的子宫出现了明显的变化。孕前的子宫长 5 厘米左右，状态像个握紧的拳头；现在它不但增大了，而且变得很软，尤其是子宫峡部特别软。阴道壁及子宫颈因为充血而变软，呈紫蓝色。

哪些情况需要及时就医

准妈妈在孕早期身体出现一些不适的现象，很多都是正常的，但是如果出现如下几种异常情况，需要及时就医，因为孕早期（妊娠 12 周前）是保证胎宝宝健康的重要时期。

1 高温发烧。发热是常见的致畸因素。热度越高，持续越久，致畸性越强。因此，孕早期要少去空气不好、人员拥挤的公共场所。一旦出现体温升高现象，要及时就医，并在医生的指导下，服用退热药物。

2 腹痛。妊娠早期出现腹痛，特别是下腹部痛，首先应该想到是否是妊娠并发症。比较常见的并发症有先兆流产和宫外孕。如果症状是阵发性小腹痛，伴有见红，可能是先兆流产；如是单侧下腹部剧痛，伴有见红及昏厥，可能是宫外孕，一定要及时去医院检查治疗。

3 严重呕吐。孕早期的呕吐是一种正常的反应，但如果准妈妈持续出现恶心，频繁呕吐，不能进食，明显消瘦，自觉全身乏力，就属于严重呕吐。严重呕吐会影响准妈妈的营养吸收，导致血压下降、尿量减少等不良反应，严重时会损害肝肾，对胎宝宝构成威胁。

4 阴道流血。正常情况下，准妈妈不会有阴道流血现象。如果是少量断断续续的流血，无腹痛，可以先卧床休息。如休息后见红仍不止或增多，应立即去医院检查治疗。

准妈妈放轻松

桑拿浴能造成人体体温升高，影响胎宝宝的生长发育，严重的还会造成畸形儿、低体重儿或低能儿，准妈妈就不要尝试了。

如何预防先兆流产

先兆流产是孕早期的一种异常现象，准妈妈要充分掌握预防措施，避免先兆流产的发生。

1 适当禁止性生活。在怀孕的前 3 个月里最好禁止性生活。

2 以多休息为主。准妈妈在怀孕期间要多休息，减少活动量，仅做些自身承受范围内的活动，严格避免做太重的体力劳动，如提水等。

3 保持饮食营养均衡。多吃有营养、容易消化的食物及蔬菜水果，补充营养。维生素 E 具有保胎的功效，准妈妈可以多吃一些含维生素 E 丰富的食物，比如松子、核桃、花生等。

4 注意辐射及传染。减少与手机、电脑等接触的时间，避免接触有害化学物质，少去人多的地方，预防疾病的传染。

准妈妈放轻松

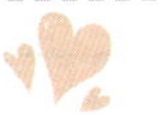

准妈妈如果发现自己有先兆流产的迹象，应尽快到医院检查，以明确病因和胎宝宝的状况，并尽量减少不必要的阴道检查，以减少对子宫的刺激。

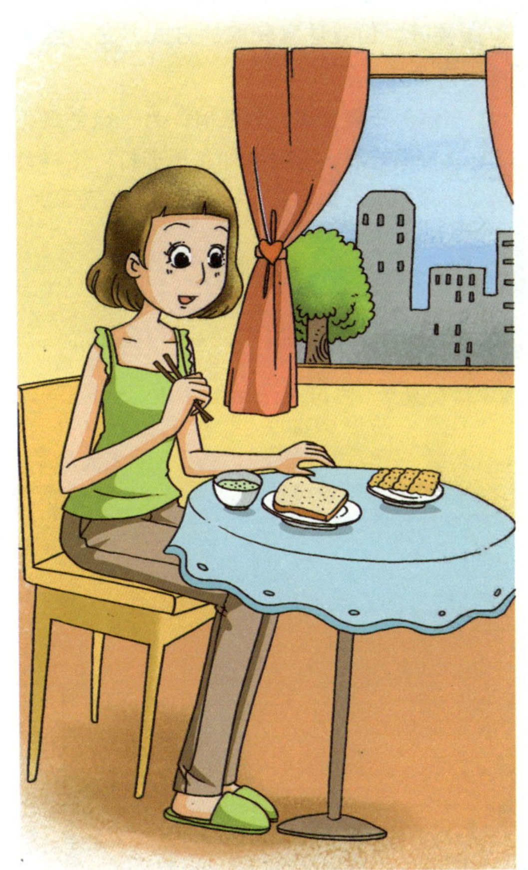

巧补维生素C益处多

维生素C不但对胎宝宝的皮肤、骨骼、牙齿以及造血器官的生长发育有促进作用，增强机体的免疫力，促进钙和铁的吸收，提高抗病能力和有效防止钙和铁的缺失，而且在胎宝宝脑发育期起到提高脑功能敏锐的作用，提高胎宝宝的智力。因此，准妈妈在孕期适当补充维生素C，对胎宝宝是很有益的。

巧取食材中的维生素C

维生素C可以从日常饮食中获取，如番茄、青椒、黄瓜、菜花、大枣、草莓、柑橘、猕猴桃等。但要注意获取的方式方法，避免维生素C流失。

1 烹调时不要加碱。炒菜时，为了绿色蔬菜更青翠好看，有时会加点小苏打，这样会导致蔬菜中维生素C的流失，因此，烹饪蔬菜时，不应加碱。

准妈妈放轻松

补充维生素C的方法很多，除了通过食材补充外，也可以服用维生素C制剂，但是一定要咨询医生，控制每天的补充量，摄取过量的维生素C不但毫无意义，而且可能造成危害。

2 蔬菜尽量先洗再切。这样处理可以减少维生素C溶于水中的量。另外，蔬菜浸泡或煮得过久，也会导致维生素C的流失。

3 选择新鲜蔬菜。蔬菜被撕碎、挤压都会造成维生素C的流失，因此应尽量吃新鲜蔬菜。

过量维生素C的危害

准妈妈适量补充维生素C，每日大约130毫克，可预防胎宝宝先天性畸形，但是如果摄入过量，超过1000毫克，则会影响胚胎发育，长期过量服用还会使胎宝宝在出生后发生坏血症。此外，超过正常剂量很多倍服用维生素C，可能刺激准妈妈胃黏膜致出血并形成尿路结石。

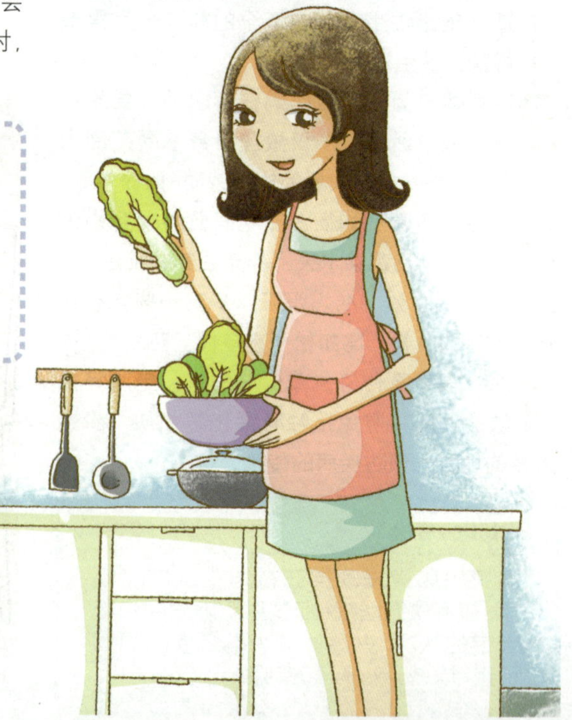

适量补充奶制品

孕期准妈妈适当补充奶制品是很必要的，因为奶制品是蛋白质、维生素（主要是B族）、矿物质和钙的良好来源，孕期最好每天有300～500克的摄入量。市面上奶制品种类很多，如鲜奶、酸奶、孕妇奶粉、奶酪等奶制品，准妈妈可以根据自己的喜好选择相应的奶制品。

纯牛奶

纯牛奶是最好的选择。订购的鲜牛奶、超市出售的纯牛奶都是不错的选择，纯牛奶中脂肪、蛋白质、碳水化合物、维生素、矿物质等含量较高，而且价格适中，每天喝1～2杯即可。需要强调的是，如果不是体重增长过快或医生特别要求，不要选择低脂或脱脂产品，因为牛奶在脱去脂肪的同时，维生素A和维生素D也被脱去了，营养被弱化了。

孕妇奶粉

孕妇奶粉是低乳糖孕妇配方奶粉，富含叶酸、亚麻酸、亚油酸、铁、锌、钙和维生素B_{12}等营养素，孕妇奶粉在整个孕期都可以喝。选购孕妇奶粉的时候，重点在配方上，营养素全面、搭配合理的更好，如果要选择强化奶粉，最好先测定自己是否缺乏其中强化了的营养，通常选正常配方的奶粉即可。

酸奶

酸奶也是准妈妈很好的选择，酸奶经过发酵处理，原来的营养不但没有流失，而且更容易吸收了。选择酸奶的时候要注意的是区分开酸奶饮品和酸奶，准妈妈应该喝的是蛋白质含量为每百克2.3克以上的酸奶。

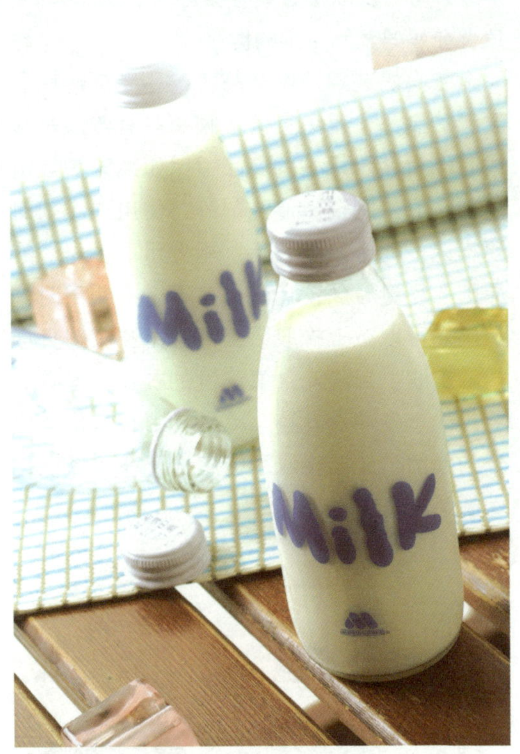

准妈妈放轻松

以上奶制品任选一种即可，也可以错开食用，要避免重复，以免营养过量。如果选择酸奶，酸奶的饮用时间在饭后1~2小时喝效果最好，喝的时候千万不要加热，以免破坏其中的营养。

日常清洗剂的安全使用

怀孕后的准妈妈在日常做家务时，应尽量减少接触清洁剂，如洗衣粉、洗衣液、漂白剂、柔顺剂、洗洁精、洁厕剂、油污净等产品，因为这些产品中都含有一定量的有害化学成分，如果经常接触洗涤剂，其有害化学成分可经皮肤渗透或呼吸进入准妈妈体内，危害准妈妈及胎宝宝的健康。

准妈妈选购该类产品时，尽量选购性质温和的制品，避免直接接触那些有浓烈气味或有严重警示标签的产品，比如某些炉灶清洁剂、卫生间瓷砖清洗剂等。使用洗涤剂时要牢记"能不用就不用，能少用不多用"的原则，尽量减少使用量。在不得不使用时，准妈妈可以戴上橡胶手套，避免洗涤剂直接接触皮肤。用洗涤剂清洗过的衣物、餐具，要用清水多冲洗几遍，减少其中有害化学成分的残留，还要将双手彻底洗干净，降低化学制剂对健康的影响。

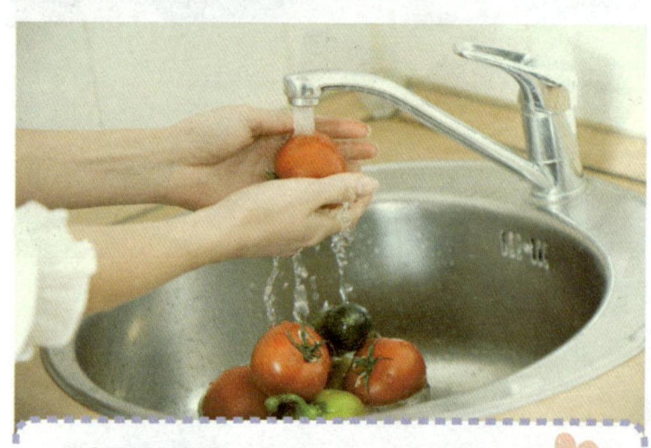

准妈妈放轻松

准妈妈可以用吃剩下的米汤或者米饭清理餐具，可去除餐具上的大部分油渍，替代洗洁精来清洗餐具。对于没有油污的餐具，只要在沸水中浸泡杀菌即可。

孕早期尽量减少开车

怀孕后，准妈妈体内激素发生变化，使得孕早期的心理状态变得不稳定，注意力不易集中，容易突然间困倦，所以孕早期的准妈妈最好不要开车，让准爸爸代劳作为自己的"专职司机"。如果偶尔需要单独开车出门，需注意以下问题：

1 不要长时间以一种姿势开车。开车长期处于单一姿势，会使准妈妈腰部受力最大，致使腹压过大，可能会引发流产。而且，长时间处于震动和摇晃之中很容易疲劳，颠簸状态还可能会引起腹痛。

2 选择平坦道路开车。准妈妈应避免在凹凸不平或弯曲的路面上行驶，更不要快速行驶，以防紧急刹车碰撞腹部。

准妈妈放轻松

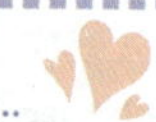

开车时，准妈妈一定要记得系上安全带，安全带的肩带置于肩胛骨的地方，不要紧贴脖子，肩带部分应该以穿过胸部中央为宜，腰带应置于腹部下方，不要压迫到肚子。

小腹刺痛

在孕早期，敏感的准妈妈小腹总是感觉刺痛，部位不定。这主要是由于子宫膨胀刺激腹部产生痉挛，让准妈妈经常会感觉有针刺样痛，而且疼痛位置常常游移，这是正常现象，准妈妈不要因此而惊慌，可安心地休养。

准妈妈放轻松

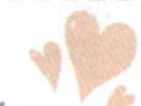

孕早期毕竟是流产的高发时段，如果准妈妈的腹痛严重，而且伴随着阴道流血现象时，就应及时去医院检查诊治。

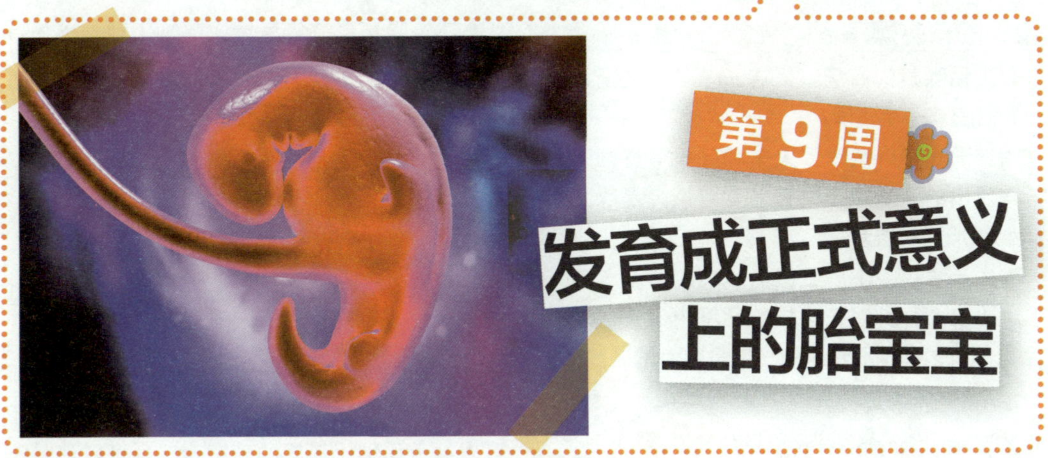

第9周 发育成正式意义上的胎宝宝

胎宝宝发育与母体变化

胎宝宝本周变化

胎宝宝有近2.5厘米长，身体的基本结构已经形成，胚胎期的“尾巴”现在已经彻底消失，胎宝宝已经初具人样，正式从胚胎变成胎宝宝了。

到这周结束的时候，耳朵的内部构造即将完成。胎宝宝的主要关节都开始活动，使他能够动动小胳膊、小腿了。他的心脏现在已经分化为4个心室，心脏瓣膜开始发育。胎儿的外生殖器已出现，但是还要再过几周才能分辨出性别。

准妈妈本周变化

本周准妈妈的子宫已经膨大到有一个橘子大小了，乳房更加膨胀，乳头和乳晕色素加深。

激素在继续起作用，使头发长得更快，准妈妈会感觉头发很厚、有光泽，或者油腻、薄、柔软。激素也对皮肤产生影响，有些准妈妈本来很好的皮肤变坏了，也有些准妈妈本来很差的皮肤变好了。总体来说，大多数都有色素沉淀加深，出现妊娠斑的情况。

强烈噪声影响胎宝宝健康

本周胎宝宝的内耳开始发育，已经具备了初步的听力，所以在这个时期，准妈妈要注意保护胎宝宝的听力，避免遭到噪声的伤害。

噪声对胎宝宝的危害

胎宝宝的耳蜗和其他组织还未达到结构和功能上的成熟，听力系统非常敏感，极易受到损伤，如果长时间受高强度的噪声影响，有可能在出生前听力就已经受到损害。外界的噪声可通过腹壁传入子宫，胎宝宝的内耳受到噪声的刺激，易使大脑部分区域受损，严重的还会影响胎宝宝出生后的智力发育。

常见的有害噪声

1 生活噪声。商场、饭店、KTV 等场所的声音都属于生活噪声。

2 交通噪声。汽车、火车和飞机等交通工具发出的声响很大，且非常嘈杂，是噪声污染比较严重的因素。

3 生产噪声。工厂里机器运转的声音一般都比较大，长期在这样的环境中工作，对胎宝宝的听力和神经带来的伤害是很大的。

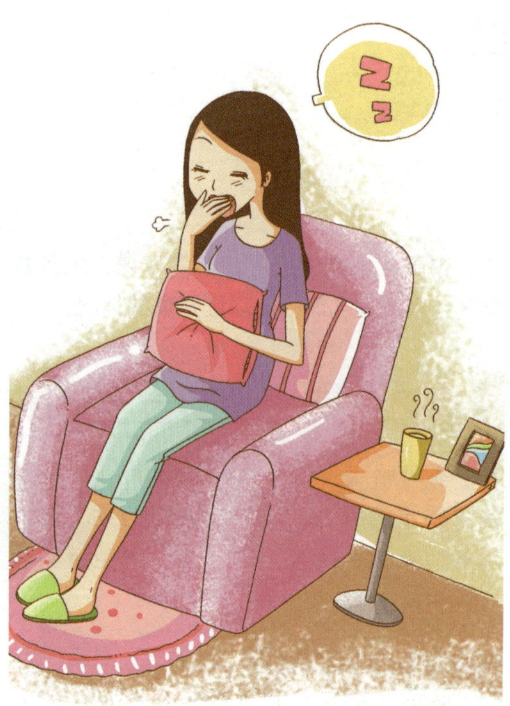

准妈妈放轻松

准妈妈应该了解一下多大的声音是会对胎宝宝产生影响的。40~60分贝是正常谈话的声音，70分贝就可以被认为很吵了，85分贝就会对听力神经造成很大的伤害，而一辆重型卡车的声音则会达到90分贝。所以，准妈妈要注意避开有伤害的噪声。

4 建筑噪声。装修房屋或建筑工地发出的各种声音也常会令人烦躁，但这种噪声是阶段性的，随着工程的结束就会消失。

减少噪声危害的方法

1 尽量少去商场、超市、饭店、菜市场、KTV 等人多声杂的地方；过年时要关上门窗，隔绝持续震耳的鞭炮声；看电视时也要将音量调小。

2 如果准妈妈居住在比较嘈杂的地段，就要检查居室门窗的密封性是否良好，同时还可以挂上质地比较厚的窗帘，这也可以消减一部分噪声。

3 可以在居室内摆放一些花草，利用植物吸收一定的噪声。

过多接触双酚A易使宝宝患哮喘

双酚 A 这个名字，对于大多数准妈妈来说不是很了解，其实它是一种广泛用于塑料产品的化学物质，婴儿奶瓶、饮料瓶等塑料容器及包装物中大多含有该物质。而有研究表明，如果准妈妈在孕 16 周之前，特别是妊娠初期过多接触双酚 A，有可能提高幼儿患哮喘的概率。因此，除了需要挑选不含双酚 A 的婴儿奶瓶外，准妈妈自己也要避免在孕期，特别是怀孕初期过多接触含双酚 A 的物质。

准妈妈放轻松

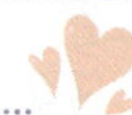

在日常生活中，准妈妈要尽量用瓷器、不锈钢餐具，不要用塑料瓶装热水，更不能用塑料袋装食物，远离双酚A。

孕期可以吃火锅吗

火锅是大家比较喜欢的饮食，尤其是在北方冬季寒冷时，火锅更受欢迎。让准妈妈高兴的是孕期也可以吃火锅，但需要注意以下问题：

1 科学选择锅底。过辣的锅底会刺激准妈妈的胃部，而且会上火；滋补锅底可能添加了黄芪、当归、党参等中药，对胎宝宝的健康造成一定的影响，因此，准妈妈最好选择微辣或者清汤锅底。

2 等肉熟透了再吃。涮肉时，一定要等肉熟透了再吃，因为生肉里可能含有弓形虫的幼虫或虫卵，食用后可能受到感染。涮肉时一定要把肉放在开水里多涮一会儿，等到肉熟透了再吃。另外，也应尽量避免用同一双筷子取生食物及进食，这样容易将生食上沾染的细菌带进肚里，造成泻肚及其他疾病。

3 调整进餐顺序。准妈妈最好吃前先喝小半杯新鲜果汁，接着吃蔬菜，然后是肉。这样，才可以合理利用食物的营养，减少胃肠负担，达到健康饮食的目的。

准妈妈放轻松

建议准妈妈尽量在家吃火锅，所有材料都由自己和家人准备。这样不但食品安全有保障，还可以远离嘈杂的环境，保护腹中胎宝宝的健康。

掌握安全有效的防晒方法

准妈妈怀孕后皮肤会变得敏感，过度日晒，会伤害到准妈妈的皮肤，尤其是在紫外线强的夏季，可能仅仅晒上10～15分钟就会给准妈妈的皮肤带来损伤。因此，准妈妈需要掌握安全有效的防晒方法，尽量避免太阳直射。

在户外时，尽量使用防紫外线伞，佩戴浅色遮阳帽及遮阳眼镜等，着衣上应以浅色的透气性良好的长袖薄衫或长裤为主。

出行时，选择恰当的出行时间，一般上午10点到下午2点，紫外线很强烈，准妈妈最好避开该时段出行。

进行户外活动时，尽量选择在树荫下活动，既可避免烈日照射，又能让自己接受适当的日光浴。

准妈妈放轻松 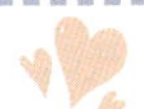

无论是阴天还是晴天，准妈妈在夏天出门时，除了做好佩戴上的防护外，还要涂上适用于孕妇的防晒霜。

头晕眼花时注意多休息

准妈妈在孕早期容易感到头晕眼花是一种常见的现象。这是因为怀孕后血容量增加，加上孕早期多有身体不适，孕吐、疲劳等使得进食减少，常伴有低血糖，容易引起头晕眼花。而怀孕后准妈妈的植物神经系统失调，当动作突然改变时也容易造成脑部暂时缺血而引起头晕眼花。

为避免头晕眼花，准妈妈需要注意休息，避免长时间站立、久坐，应适当运动。起坐时动作要轻缓，不要太大力。当感到头晕眼花不舒服时，要立即坐下来，缓解症状。

准妈妈放轻松 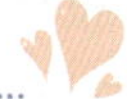

如果准妈妈经常出现头晕眼花现象，有可能是贫血、低血压或高血压，应及时去医院检查治疗。

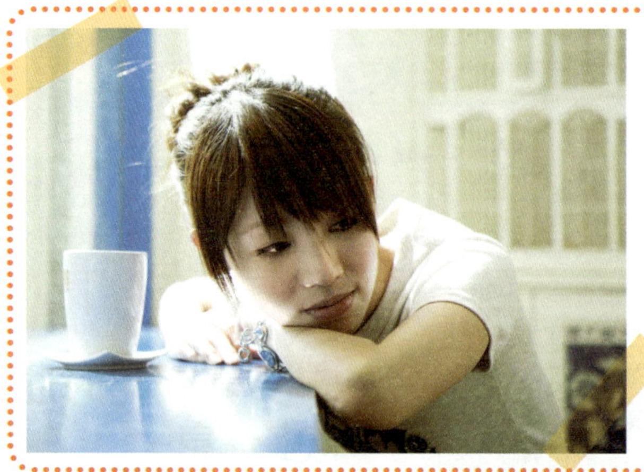

第10周 早孕反应越来越厉害

胎宝宝发育与母体变化

胎宝宝本周变化

现在的胎宝宝身长即头到臀的长度有3～4.2厘米，重约10克，头部仍然占到全身的1/2左右，看上去像个扁豆荚。

胎宝宝已完成了他发育中最关键的部分，体内的组织和器官快速生长成熟，并开始“工作”了，他的肝脏开始制造红细胞，肾脏和输尿管开始发育，并具有一点点的排尿功能，脊椎神经开始从脊髓中伸展出来。胎宝宝的四肢和身体都更有规模，四肢越来越清晰，关节形成，手臂更长，在肘部变得更弯曲，手指和脚趾也长了一点，而且对手指、脚趾有保护作用的指甲和趾甲开始生长，而且开始吞咽羊水和踢腿了。

准妈妈本周变化

准妈妈的子宫仍然在持续地变大，使下腹有些被压迫感。孕吐现象可能仍然在继续。胸部变得更大，乳头上可能会长出白色的小微粒，这些微粒内含有白色的润滑剂，提早为母乳喂养做好准备。

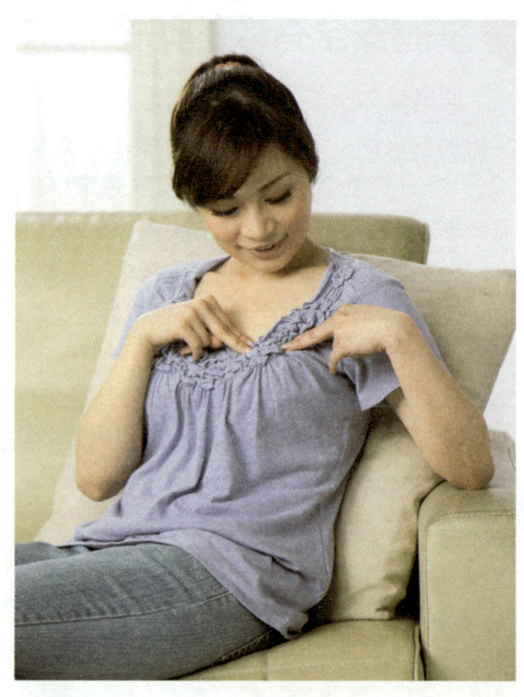

白带变化，预防阴道炎

怀孕后，准妈妈体内激素发生变化，使得阴道分泌物增多，潮湿的环境非常容易滋生细菌，引起阴道炎，该类疾病最先反应的就是白带的变化。故准妈妈要学会观察白带的变化，对疾病做到提早预防，同时要注意个人卫生，避免感染。

学会观察白带

孕期是阴道疾病的高发时期，阴道疾病一般都能从白带反映出来，因此，准妈妈要注意观察白带。如果白带性状发生了较大改变，比如颜色变成了黄色或绿色，质地变得黏稠如奶酪或脓状或豆腐渣状，并且有难闻的气味，同时阴部有烧灼、疼痛、瘙痒等不适感觉，可能是患了阴道疾病，需要及时去医院检查治疗。

阴道炎的危害

准妈妈如果不小心患了阴道炎，也不必过度担心，要及时去医院治疗，阴道炎不仅会危害到准妈妈的健康，甚至还会危害到胎宝宝，一旦上行感染其他生殖器官，甚至会导致流产。

阴道炎的预防

1 保持阴部清洁、干燥。准备一个专用清洗阴部的小盆，每天睡前在小盆里倒满开水，凉温后，用专用的毛巾擦洗外阴。擦洗完后，将小盆擦干，毛巾洗净后放在阳光下晾晒，然后收在干燥、通风的地方。切忌把毛巾、小盆长时间放在卫生间里，卫生间环境潮湿，容易滋生细菌。

另外，每天都要更换内裤，如果白带实在太多，每天更换都无法保证干燥，建议准妈妈用高档的卫生纸做成纸垫，垫在内裤上帮助吸湿。最好不要用护垫，因为护垫透气性差，更容易滋生细菌。

2 增强体质。身体虚弱，细菌就会乘虚而入。提高免疫力是预防阴道炎的有效方法，因此，准妈妈要注意均衡饮食，加强锻炼，保持良好的心情，增强体质，免受细菌和病毒的侵入。

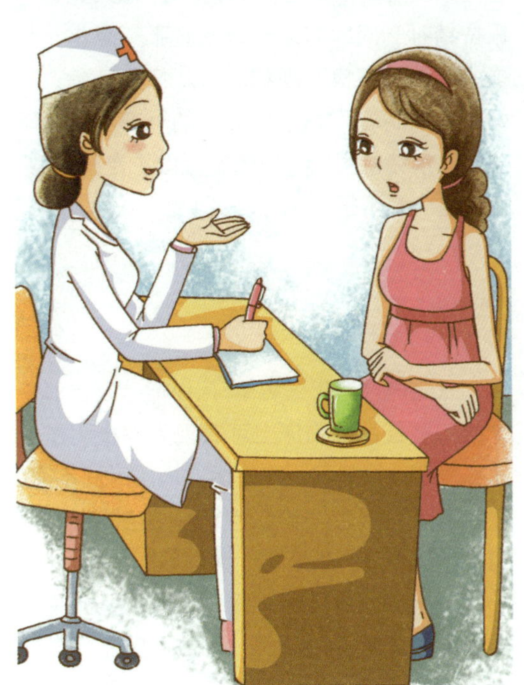

准妈妈放轻松

对于患有阴道炎，去医院检查治疗的准妈妈，在检查治疗前一定要告诉医生自己怀孕了。医生考虑到这一点，就会更有针对性地进行用药治疗了。

音乐是舒缓情绪的良药

怀孕的准妈妈容易精神紧张、烦躁焦虑，而音乐具有缓解神经紧张、愉悦心情的作用，可以说，音乐对于准妈妈来说是一剂舒缓情绪的良药。

有研究表明，当人处在优美悦耳的音乐环境之中，可以改善神经系统、心血管系统、内分泌系统和消化系统的功能，可以调节体内血液的流量和神经传导，良性的音乐能提高大脑皮层的兴奋性、改善情绪、激发感情、振奋精神，同时有助于缓解紧张、焦虑、忧郁、恐怖等不良心理状态。从怀孕开始，准妈妈不妨将音乐作为生活中的一部分，在缓解自己情绪的同时也给胎宝宝做了音乐胎教，可谓是一举两得。

了解先兆流产

先兆流产是指妊娠 20 周以前，有自然流产的一些征兆，临床上可表现为少量阴道流血，根据流血量和积聚在阴道内的时间不同，颜色可为鲜红色、粉红色或深褐色。有时伴有轻微下腹痛、下坠感、腰酸腹胀。

先兆流产的原因有很多，最主要的是遗传因素造成的胚胎异常，其他原因还包括环境因素、劳累、孕期并发症，以及孕早期用药等。如果症状较轻，准妈妈可以卧床休息观察，如果出血量多且伴随腹部疼痛，应立即去医院就诊。

了解宫外孕和葡萄胎

孕早期异常情况较多，其中最常见的就是宫外孕和葡萄胎，了解孕期异常情况相关知识，是很必要的。

宫外孕

宫外孕一般在怀孕 6 ~ 7 周时出现症状。正常情况下，受精卵会由输卵管迁移到子宫腔，然后安家落户，慢慢发育成胎宝宝。若受精卵没有到达子宫，而是在别的地方停留下来，就成了宫外孕，医学上又称为异位妊娠。

早孕试纸验孕是检查不出宫外孕的，如果有阴道点滴出血或流血、腹部或盆腔的疼痛或压痛时，应及时去医院就诊。

葡萄胎

葡萄胎是一种妊娠期的良性肿瘤，是胚胎的滋养细胞绒毛水肿增大，形成大小不等的水泡，相连成串，像葡萄一样，故称葡萄胎。葡萄胎发生在停经后的 6 ~ 8 周，表现为不规则阴道流血，最初出血量少，为暗红色，后逐渐增多或继续出血。在阴道流血前，伴有阵发性下腹胀痛或钝痛，并出现如高血压、下肢水肿和尿中有白色絮状沉淀等并发症。一般情况下，年龄大于 40 岁和小于 20 岁的准妈妈，发生葡萄胎的概率比较大，如果出现以上症状，应迅速去医院就诊。

准妈妈放轻松

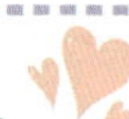

对于准妈妈来说，无论是哪种异常情况，只要感觉自己身体不适，适当休息未见减轻，就应该及时去医院检查治疗，以免耽误病情的治疗。

聪明吃鱼营养丰富

鱼类含有丰富的氨基酸、卵磷脂、钾、钙、锌等微量元素，这些都是胎宝宝发育的必需物质，特别是神经系统。所以，准妈妈多吃鱼对胎宝宝的发育有利，尤其是脑部神经系统。但是，准妈妈吃鱼也是有一定要求和讲究的。

1 注意把握食用量。准妈妈以一个星期吃 2 次鱼，一次大约吃 200 克为宜。

2 避开吃鱼油。鱼油会对凝血机能造成影响，准妈妈摄入过多可能会增加出血概率。

3 采用正确的烹饪方式和鱼种。烹调的方式最好是蒸或者炖，以最大限度地保留鱼的营养。最好选择深海鱼类，如鲑鱼、鲭鱼等。

4 少吃罐头鱼和咸鱼。罐头鱼在制作过程中，会添加防腐剂等一些化学原料，对人身体健康不利。而咸鱼中含有大量的二甲基亚硝酸盐，进入人体内转化成二甲基亚硝胺，具有很强的致癌性，加大胎宝宝出生后患癌概率。

准妈妈放轻松

在买鱼时，应先闻一下鱼的气味，正常的鱼有一股鲜腥味，受污染的鱼则往往有一股难闻的味道，有的呈大蒜味，有的散发出氨味或者煤油味，这样的鱼不要购买。

做一个素颜妈妈吧

怀孕后，准妈妈皮肤容易变得干燥，还会出色斑，为了保持自己的形象，需要用些化妆品。而大部分化妆品里含有化学成分，而且有些是有毒、有害的，比如铅、汞、镉、砷、甲醇等，这些有毒、有害的成分会造成胎宝宝畸形。那么，准妈妈如何选择适宜自己的化妆品呢？

选择安全的化妆品

怀孕期选择化妆品，最重要的是安全，最好选择正规厂家的正规产品，并且尽量用孕妇专用的产品。孕妇专用化妆品是专门针对孕妇设计生产的，对胎宝宝是安全的，可以放心使用。除此之外，婴儿油和婴儿霜性质比较温和，基本上不含添加剂，准妈妈也可以放心使用。

另外，纯植物的护肤品制作材料天然，性质也较温和，准妈妈一般也可以使用。只是一款标明了是纯植物或纯天然的护肤品，准妈妈自己很难判断真假，这时候可以参考一下保质期，纯天然或纯植物的产品保质期较短，一般在半年之内，另外纯天然或纯植物的产品因为里面含有天然纤维素，所以能够拉出丝，拉不出丝的就不是天然产品，可以放弃。买化妆品时，还要认真询问，并看说明，是否允许孕妇使用，一般那些在说明中明确表明了孕妇能用或者不能用的产品更可靠些。

尽量少用化妆品

即使化妆品是安全的，准妈妈用化妆品也是越少越好，一般用些乳液就可以了。在这里需要提醒的是，孕期化妆千万不要做以下两件事：一是不要涂指甲油，二是不要染发。指甲油中的酞酸酯极易引起流产和畸形，染发剂中含有铅，会损害胎宝宝大脑发育。

不要使用香水

人工麝香作为高级香料麝香的替代品在化妆品和香水中广泛使用，但它有扰乱内分泌和影响生物激素正常发挥等不良反应，不适宜准妈妈使用。

准妈妈放轻松

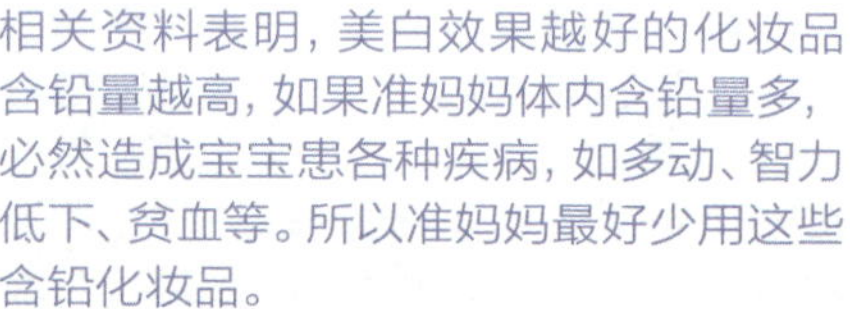
相关资料表明，美白效果越好的化妆品含铅量越高，如果准妈妈体内含铅量多，必然造成宝宝患各种疾病，如多动、智力低下、贫血等。所以准妈妈最好少用这些含铅化妆品。

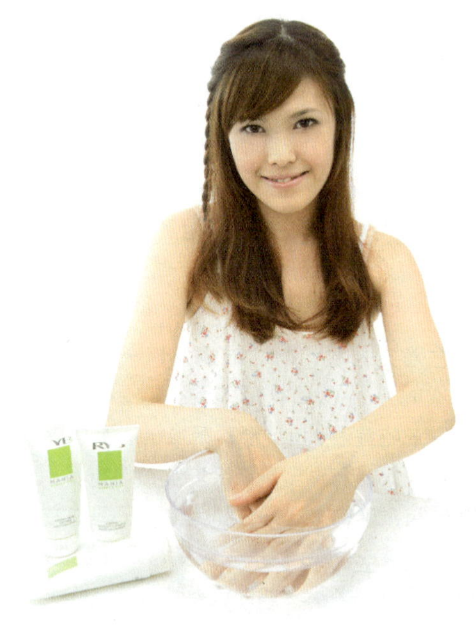

留意地毯中隐藏的致病因素

地毯不仅可以防滑和吸收噪声，在冬天还有不错的保暖效果，可以为居室增添品质感觉。但地毯也是藏污纳垢的集中营，更会滋生螨虫，对胎宝宝的健康造成威胁。因此，准妈妈必须保持地毯的清洁，定期不定期地为地毯洗涤和消毒，以清除有害病菌，保护准妈妈和胎宝宝的健康。

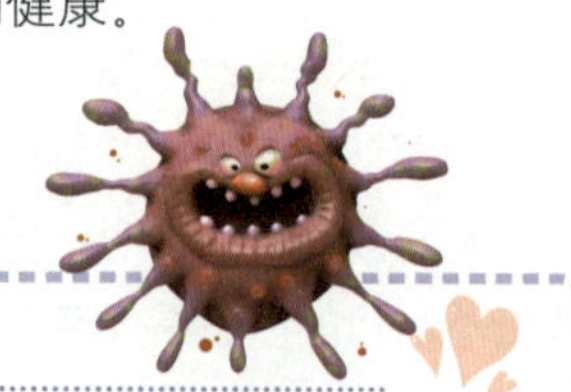

准妈妈放轻松

建议准妈妈避免大面积地铺设地毯，对于小块地毯，需注意经常吸尘和清洁，必要情况下请专业人员来给家里的地毯做好清洁消毒工作，以保护自己和胎宝宝的安全。

防止腹泻影响胎宝宝营养吸收

准妈妈在孕期发生腹泻，一定要积极查找原因，有针对性地治疗，不要任其继续发展下去。因为长期腹泻不愈，会引起准妈妈脱水、电解质紊乱、对营养的吸收能力下降，严重的会造成营养不良，更为严重的是频繁、剧烈的腹泻可引发子宫收缩导致流产或早产。如果排除感染因素所致腹泻，症状不太严重时，一般不需用药，采用一定的调整方法，适当调理即可。

调整饮食

饮食尽量清淡，多食用流质的、易消化的食物，避免油腻和不易消化的食物，必要时需要禁食，给肠道一段休息的时间。

多喝水

腹泻会丢失大量水分，导致电解质失衡，所以腹泻期间要多喝水，也可以食用一些加了盐和糖的米汤。

增加调整肠道的菌群

腹泻期间，服用一些益生菌、乳酸菌食品、品、乳酸酶片等调整肠道菌群，减少大便次数。

使用相关制剂

如果大便次数太多，一时控制不了，可以使用蒙脱石散剂。这是一种肠道黏膜保护剂，吸附面大，可以吸附一些致病菌，具有止泻和抗菌的双重作用，但不会被身体吸收，是比较安全的，对胎宝宝的健康和安全基本没有影响。

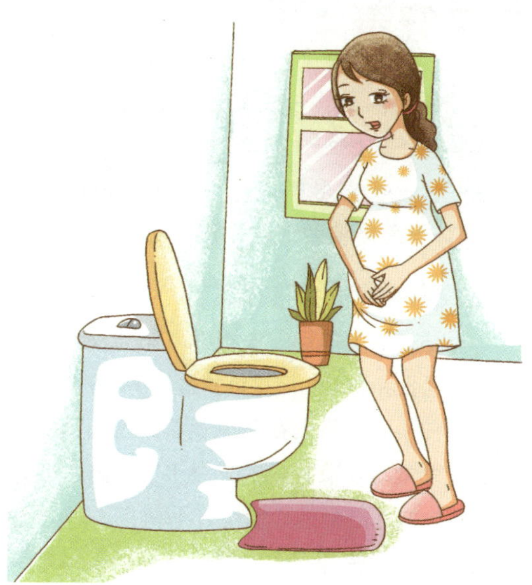

准妈妈放轻松

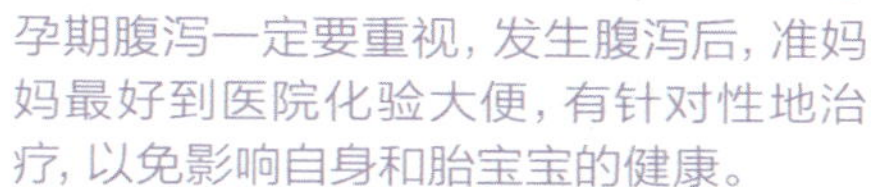

孕期腹泻一定要重视，发生腹泻后，准妈妈最好到医院化验大便，有针对性地治疗，以免影响自身和胎宝宝的健康。

孕期咳嗽的食疗方法

引起孕期咳嗽的原因很多，可能是由感冒引起的，对于原本体质比较阴虚的准妈妈来说，可能会出现怀孕导致的纯咳嗽，若咳得太多或太过激烈，使腹压增加，会导致流产或早产。所以，在出现咳嗽后，准妈妈应首先去医院就诊。适当的食疗方法有养阴润肺，祛痰止咳的作用，适合准妈妈食用。

1 冰糖炖梨。将新鲜的梨去皮，剖开去核，加入适量冰糖，放入锅中隔水蒸软即可食用，每天数次。

2 糖煮金橘。将金橘洗净，用牙签戳两三个洞，加水淹没煮沸，加入冰糖，用小火熬烂，趁热食用。没喝完的放凉，存入冰箱保存，每次舀一些温热食用。每天数次。

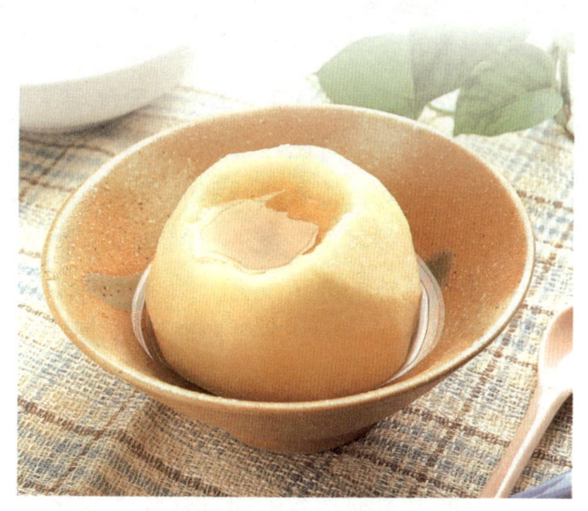

准妈妈放轻松

食疗法持续一段时间没有明显的效果后，准妈妈就应去医院就诊了，向医生说明自己的病情和怀孕的消息后，医生会有针对性地给予治疗。

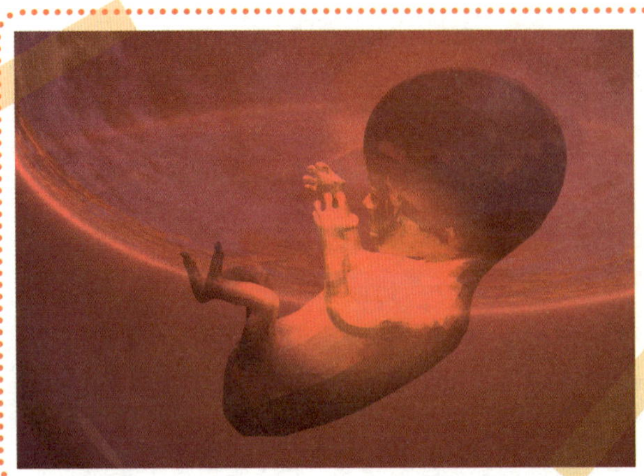

第11周 能够熟练地吞咽羊水了

胎宝宝发育与母体变化

胎宝宝本周变化

胎宝宝在这一周身长有4.5厘米左右，体重达到7～10克。胎宝宝的增长速度增快，肢体在不断加长，骨骼也开始变硬，脊神经开始生长。胎儿正忙着踢腿和伸展，他微小的动作优美而舒展，好像是在跳水中芭蕾一样。随着他身体的成长发育，胎宝宝的动作会变得更多、更有力。随着胎宝宝的胸部横膈膜的发育，他可能会开始打嗝了。

准妈妈本周变化

子宫还在不断增大，而且会在本周突出骨盆腔，如果用手轻轻触摸耻骨上缘，可以感觉到子宫的存在。

部分准妈妈的妊娠反应开始减轻，孕吐也不那么严重了，食欲逐渐变好。

看刺激的文艺作品影响胎宝宝健康

恐怖惊悚或忧伤的文艺作品常被不少年轻的准爸爸准妈妈作为释放压力的一种方式，但这些作品会对准妈妈身心产生不良影响，因此，怀孕后就要暂时告别这些文艺作品了。

恐怖文艺作品的不良影响

恐怖惊悚的电影、电视或书籍会使人的心情容易紧张和激动，严重地扰乱准妈妈的情绪，而且这种紧张的氛围在结束观看或者阅读后，还会继续萦绕在准妈妈的脑海中，这将对准妈妈保持愉快而舒畅的心情十分不利。

另外，受惊吓、过分忧虑、情绪紧张是孕早期引起胎宝宝腭裂和兔唇畸形的重要原因。

忧伤文艺作品的不良影响

许多准妈妈喜欢唯美忧伤的文艺作品，这些作品容易使准妈妈陷入忧伤和悲观的情绪。准妈妈若长期处于悲伤、忧愁、抑郁、焦虑的不良情绪中，会对胎宝宝生长发育不利。长期焦虑不安、惊恐，会使胎宝宝出生后形成不稳定的性格和脾气。

准妈妈放轻松

准妈妈可以重温自己以前看过的一些活泼或者温情的影片，坚持听一些优美轻柔的音乐，经常读一些有趣味的诗歌、童话等。这些文艺作品能给准妈妈带来美好心情，这份好心情有益于胎宝宝的性格发育。

提前了解如何建立母子健康档案

准妈妈在第一次产检时，医生就会为准妈妈建立孕期体检档案了，也就是常说的《母婴健康手册》。从此，医生将在上面记录所有相关的产检内容，这就是通常所说的建大卡。这个手册对准妈妈非常重要，它跟踪记录着准妈妈孕期的健康状况、胎宝宝发育情况以及宝宝出生后的保健等至关重要的信息，准妈妈应选择一家合适的医院办理。

办理时间

办理健康档案的时间要求不是很严格，通常在进行第一次产检的时候顺便办理就可以了。产检做完后，若一切正常，医生就会建档，并把该次产检结果也记录在档案上。

需要提供的材料

办理健康档案需要提供的证件一般有准妈妈的身份证、医保卡，根据医院的要求不同，有的医院还需要出示生育证，有的不需要，所以建议将相关证件一起带上，避免反复取证件而浪费时间，有些大城市的医院还需要户籍不在本市的准爸妈提供暂住证和结婚证等。办理完成后，这个手册一般会交给准妈妈保管。

健康卡的办理流程各医院有所区别，需提前咨询将建立档案的医院。

使用方法

健康档案分为两本，一本是准妈妈和新生儿的，里面有两张表，一张记录产检各项数据，包括准妈妈的身体状况和胎宝宝的发育状况，另一张表是记录胎宝宝出生时状况的。还有一本是提醒给宝宝打疫苗和记录宝宝打疫苗的情况的，因此这两本都要妥善保管好。准妈妈的这本，每次产检都应该随身携带，医生都会把相应的检查数据记录在上面，以便备查。宝宝的那本，以后回访、打疫苗都要用到。

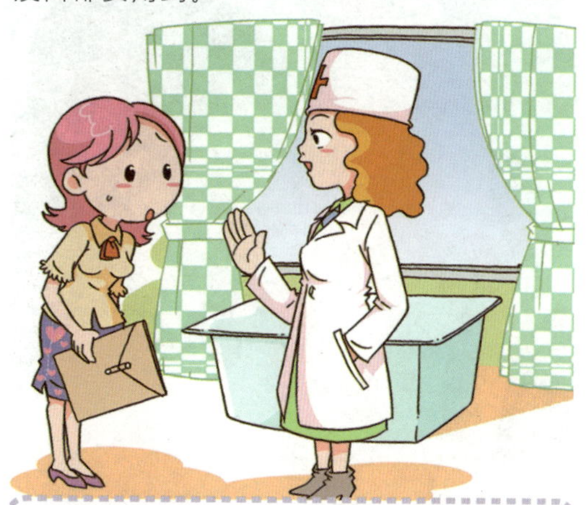

准妈妈放轻松

建档案的医院一般就是分娩的医院，所以在这个时候要认真选择一家准妈妈信得过的医院，最好是专科医院，在此基础上，应优先考虑离家近的，以方便检查与生产。

注意饮食安全

准妈妈的营养，大部分是通过饮食来获取的，所以，准妈妈需要了解一些食物禁忌，做到吃得安全又营养。

饮食安全的把控

现代忙碌的工作生活中，为了节省时间，在外面就餐已经成为经常性了，准妈妈需要挑选正规、卫生、环境良好的餐馆，并注意以下问题：

1 少吃生猛海鲜。生猛海鲜味道鲜美，但具有较强的活血化瘀的功效，尤其是蟹爪、甲鱼壳，在孕早期应尽量不吃，其他深海类鱼体内有可能会含有汞，一定不要吃太多，适量即可。

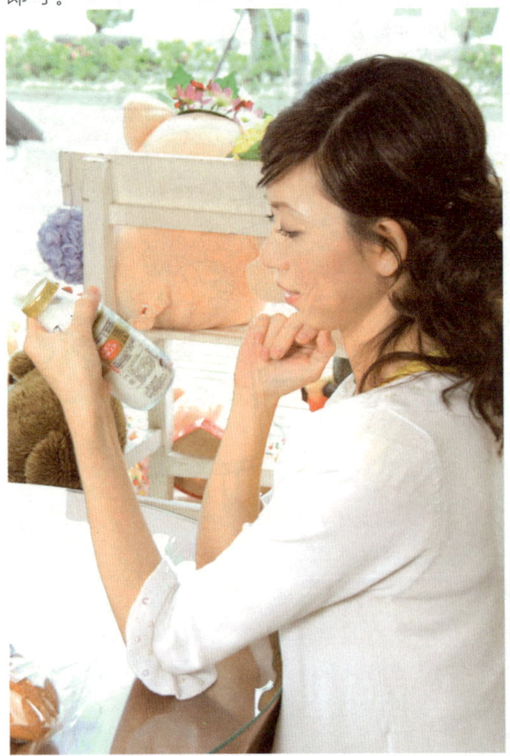

2 避免过辣。川湘菜馆以辣、口味重为特色，准妈妈注意少吃辣，并适量点些清淡的食物。

3 避免食用生鱼片和含有鱼子的寿司。最好选择煮熟的鱼和肉，牛排也要十分熟的，不能吃半生不熟的。

4 避免吃生鸡蛋。生鸡蛋里一般含有较多的沙门氏菌，如果要吃石锅拌饭，最好交代厨师把蛋煎熟。

从标签上看食品安全

1 标签内容完整。一般正规厂家的食品标签应该标有名称、配料表、净含量、营养成分、生产日期等，且不能有错字，或者错的拼音或外文或民族文字。

2 标志清晰。标志应该清晰，生产日期、保质期明确可辨认，且标签完整，与产品是一体的。

3 购买最近生产日期的食品。在符合标准的前提下，最新生产的食品更安全。接近保质期的最好别买，或者估计一下是否能在保质期前吃完。

4 看清添加剂含量。国家最新规定，所有食品都要准确、真实地标明添加剂，准妈妈最好选用无添加的食品。

5 计算营养成分。在孕期，准妈妈有可能需要控制热量、脂肪的含量，准妈妈可以对照标签计算食物中的热量，确保孕期安全。

准妈妈放轻松

准妈妈在购买食品时，如果选择散装食品，也要注意食品上的标签，如果散装食品标签不完整还是不要买了。

准妈妈每日摄入盐分应适量

食盐是人们日常生活中不可缺少的调味品，它的主要成分是氯化钠。钠是人体生命活动中不可缺少的物质。钠与氯在血浆中的浓度对渗透压有重要的影响，同时，对血浆与细胞间液量、酸碱平衡、维持体细胞的电子活性以及心血管系统的功能都是必不可少的。对于准妈妈来说，适当摄入食盐是十分必要的。

准妈妈摄入盐的标准

世界卫生组织建议每人每天食盐摄入量为3～5克，最多6克。准妈妈在怀孕后和怀孕前在食盐的摄入上差别不是很大，也适用这个标准。

摄入不适量盐的危害

过多的钠会加重妊娠高血压综合征的3个症状，即水肿、高血压和蛋白尿。如果准妈妈多吃盐，就会加重水肿且使血压升高，甚至引起心力衰竭等疾病。由于钠离子是亲水性的，会造成体内水的潴留，开始时这会使细胞外液积聚，如果积聚过多，会导致准妈妈水肿。

但是准妈妈如果长期低盐饮食，或者不能从食物中摄取足够的钠时，就会使人食欲不振、疲乏无力、精神萎靡，严重时发生血压下降，甚至引起昏迷。如果身体内缺少盐分，水分也会减少。在这种情况下除了产生口渴的感觉外，血液也会变得黏稠，流动缓慢，以致养料不能及时地输送到身体的各个部位，废物也不能及时地排出体外。时间一长，对准妈妈身体危害很大。

准妈妈放轻松

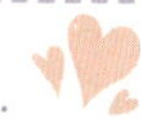

有些准妈妈喜欢将咸食、甜食分开吃，这种吃法有弊端。常吃甜食或常吃咸食会使味觉感受比较单调，久而久之，影响食欲，也会增加人体对盐或糖的摄入量，引发肥胖症或高血压。

孕早期服装的选择

怀孕后，准妈妈需要考虑的事情很多，孕早期服装的选择便是其中之一。其实，在孕早期，准妈妈腹部还不明显，此时可充分利用衣橱中已有的服装。一般可按照以下原则进行挑选：

1 挑选腹部、臀部和大腿部位裁剪很宽松的款式即可，柔软的针织衫、A字裙、高腰上衣和罩衫，以及类似和服的系带上衣和连衣裙都是准妈妈的不错选择。

2 选择底部收腰的束腰宽上衣，也就是底部收腰、但是腰带上面很宽松的那种。腹部的衣料自然下垂，而因为有腰带，所以整体不会感觉太松垮，配一套靴型弹力牛仔裤，看上去会更舒适、更搭配。

准妈妈放轻松

随着准妈妈胸部和腹部增大，原来的衬衫或夹克将扣不上，为方便搭配，准妈妈可以准备几件宽松的棉质吊带穿在里面打底。

孕期运动注意事项

生命在于运动，健康源于运动。对于准妈妈来说，适当运动有利于自身与胎宝宝的健康，但孕期运动要注意方法，以免受伤或对胎宝宝产生不良影响。

1 掌握运动量。一般来说，准妈妈在运动时，脉搏不要超过 140 次／分，体温不要超过 38℃，时间以 30 ～ 40 分钟为宜。准妈妈运动时心率不能过快，尽量不超过最大心率［最大心率＝（220 －年龄）×60%］。运动中准妈妈如果出现晕眩、恶心或疲劳等情况，应立即停止运动。

2 热身及补水。运动前后一定要进行热身和放松活动，尤其要注意活动韧带部位。此外，运动前和运动时要喝足够的水，运动中要注意多停顿休息。

3 穿着合适的衣服。运动时应穿着宽松的服装，如果下水游泳，应穿专门为准妈妈设计的游泳衣。

4 选择合适的活动环境。不要在太热或太潮湿的环境里活动，最好在空气清新、绿树成荫的场所锻炼，这对准妈妈和胎宝宝的身心健康均有裨益。

5 运动姿势有讲究。怀孕超过 4 个月后应避免仰卧姿势的运动，因为胎宝宝的重量会影响准妈妈的血液循环。运动时从仰卧到站立也要注意，应先侧卧，然后用一只手的肘部和另一只手支撑身体，慢慢转成坐姿后再站起。

准妈妈放轻松

准妈妈怀孕后最好不要去健身房，因为大部分健身房的采光与通风都不太好，走进去会有一种憋闷的感觉。另外，地板与健身器材也散发出一种令人不舒服的味道以及健身房里人员较多，声音嘈杂，这些杂乱的环境都不适合准妈妈。

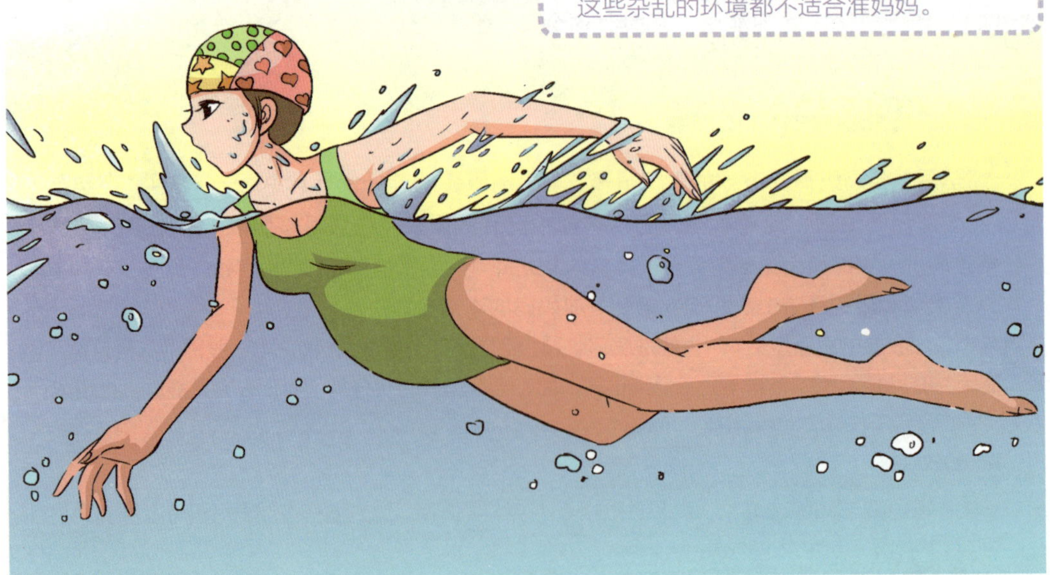

走出胎教的常见误区

胎教，已成为怀孕后准妈妈讨论较多的话题了。怀孕后，为了让宝宝更加聪明，准妈妈已经做好胎教的准备了，但是，胎教也有一些误区，会给胎宝宝造成不好的影响，准妈妈要尽量避免。

1 胎教过于频繁。胎宝宝在孕 5 个月之前，对外界的刺激是基本感觉不到的，在这个时候就开始直接对胎宝宝做胎教是没有效果的，只要供给好的营养、好的发育环境就可以了。在孕 5 个月以后，可以做些直接的胎教，不过也不能太频繁，因为胎宝宝大多数时间都是要休息的，太多的胎教会让他感觉劳累、烦躁。胎教最好选在有胎动的时候，有胎动说明胎宝宝是醒着的，这时候做胎教效果好，胎宝宝也乐意。一般每次胎教 10 分钟左右就可以了，因为胎宝宝又要睡觉了。

2 胎教内容过于复杂。胎宝宝虽然有学习的能力，但这个能力是非常微弱的，太复杂的内容对胎宝宝来说等同于没有，根本无法引起他的兴趣，也根本记不住。试想一下刚出生的婴儿，根本不可能听懂人类的语言，更别提各种复杂的逻辑游戏了。何况胎宝宝的能力不可能比刚出生的婴儿强，所以做胎教的时候，内容一定要简单，并且还要将一个简单的内容多次重复才是最好的。

3 胎教不能持续。胎教效果不是在短时间内能看到的，准妈妈要有耐心，一定要坚持下去，做胎教，三天打鱼两天晒网是不可以的。然而实际情况是，此时胎宝宝记忆能力几乎没有，同样的刺激需要不断地重复才能在胎宝宝的脑海里留下一点印象，所以胎教必须有规律地坚持下去。而且不能坚持下去的胎教特别容易犯另一个错误，就是在想做胎教的时候，胎教时间往往就不加控制，对胎宝宝也是有伤害的。

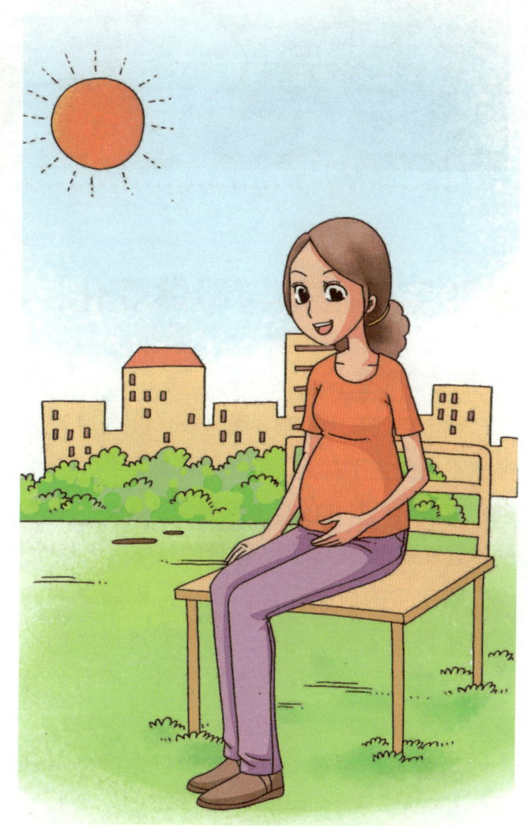

准妈妈放轻松

正确的胎教对胎宝宝是有利的，错误的胎教不但起不到好的效果，反而对胎宝宝有害，所以准妈妈一定要避免胎教的误区，选择正确的胎教方法。

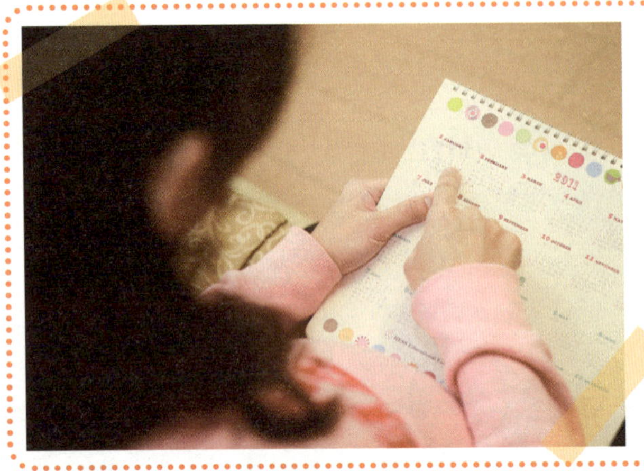

第12周 开始像个小人儿了

胎宝宝发育与母体变化

胎宝宝本周变化

胎宝宝现在大概有5厘米长，重约14克，虽然不如成人手掌大，但是从牙胚到指甲，他已发育俱全，身体的雏形已经构造完成，基本的器官发育也都已成形，致畸的概率大大降低。

胎宝宝的面部五官更集中，眼睛之间的距离不再那么远，耳朵也已经到达最终的位置。胎宝宝的神经细胞增殖迅猛，而且神经突触（大脑中的神经连接点）正在形成。

胎宝宝现在可能已经有了更多的反射动作，如手指、脚趾张开，嘴巴开合，四肢舞动等反应。不过，准妈妈现在还无法感觉到他的活动。

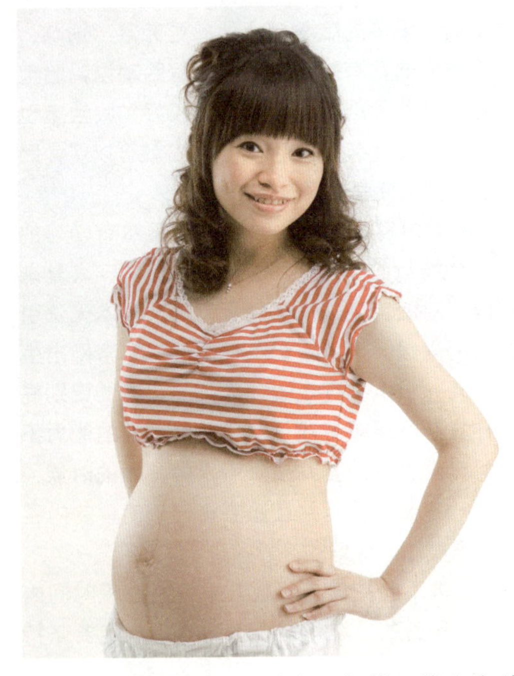

准妈妈本周变化

进入孕12周，大部分的准妈妈早孕反应减轻，孕吐已经缓解，疲劳嗜睡也已逐渐过去，精力变得充沛。

由于激素的影响，准妈妈的脸上和脖子上可能出现黄褐斑，并出现便秘、烧心和头痛等不适。

大多数准妈妈在怀孕的头3个月只增重0.9～2.3千克，随着胃口的恢复，准妈妈的体重每周会增加大约0.5千克。

怀孕期间需要做哪些检查

准妈妈产检时间项目表

产检时间	产检项目
孕 6 ~ 8 周	确诊是否宫内怀孕。
孕 12 周	选择一家合适的医院空腹抽血，检查建档，进行基础检查，包括B超、白带常规、妇科检查、胚胎发育情况，全身检查包括血压、体重，了解心、肝、肾的功能，血、尿常规、血型、传染病系列。排除常见疾病如宫外孕、葡萄胎及各种类型的流产。
孕 16 周	宫高、腹围、胎心、血压、体重、唐氏症筛检。
孕 20 周	复查血、尿常规，产科检查（宫高、腹围、胎心、血压、体重）、羊膜穿刺。
孕 24 周	复查血、尿常规，AFP、四维彩超胎儿畸形筛查、糖筛、产科检查（宫高、腹围、胎心、血压、体重）。如糖筛异常者，则要在医生的指导下控制饮食，2 周后复查空腹血糖和餐后一小时血糖，如果其中一项有异常，则要继续控制饮食 2 周。
孕 28 周	复查血、尿常规，产科检查（宫高、腹围、胎心、胎位检查、血压、体重），骨盆测量，血糖异常者做 OGTT，澳抗阳性肌注乙肝免疫球蛋白 200IU。
孕 30 周	复查尿常规、产科检查（宫高、腹围、胎心、胎位检查、血压、体重）。
孕 32 周	复查血、尿常规，产科检查（宫高、腹围、胎心、胎位检查、血压、体重），澳抗阳性肌注乙肝免疫球蛋白 200IU。
孕 34 周	复查血、尿常规，产科检查（宫高、腹围、胎心、胎位检查、血压、体重）。
孕 36 周	复查尿常规、产科检查（宫高、腹围、胎心、胎位检查、血压、体重）、澳抗阳性肌注乙肝免疫球蛋白 200IU。
孕 38 周	复查尿常规、产科检查（宫高、腹围、胎心、胎位检查、血压、体重），指导自数胎动及临产征兆，胎心监测。
孕 39 周	复查尿常规、产科检查（宫高、腹围、胎心、胎位检查、血压、体重），指导自数胎动及临产征兆，胎心监测。
孕 40 周	复查血、尿常规，产科检查（宫高、腹围、胎心、胎位检查、血压、体重），指导自数胎动及临产征兆，胎心监测。

注：如果准妈妈是35岁以上的人群，那么医院可能会建议准妈妈在怀孕后10～13周再做一个绒毛膜检查，以便及早诊断出各种染色体病，避免缺陷儿出生，这项检查对胎宝宝和准妈妈都没有不良影响。目前，绒毛膜筛查是早期发现先天愚型儿的首选方法。

如何读懂产检单

每次产检后，不少准妈妈面对产检单上密密麻麻的医学符号、专业术语，都是迷惑不解，不知如何读取。现在，准妈妈就来学习怎样读产检单吧。

准妈妈放轻松

其实，即使准妈妈读不懂产检单也没关系，每次产检后，产检单都要给医生看的，如果有问题，医生会告诉准妈妈，如果准妈妈想了解更多产检单上的内容，可以咨询医生。

检查项目	检查目的	正常值
血常规检查	判断准妈妈是否贫血，轻度贫血对孕妇及分娩的影响不大，重度贫血可引起早产、低体重儿等不良后果。	白细胞正常值是 4 ～ 10×10^9/L，超过这个范围说明有感染的可能，但孕期可以轻度升高。 血小板正常值为 100 ～ 300×10^{12}/L，如果血小板低于 100×10^{12}/L，则会影响准妈妈的凝血功能。
尿常规检查	尿常规检查对泌尿道感染、结石、胆道阻塞、急慢性肾炎、糖尿病等疾病有筛检预报性作用。	正常情况下，尿液中蛋白、糖及酮体，镜检红细胞和白细胞等指标均为阴性。如果蛋白呈阳性，提示有妊娠高血压、肾脏疾病的可能。如果糖或酮体呈阳性，说明有糖尿病的可能，需进一步检查。如果发现有红细胞和白细胞，则提示有尿路感染的可能，需引起重视，如伴有尿频、尿急等症状，需及时治疗。
肝、肾功能检查	主要是为了检查准妈妈有无肝炎、肾炎等疾病，怀孕时肝脏、肾脏的负担加重。	肝功能正常值：谷丙转氨酶 0 ～ 55U/L，谷草转氨酶 0 ～ 55U/L。 肾功能正常值：尿素氮 9 ～ 20mg/dl，肌酐 0.5 ～ 1.1mg/dl。
TORCH 产前筛查	检查风疹病毒（RV）、弓形虫（TOX）、巨细胞病毒（C**）、单纯疱疹病毒（HSV）抗体。	最好是在准备怀孕前进行此项检查，正常为阴性，如果检查呈阳性，应经治疗后再怀孕。对于家中养宠物的准妈妈更要进行检查。

（续表）

检查项目	检查目的	正常值
超声检查	B 超检查一般在孕期至少做 4 次，它可以看到胎儿的躯体、头部、胎心跳动、胎盘、羊水和脐带等。可检测胎儿是否存活，是否为多胎，甚至还能鉴定胎儿是否畸形（如无脑儿、脑积水、肾积水、多囊肾短肢畸形、连体畸形、先天性心脏病等）。	羊水深度在 3 ～ 7 厘米为正常，超过 7 厘米为羊水增多，少于 3 厘米则为羊水减少，都对胎儿生长不利。 正常胎心率为 120 ～ 160 次 / 分，低于或超出这个范围则提示胎儿在宫内有缺氧的可能。
分泌物检查	检查白带清洁度、念珠菌和滴虫、线索细胞。	正常情况下清洁度为Ⅰ～Ⅱ度，Ⅲ～Ⅳ度为异常白带，表示炎症。 念珠菌或滴虫阳性说明有感染，需进行相应的治疗，正常值为阴性。
妊娠糖尿病筛查	这是一种妊娠糖尿病筛查试验，在妊娠 22 ～ 28 周进行，口服含 50 克葡萄糖的水，一小时后抽血检测血浆血糖值。	如果 ≥ 7.8mmol/L（或 140mg/dL），则说明筛查阳性，需进一步进行 75 克葡萄糖耐量试验，以明确有无妊娠糖尿病。

了解常见的妊娠数据

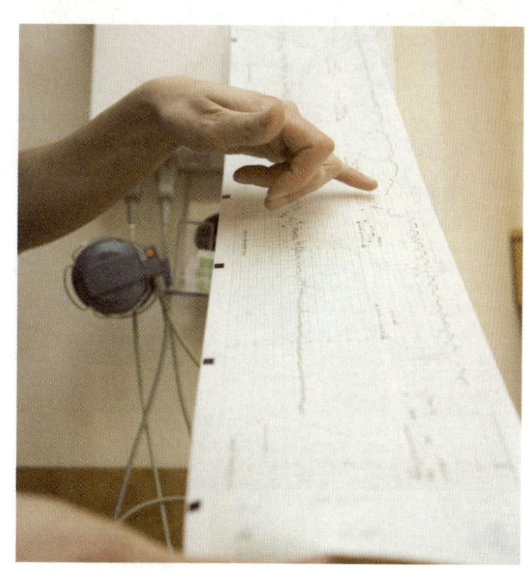

怀孕期间，准妈妈会接触到许多与妊娠相关的专业数据，这些数据从各个方面反映着准妈妈的健康状况和胎宝宝的发育情况，所以准妈妈有必要了解一下这些数据，一旦有些数据严重不符，能够第一时间发现异常，做到心中有数，防患于未然。

妊娠时间

整个妊娠时间为 40 周，共 280 天，每 4 周为 1 个月，共 10 个月，也就是常说的“十月怀胎”。如果孕 3 月以前发生流产叫早期流产，在孕28周以前发生流产叫晚期流产，这段时间的胎宝宝都是未成熟儿，无法存活；满28周，不足37周出生叫早产，经过医院的专业护理，可以存活；满38周为足月儿，随时可能出生；满42周不生为过期妊娠，需要借助人工终止妊娠。

常规产检时间

孕早期检查1次，在孕12周检查为好，孕中期每月检查1次，孕8、9月每2周检查1次，最后一个月每1周检查1次。

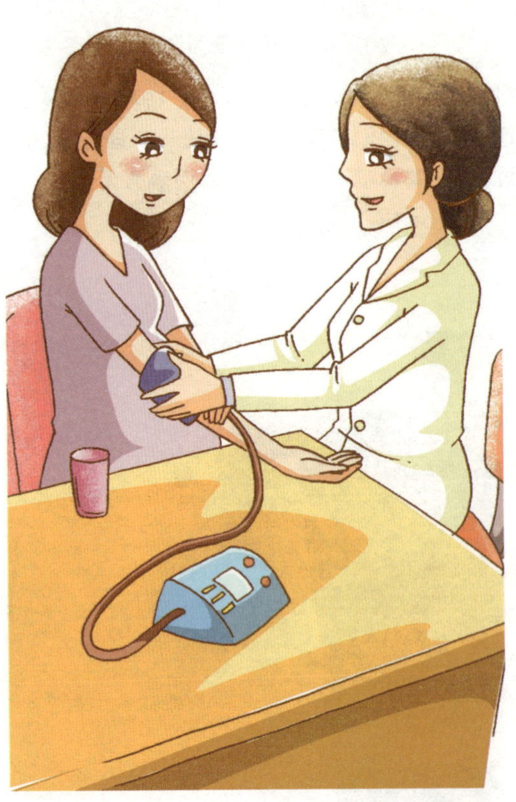

专项检查时间

唐氏儿筛查在孕16～18周时进行，如果检查结果出现高风险，则需要在20周前做羊膜穿刺检查，孕21～24周做妊娠糖尿病的筛查。

体重增长

体重在整个孕期共增长12～13千克为最佳，孕早期不超过1.5千克，孕3～6个月以及孕7～9个月各增加5千克，如果整个孕期体重增加超过20千克或准妈妈体重超过80千克，都属于过于肥胖。

胎动数据

胎动最早在孕16周出现，最晚孕20周也会出现，胎动最频繁的时期是孕28～34周，此时每12小时胎动30～40次为正常，最少不低于20次，此后胎动频率会降低，但仍规律出现。胎动次数突然增加或减少都可能是异常表现，要咨询医生诊断。

胎心音

孕12周后用胎心仪可以听到，孕18～20周时用普通听诊器就可以听到，胎心音正常频率为120～160次。胎心音是胎宝宝活着的证据。

准妈妈放轻松

妊娠数据比较重要，建议准妈妈能够了解并记忆，即使有些理解不了，除了咨询医生外，还可以向有生育经历的朋友或同事寻求帮助。

常吃有利于胎宝宝大脑发育的食物

准妈妈都希望将来宝宝更加聪明，而孕期多吃一些有益于胎宝宝大脑发育的食物很重要，因为这些食物中都含有促进胎宝宝大脑发育所需的营养素。

1 亚油酸。胎宝宝大脑发育需要一定量的脂肪酸，尤其是亚油酸。此阶段是大脑增殖高峰，大脑皮层增殖迅速，丰富的亚油酸可满足大脑发育所需。而这些可以通过植物油进行补充，准妈妈可以多吃些核桃、花生、芝麻等坚果。

2 碳水化合物。胎宝宝大脑发育将消耗大量的能量。能量的主要来源是碳水化合物，准妈妈应保证每天摄入150克以上的粮谷类食物。也可以将各种米、面、杂豆、薯类等五谷杂粮混合烹调，或者将谷类与蔬菜、水果混合制作，既有营养，又能增加食欲。

3 卵磷脂。生物学名为磷脂酰胆碱，是构成神经组织的重要成分，属于高级神经营养素，也属于脂类中的一种。对处于大脑发育关键时期的胎宝宝，卵磷脂是非常重要的益智营养素，它可以提高信息传递速度和准确性，提高大脑活力，增强记忆力。而大豆、蛋黄、坚果、肉类及动物内脏等富含卵磷脂，准妈妈可以通过吃这些食品来补充。

4 DHA和EPA。脂类中还有两种不饱和脂肪酸，即22碳六烯酸（DHA）和20碳五烯酸（EPA）。这两种不饱和脂肪酸对大脑发育非常有好处。准妈妈可以通过吃富含DHA和EPA的鱼类来补充。

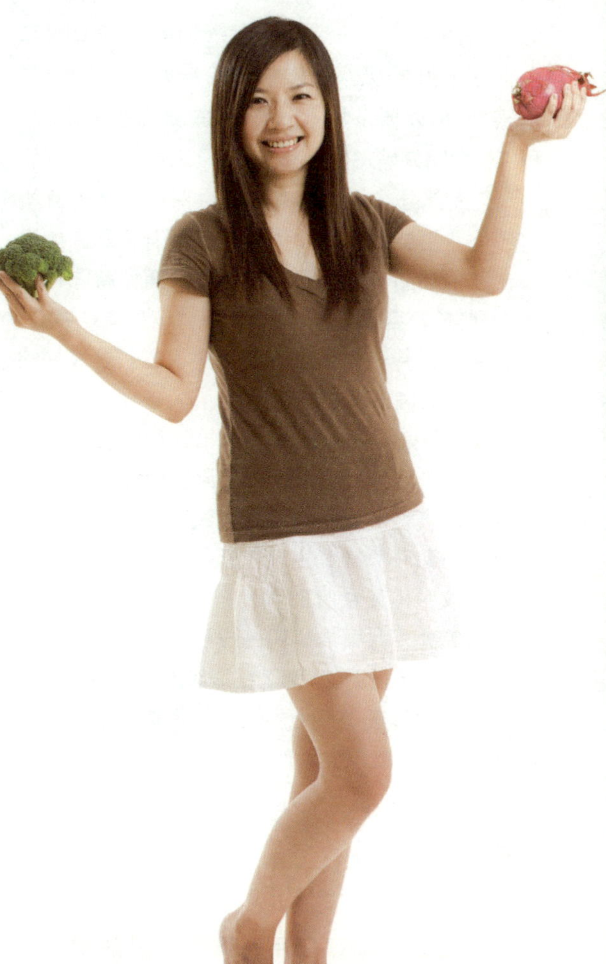

准妈妈放轻松

在众多食物中，鱼肉相对来说所含营养成分较多，不但含有丰富的蛋白质，还含有丰富的DHA和EPA，有益于胎宝宝大脑发育。从整条鱼的营养而言，DHA和EPA在鱼油中的含量要高于鱼肉，而鱼油又相对集中在鱼头内，因此，准妈妈可以在吃鱼时适量吃些鱼头。

及早预防妊娠斑、妊娠纹

怀孕是一件高兴而自豪的事情，但随之而来的妊娠斑、妊娠纹却给准妈妈带来一些苦恼，所以要及早预防妊娠斑、妊娠纹的出现。

1 预防妊娠斑。妊娠斑一般出现在孕4个月后，大部分准妈妈都有，不过深浅、多少有所不同，主要跟准妈妈体质和保养有关系。如果皮肤的油脂分泌充足、酸碱度平衡、新陈代谢顺利，就不容易长妊娠斑，所以调节身体是关键，让身体保持一个健康、平衡的状态，是最好的预防妊娠斑出现的方法。

2 预防妊娠纹。妊娠纹的出现虽然也和激素的作用有关，但更大的原因则是身体膨胀得太厉害，对皮肤牵拉力太过，使得皮肤中弹力纤维和胶原纤维出现了损伤和断裂造成的。妊娠纹多出现在腹部、大腿、臀部、后腰部、胸部等处。如果准妈妈的皮肤弹性较好，身体膨胀得不是很厉害，那么妊娠纹就会轻微得多，所以控制体重匀速增加，不出现增长过速的情况，妊娠纹就不会太严重。

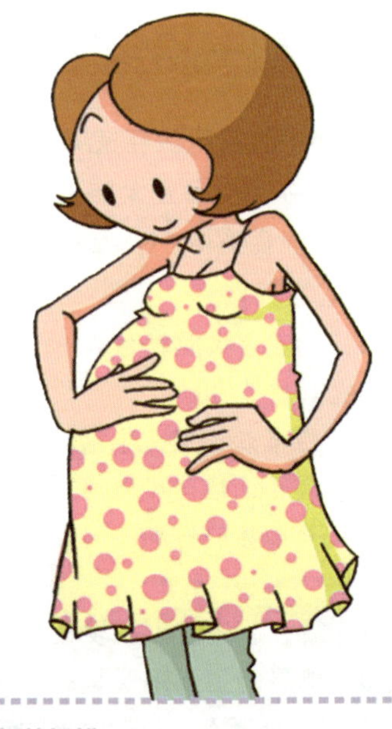

准妈妈放轻松

准妈妈多吃些含维生素E丰富的食物，如南瓜、绿叶蔬菜、蛋黄、坚果类、肉及乳制品等，可以增强皮肤弹性，对预防妊娠纹有一定的作用。对于妊娠斑而言，一般在胎宝宝出生后，大部分妊娠斑会渐渐淡化，如果仍然严重则说明身体未调整好，需要继续调整。

避免蚊虫叮咬

准妈妈不宜使用花露水和风油精，也不宜使用驱蚊片，所以要做好措施避免蚊虫叮咬。

1 把家里纱门、纱窗上的裂缝修理好，如果室内蚊虫较多，可以让家人关闭门窗喷驱蚊剂驱蚊，然后开窗透风，等室内气味散尽后再进屋。

2 蚊帐是睡觉时防蚊虫的最好工具，可以直接给自己的床铺挂上蚊帐。

3 市面上的驱蚊灯对驱蚊虫有一定的作用，准妈妈可以在靠近门窗的地方放一盏。

4 蚊子会害怕复合维生素 B_1 的味道，准妈妈可以准备一个可喷水的化妆小瓶（70毫升），放10片复合维生素 B_1，将纯净水灌入小瓶，摇匀，将小瓶对准胳膊、腿等身体外露部位喷一圈，驱蚊效果很好。

5 外出时，尽量避免穿容易招引蚊虫的鲜艳和有花朵图案的衣服，注意穿浅色的、能尽量多地遮住皮肤的轻薄、棉质衣服，尽量不去有草丛的地方。

6 香味皂或有香味的乳液会吸引某些虫子，准妈妈可挑选无味无刺激性的日常用品。

7 注意房屋清洁，避免滋生尘螨或蟑螂。清除室内积水，夏天不要养需水多的花草，否则湿气太重，容易滋生蚊虫。

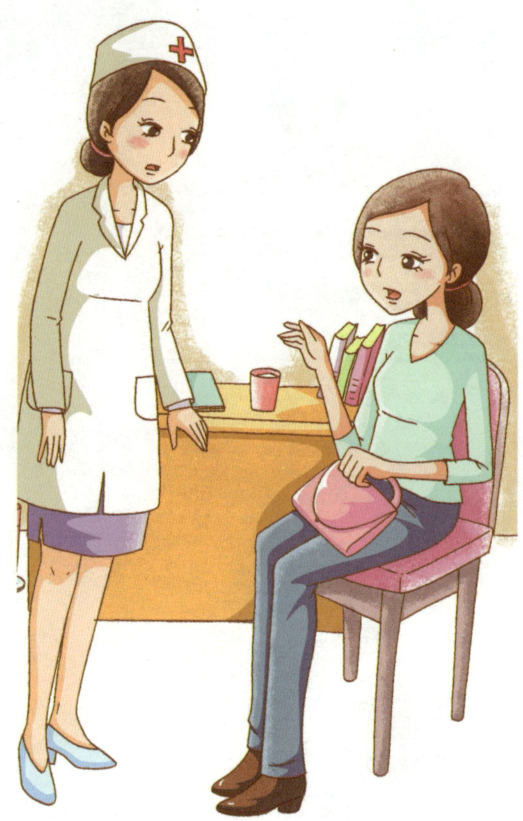

准妈妈放轻松

准妈妈可以在房间内放一些晾干后的橘子皮，它们散发出来的气味既防蚊又清新了空气。如果已经被蚊虫叮咬了，可抹一点苯海拉明药膏或炉甘石药膏，一般第二天就消肿了。

认真对待第一次产检

产前检查能及时了解准妈妈身体情况及胎儿的生长发育情况，保障母婴的健康与安全，是实现优生优育的重要手段。因此，准妈妈要重视产检，尤其是第一次产检。

第一次产检的时间

第一次产检的时间最好安排在孕 12 周，过早和过迟都不好，做得太早，能够得到的信息较少，价值不大；做得太迟，一些不良的怀孕状态比如宫外孕、葡萄胎不能及时发现，会带来危险。

产检项目

第一次产检的项目虽然比较多，但都是常规项目，比如测量身高、体重、血压、宫高、腹围、胎位、胎心、尿常规、血常规、心电图等，这些项目都不需要提前准备，在医院里听从医生的安排即可。

除上述检查的项目外，医生还会了解一些情况，包括正常的月经周期，末次月经时间，以往怀孕次数、分娩次数，有无流产现象及流产方式等，还可能问及有无药物过敏史、既往病史和是否有手术外伤，等等。甚至关于准爸爸的一些问题，医生也会询问，如年龄和身体状况，这些问题准妈妈都可以提前准备一下。

遗传病史是一个重要的问题，第一次产检医生必然会问，准妈妈要提前了解一下夫妻双方家族是否有这样的问题是很有必要的。

CHAPTER 3

孕中期

从这一刻开始，你正式进入孕中期。此时，像是胎宝宝在宣示自己的“主权”，你的腹部开始隆起了，这使你走路的姿势和以前不一样了，显得“孕味”十足，向大家宣告你的喜讯吧！

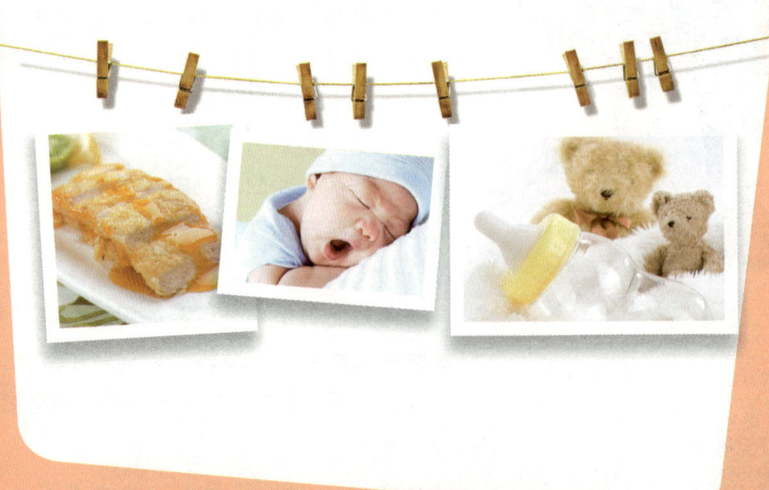

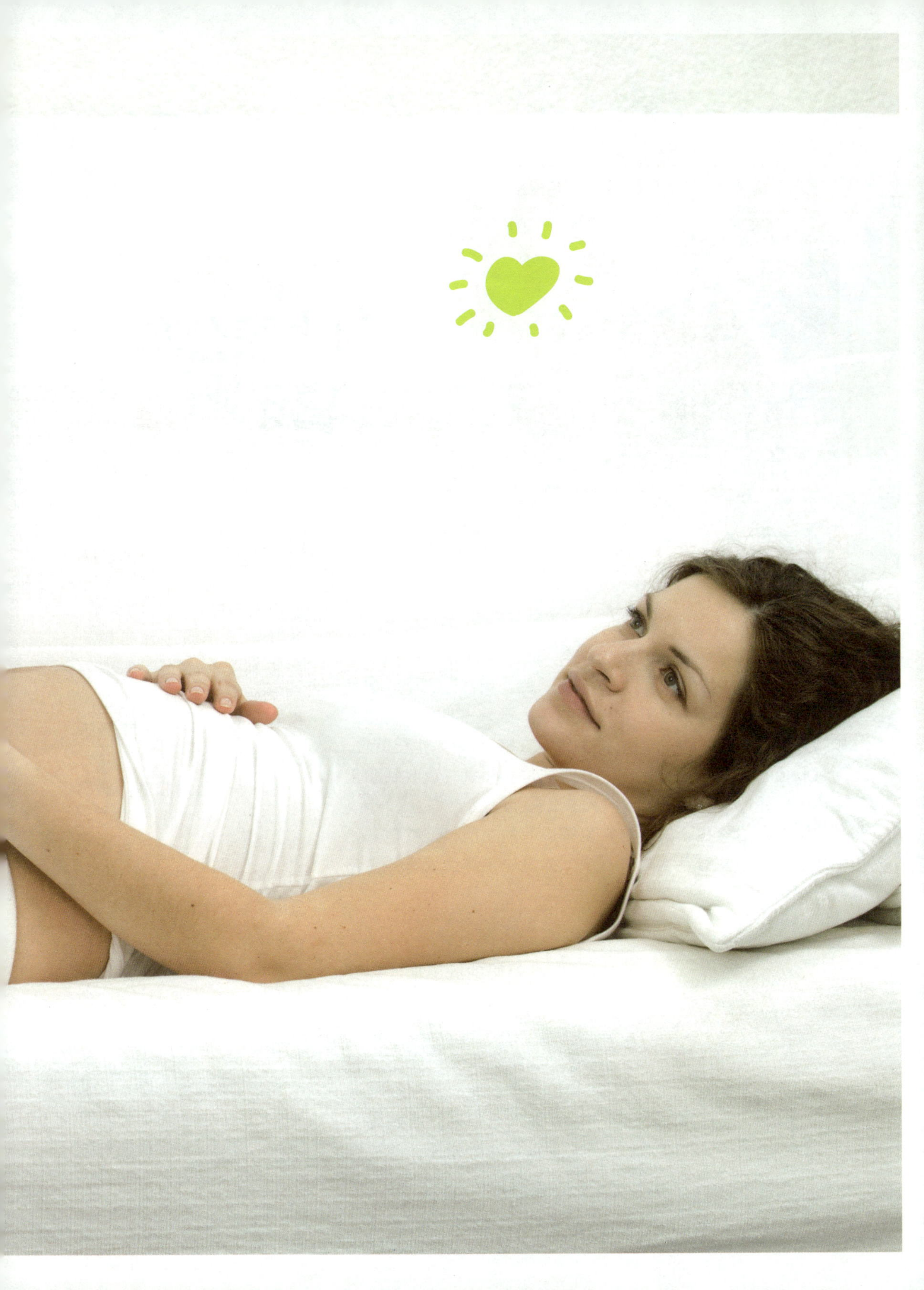

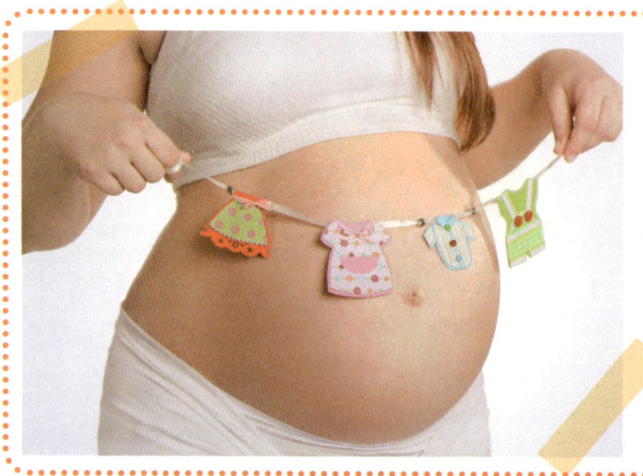

第13周 向大家公布喜讯吧

胎宝宝发育与母体变化

胎宝宝本周变化

胎宝宝现在从头到臀的长度有7～7.6厘米，相当于一只大虾的大小，重量只有大约28克。胎儿虽然这么小，但是看上去更像一个漂亮娃娃了，他的头大概只占身体的1/3，眼睛突出在头的额部，两眼之间的距离在缩小，耳朵也已就位，而且胎盘和脐带也发育完成，开始把营养和氧气吸收到胎宝宝体内，并把代谢废物从脐带运送出去。

胎宝宝的肾和泌尿道都在发挥应有的功能。现在他开始把尿液排到他曾经吞咽的羊水中，并进一步继续发育并完善各器官功能。

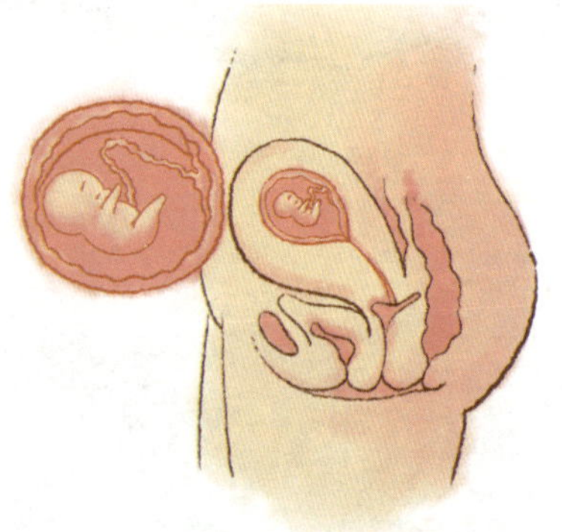

准妈妈本周变化

准妈妈的肚子很快会变得明显起来，而诸如孕吐和疲倦之类的早孕反应都消退了，准妈妈会觉得一下子轻松起来，心情变得更愉悦。

进入孕中期，准妈妈的乳房正迅速地增大，并已经开始制造初乳了。

了解准妈妈的权利

出于对准妈妈的保护，法律赋予了职场准妈妈一些权利，准妈妈一定要有所了解，享受自己的正当权利，懂得用法律武器来保护自己。

1 带薪产检的权利。准妈妈有权利在工作时间内进行产检，产检时间算作劳动时间，按出勤对待，薪资发放不受产检影响。

2 休产假的权利。准妈妈可以享受14周产假，如果难产可增加15天，多胎的可增加产假，每增加一胎增加15天。

3 准妈妈劳动强度不能过大。工作单位不能让准妈妈从事超过规定强度的劳动，也不能随意延长准妈妈的劳动时间。国家规定的第三级劳动强度的工作和孕期禁忌从事的工作，不能要求准妈妈参加，原来从事这样的劳动，准妈妈有权要求调离，怀孕7个月以后不能安排夜班。

4 怀孕等期间不能降薪或辞退准妈妈。在怀孕、休产假、哺乳期间，工作单位没有权利降低准妈妈的工资标准或者辞退准妈妈。当然，准妈妈也有义务完成工作任务或者给予接手自己工作的同事配合。

5 产假期间的待遇。用人单位已经参加生育保险的，由生育保险基金按照用人单位上年度职工月平均工资标准支付女职工生育津贴；未参加生育保险的，由用人单位按照女职工生育前工资标准支付工资。

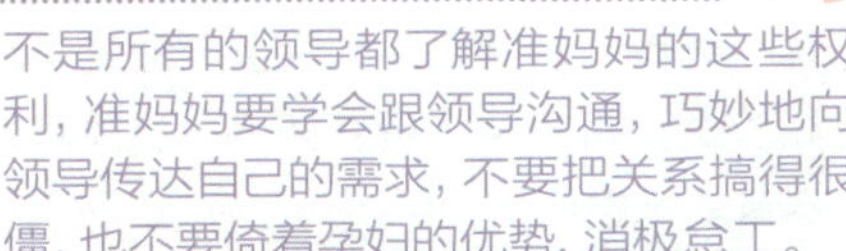

准妈妈放轻松

不是所有的领导都了解准妈妈的这些权利，准妈妈要学会跟领导沟通，巧妙地向领导传达自己的需求，不要把关系搞得很僵，也不要倚着孕妇的优势，消极怠工。

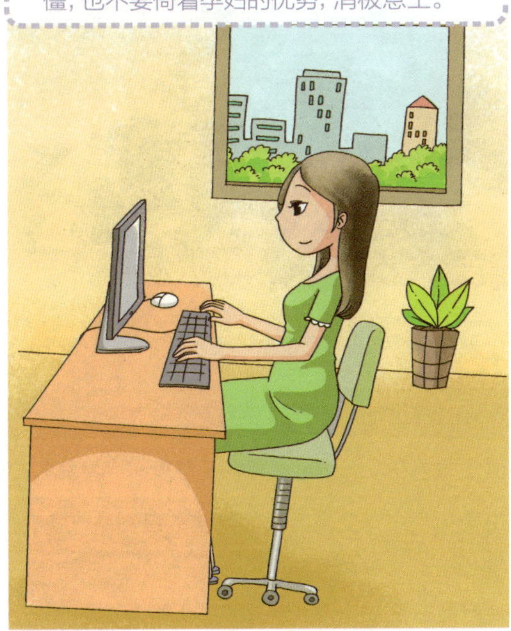

准妈妈如何挑选和食用肉类

准妈妈在孕期需要摄入优质蛋白质，优质蛋白质的主要来源就是动物肉类，包括猪肉、牛肉、羊肉、鸡肉和鱼肉等，这些肉类的蛋白质含量在16%～26%，而且这些肉类中所含的氨基酸最容易被人体吸收利用，同时肉类也是我们每天所需的铁、铜、锌、镁等营养元素的最好的来源之一。要注意的是，虽然肉类营养丰富，也不可以乱吃，选对肉类，讲究正确的搭配方法才是健康之选。

推荐准妈妈吃的肉

1 鱼肉。鱼类尤其是海鱼含有多不饱和脂肪酸以及丰富的DHA，能预防流产、早产和胎儿发育迟缓。尤其是鳗鱼，建议准妈妈每周最好能够吃2～3次。

2 鸡肉。蛋白质含量高，容易消化和吸收，脂肪含量低。

3 牛肉。牛肉中不仅含有丰富的蛋白质、铁和铜，而且B族维生素含量也很高，脂肪含量相对较低，因此也是准妈妈餐桌上不错的选择。

4 兔肉。蛋白质含量高，脂肪含量低，非常适合怀孕前就比较胖或者体重超标的准妈妈食用。

准妈妈吃肉的注意事项

1 不要过量。对于健康的准妈妈来说，每天肉类的摄取量在100克左右为最佳，而每个星期所摄入的肉类中最好能包括300克鱼肉。如果每天摄入的肉类过多，日积月累就会导致高血脂症、动脉粥样硬化，甚至会使心血管系统或其他脏器发生病变。

2 最好和豆类及豆制品一起食用。肉与富含植物蛋白、植物脂肪的豆类、豆制品一起食用，可以降低血液中的胆固醇，增加多不饱和脂肪酸的含量，减少动脉硬化等疾病的发生率。

3 补充足够的膳食纤维。膳食纤维能够减少食用肉类后，脂肪、胆固醇在肠道内的吸收，有降血脂、降低胆固醇的作用。还能有效地预防便秘，是肉食的最佳配餐。

准妈妈放轻松

怀孕初期的准妈妈最好不要食用狗肉，因为狗肉性热活血，可能会造成胎儿流产。

孕中期营养素需求参考量

进入孕中期，早孕反应一般都已经过去，胎宝宝迅速增长需要大量的营养，准妈妈胃口会变得很好，食欲旺盛、食量猛增。准妈妈应合理安排自己的饮食，为胎宝宝提供充足而全面的营养。

下面列举的是准妈妈每日应摄入的营养素，准妈妈可对照调整自己的饮食结构：

- **蛋白质：** 相对于孕早期，需每日增加优质蛋白质9克，相当于牛奶300毫升或鸡蛋2个或瘦肉50克。如果以植物性食品为主，则每日应增加蛋白质15克，相当于干黄豆40克或豆腐200克或豆腐干75克或主食200克。
- **碳水化合物和脂肪：** 每日比妊娠早期增加200千卡，主要通过主食获取。每日所食用的植物油以25克左右为宜，总脂肪量为50～60克。
- **维生素：** 仍需摄取多种维生素，应该摄入富含各种维生素的瘦肉、肝脏、鱼、奶、蛋及绿叶蔬菜、新鲜水果。
- **无机盐和水：** 注意钙和铁的摄入，促进胎宝宝的骨骼成长，预防贫血。同时，微量元素如碘、镁、锌、铜等，对准妈妈及胎宝宝的健康也是不可缺少的。每天至少喝6杯水。要注意的是喝水尽量安排在白天，晚上少喝水，以防水肿。

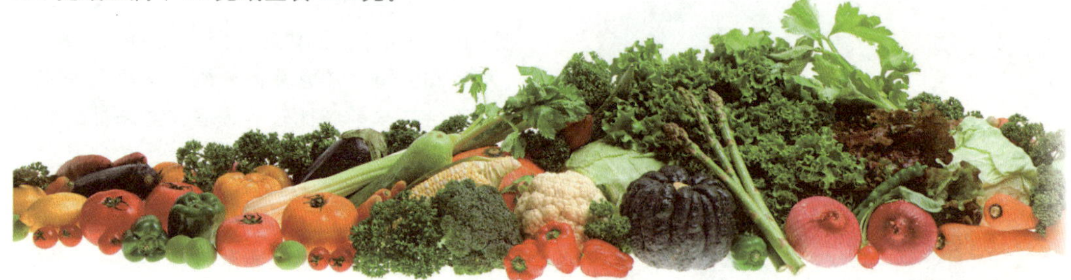

准妈妈每日饮食建议

鸡蛋1～2个。	瘦肉（包括动物内脏、鱼虾）100克。
豆类（包括鲜豆、干豆、豆制品）100～150克。	时令蔬菜500～750克（其中绿叶菜300克）。
谷类（包括米饭、馒头、粟米、薯类等主食）400～500克，其中杂粮不少于1/5。	牛奶250～500毫升或相当量的奶制品（如奶粉35～70克）。
油20～25克，盐及糖适量。	海产品适量，应季水果250～500克。

做好口腔护理

准妈妈在怀孕后，由于激素水平的变化，容易感染口腔方面的疾病，用药不慎会影响胎宝宝健康，而且如果是中度、重度的牙周炎，准妈妈生出早产儿和低体重儿的概率也会大大增加。所以，准妈妈孕期口腔护理非常重要。

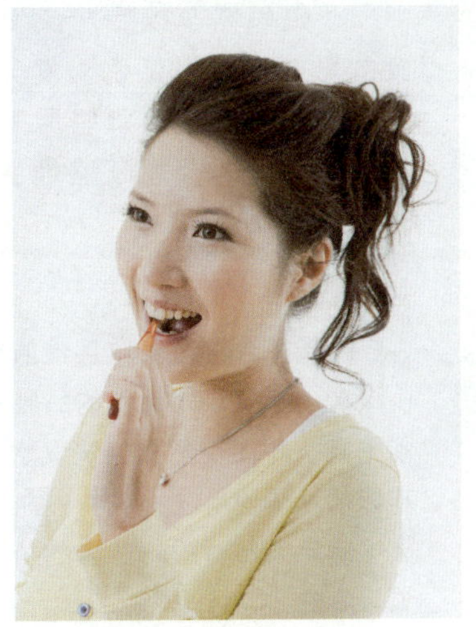

准妈妈如何做好口腔护理

1 做好定期口腔检查和适时的口腔治疗。孕期口腔疾病会发展较快，定期检查能保证早发现、早治疗，使病灶限于小范围。

2 注意口腔的清洁。每次进餐后都需要漱口，最好是刷一次牙。此外，使用牙线可彻底去除齿缝间的牙菌斑和食物残渣，有条件的准妈妈可以养成使用牙线清洁牙面的好习惯。

3 注意均衡饮食，多吃富含维生素C的水果和蔬菜，多喝牛奶。

4 使用不含蔗糖的口香糖清洁牙齿，如木糖醇口香糖。木糖醇是一种从白桦树或橡树中提取的甜味剂，不含蔗糖，因此不会引起蛀牙。这种口香糖具有促进唾液分泌、减轻口腔酸化、抑制细菌和清洁牙齿的作用，如果能在餐后和睡觉前咀嚼一片，每次咀嚼至少5分钟，可以使蛀牙的发生率减少70%左右。

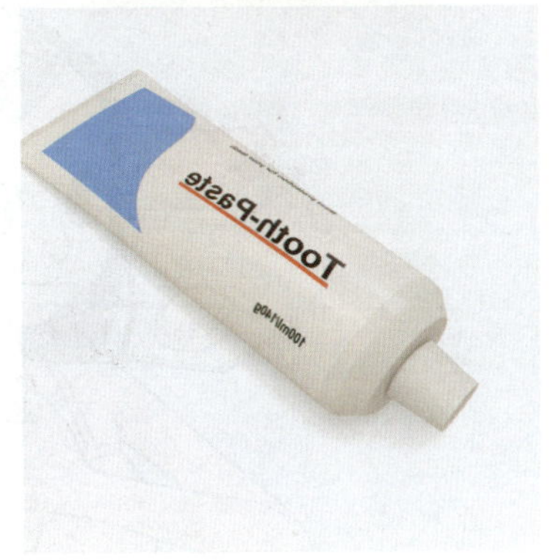

选择适合准妈妈的牙膏

如果准妈妈没有明显口腔疾病，可以选用含氟牙膏。不建议准妈妈随意长时间使用药物牙膏，特别是强消炎类的牙膏，因其含有较多的化学制剂。炎症比较重的时候，可以短期选择消炎作用强的牙膏，一旦炎症好转，就可选择含盐牙膏来消炎抑菌。

准妈妈放轻松

准妈妈最好选用软毛保健牙刷。因为怀孕后体内的激素变化可能会使牙龈出现轻微的肿胀，使用软毛的保健牙刷，可避免牙龈出血，而且每3个月要更换一次牙刷。

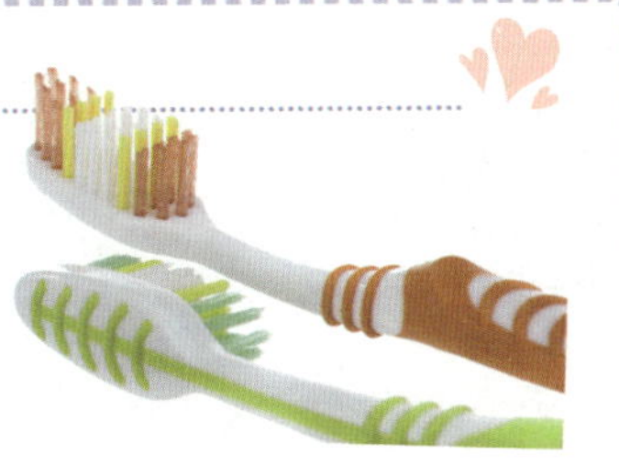

如何打理日渐浓密的头发

准妈妈怀孕以后，头发由于受到雌激素的影响而变得浓密、发亮，并且很少有头垢和头屑，但对那些原来发质比较密的准妈妈，此时头发旺盛地生长，反而会带来很多麻烦。

如何选择护发用品

1 选择适合自己发质且性质比较温和的洗发水。如果原先使用的品牌性质温和，最好能沿用，不要突然更换洗发水。特别是不要使用以前从未使用过的品牌，防止皮肤过敏。

2 使用天然材质、宽齿的梳子，如木梳、牛角梳。

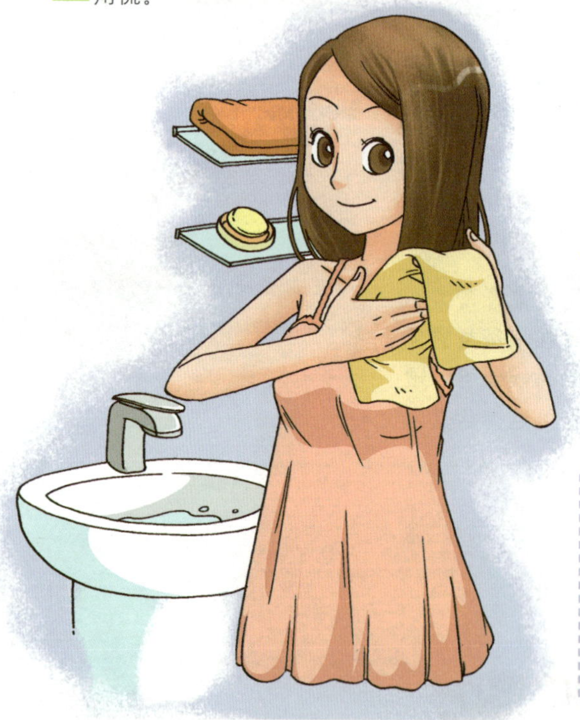

准妈妈怎样护理头发

1 多吃富含B族维生素的食物。B族维生素是能让头发强韧的好朋友，因此怀孕期间，准妈妈可以多食用些B族维生素含量高的食物，如小麦胚芽、糙米、肝脏、香菇、包心菜等。多吃些有利于头发生长的食物，比如黑豆、黑芝麻等。

2 孕期不要染发、烫发。在怀孕期间，准妈妈应避免染发、烫发，以免一些化学物质损伤皮肤和影响宝宝的发育。

3 洗发后最好让头发自然晾干。不要用干毛巾使劲揉搓头发，避免过度使用吹风机、卷发器。准妈妈可以利用干发帽、干发巾将头发吸干。由于干发帽和干发巾的吸水性强、透气性佳，所以很快就能弄干头发，不过要注意选用抑菌又卫生、质地柔软的干发帽、干发巾。

4 外出时戴太阳帽或使用遮阳伞，避免头发受到紫外线的伤害，变得干枯、易断。

准妈妈放轻松

洗头发时，短发的准妈妈可坐在高度适宜、可让膝盖弯成90度的椅子上头往前倾，慢慢地清洗；长发的准妈妈最好坐在有靠背的椅子上，头往后仰，请准爸爸帮忙冲洗。

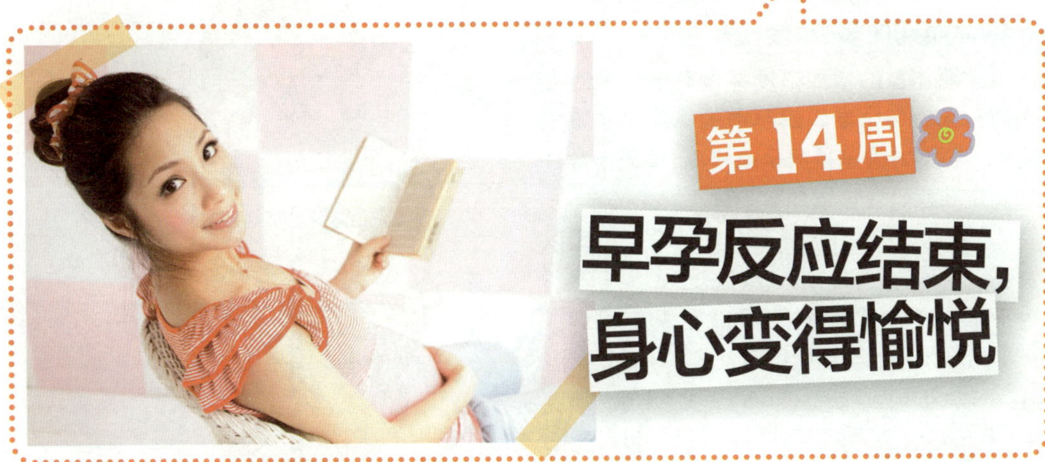

第14周 早孕反应结束，身心变得愉悦

胎宝宝发育与母体变化

胎宝宝本周变化

胎宝宝头到臀的长度为8.5～9.2厘米，体重为30～43克。胎宝宝身体的生长速度超过头部，头重脚轻的状况将得到很大改善，而且他的颈部更加伸展、更加有力，有时候还能把头抬起来。他正在长出很多毛发，不只是头发和眉毛，他的整个身体现在都覆盖着非常细小的胎毛。胎毛通常会在出生前消失。

在这周内，胎宝宝可以做许多动作，如双手握紧、吸吮自己的大拇指等，还出现眯着眼睛斜视、皱眉头、做鬼脸等面部表情，这些动作促进了胎宝宝面部肌肉发育，还可以帮助他更好地发育大脑。

准妈妈本周变化

从本周开始，准妈妈的体重上升明显，身材开始变得丰满，腰围也有所增加。

准妈妈孕期增重多少合适

怀孕后，准妈妈的体重会有所增加，从一定程度上说，体重增长的幅度也反映了胎宝宝的营养和健康状况，因此，孕期体重的增长应控制在正常范围内。

体重增长过少或过多都不好

如果准妈妈孕期营养不良，体重增加不够，则不利于胎宝宝健康，例如孕前体重低于标准体重15%的低体重准妈妈，若孕期增重少于9千克时，则分娩低体重儿的发生率将增加50%，新生儿的死亡率也要相应增加。

另一方面，准妈妈也不能摄入过多营养，造成体重增加过快。准妈妈体重过大会增加许多危险的并发症，如慢性高血压、妊娠糖尿病肾病、血栓、过期妊娠及胎儿过大和难产等，甚至产下先天性异常儿；患妊娠高血压疾病的准妈妈在生产前后容易引起心脏衰竭，严重的甚至会威胁到生命。

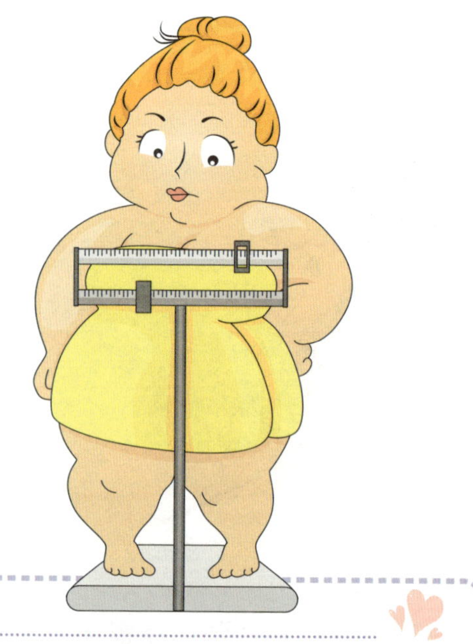

孕期体重增加多少才合理

孕期体重的增加幅度并没有一个绝对参考值，因为每个准妈妈孕前的体质是各不相同的。科学方法是根据孕前 BMI（体质指数）来确定准妈妈应该增加多少体重。

BMI 计算公式：BMI= 体重（千克）除以身高（米）的平方。这一数值在 18.5 ~ 24.9 为正常，超过 25 为超重，30 以上则属肥胖。

给准妈妈的孕期增重建议是：体重正常者 11.3 ~ 15.8 千克，超重者 6.8 ~ 11.3 千克，肥胖者 6.0 ~ 9.0 千克，体重不达标者 12.7 ~ 18.1 千克。

准妈妈放轻松

体重的增加是匀速进行的，而不是在某个阶段突长，因为体重增加过快，势必会加重心血管系统的负担，高血压、妊娠糖尿病、流产、难产、死胎的发生率也会增高。

孕期该如何控制体重过快增长

进入孕中期后，许多准妈妈胃口都变得很好，因此常常会以"胎宝宝需要营养"为借口，不知不觉摄入过多的营养，从而导致体重超标。所以准妈妈要学会控制体重，对自己和胎宝宝的健康大有好处，而且还有助于产后身材恢复。

控制体重的方法

1 常称体重，当体重增加过快时要控制饮食，例如用多吃蔬菜、水果等低热能的食品代替一部分主食，力争不要使每周体重增加超过 0.4 千克。

2 饮食一定要有规律，尽量少吃零食和夜宵，特别是就寝前 2 个小时左右别吃东西。吃饭要细嚼慢咽，切忌狼吞虎咽。

3 少吃甜食及饮用富含糖类的饮料，饮食中应加一些低能量而有饱腹感的食品，如山芋、土豆等。

4 适当减少主食，增加蔬菜和水果的进食。因为瓜果中能量少，含有多种维生素。瓜菜中的纤维素还能缓解或消除便秘现象。这对于减少体内吸收热量很有利。

5 注意烹饪方法。烹饪应按少煎、炸，多蒸、煮的原则。

6 注意身体锻炼。适当锻炼身体，可以减少准妈妈本身体重，不会影响胎宝宝的生长。

准妈妈放轻松

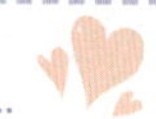

避免用大盘子盛装食物，因为准妈妈面对一大盘子美味的诱惑可能会失去控制力。可以用小盘子盛装或者实行分餐制。

适量补充碘

孕14周左右，胎宝宝的甲状腺开始工作，制造自己的激素。而甲状腺需要碘才能发挥正常的作用。准妈妈如果摄入碘不足，会导致新生儿出生后甲状腺功能低下，影响胎宝宝的中枢神经系统，尤其是大脑的发育。

富含碘的食物

在这期间，准妈妈摄取碘的日推荐量为175微克，碘可以通过食物获取，每天只需要进食20克海带就可以满足胎宝宝每日碘需求量了（每100克海带含碘923微克）。

此外，含碘丰富的食物有鱼类、贝类、紫菜、海蜇、海虾等海产品及含碘食盐。

如何正确补充碘

为了保证食物中碘不因存放及加工不当而丢失，在食物的储存及加工中应注意下列几方面：

1 碘遇热易升华，因而菜熟后再加盐，以减少损失。

2 加碘食盐应存放在密闭容器中，且温度不宜过高。

3 海带要注意先洗后切，以减少碘及其他营养成分的丢失。

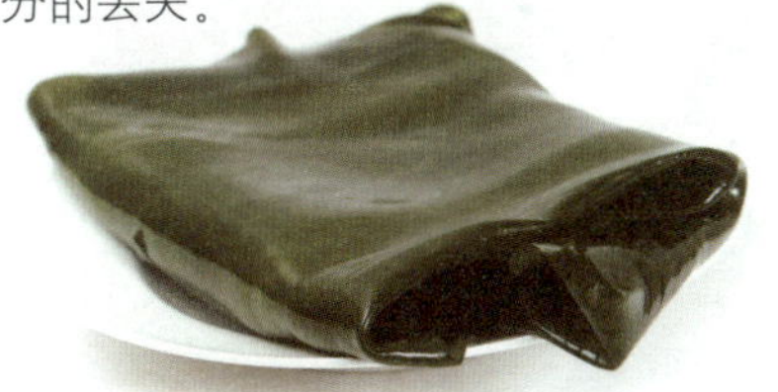

准妈妈放轻松

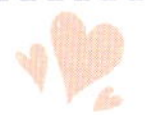

准妈妈进食一些含碘丰富的食物就能够满足身体所需，无须额外随便补碘，否则碘过量同样会对胎宝宝造成危害。

预防缺铁性贫血

进入孕中期，准妈妈的血容量会开始逐渐增加，这部分增加的血量不但可以满足胎宝宝的需要，还能补偿准妈妈在分娩中流失的血液。随着体内血流量的增加，准妈妈对铁的需求也增加了，如果体内铁储备不足，不能满足红细胞正常生成的需要，就会出现“缺铁性贫血”。如果放任不管，就会使准妈妈感到疲倦、眩晕，还会出现脑力和体力下降的情况，严重时会导致胎盘供氧不足，使胎宝宝宫内发育迟缓或引起早产、产后新生儿营养不良等。因此，孕期一定要补充足够的铁。

缺铁性贫血的表现

怀孕初期，缺铁性贫血的发生率约为10%；到了孕中期，发生率就可能达到38%；到了孕晚期，缺铁性贫血的发生率会变得更高。如果准妈妈出现以下症状，就要怀疑自己是不是贫血了：

- 时常感觉到疲倦、虚弱或眩晕；
- 手指甲、下眼睑和嘴唇比怀孕前更缺乏血色；
- 出现心跳加速、心悸、呼吸短促或很难集中注意力等现象；
- 出现异食癖，想吃一些如冰、报纸或泥土等非食物类东西。

当然，最准确的方法还是通过抽血化验，准妈妈可以在每次产检时做一次血液检查，随时关注自己的贫血状况。

如何通过饮食补铁

准妈妈需要多吃一些含铁量高的食物，必要时，应在医生的指导下补充足够的铁剂。

1 多吃含铁食物。瘦肉、动物肝脏和血都是铁的很好来源，准妈妈可以每周吃 1 次猪肝（50 克），2 次动物血（每次 100 克）。

2 补铁的同时补充维生素 C。维生素 C 能与铁形成螯合物，促进铁的溶解，利于铁的吸收。因此，在补铁的同时要注意多进食含维生素 C 丰富的新鲜蔬菜和水果，如西蓝花、青椒、西红柿、橙子、草莓、猕猴桃、大枣等。

3 摄入充足的维生素 B_{12} 和叶酸。这两者是合成血红蛋白的必需物质，能够保证红细胞的正常增长。

4 如果缺铁比较严重，日常饮食又满足不了对铁的需求，那就有必要通过服用专门的铁制剂来补铁了。

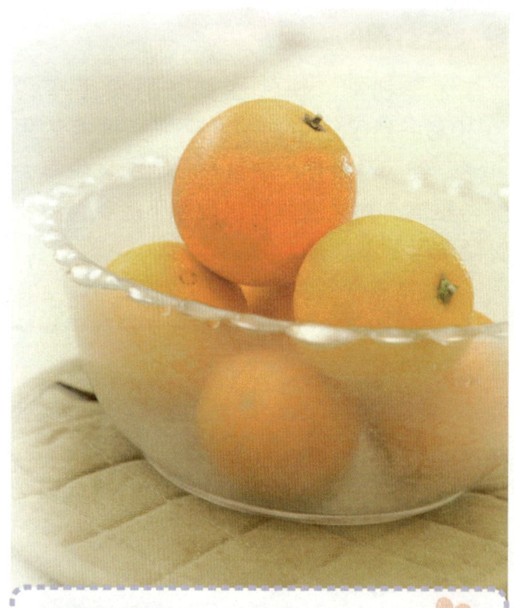

准妈妈放轻松

用铁锅、铁铲做饭，铁制厨具脱落下来的铁分子能与食物结合，从而增加铁的摄入和吸收率。在用铁锅炒菜时，可适当加些醋，使铁成为二价铁，可以提高铁的吸收利用率。

孕中期性生活安全建议

进入孕中期，大部分身体健康的准妈妈都可以有适度的性生活，因为这一时期胎宝宝已经在子宫中稳固地“安营扎寨”，子宫中有胎盘和羊水作为屏障，可以缓冲外界的刺激，使胎宝宝得到有效的保护。由于激素的作用，有的准妈妈性欲也有所提高，而和谐的孕期性生活，可以让准妈妈心情愉快、情绪饱满。

性生活安全建议

1 控制次数和时间。规律健康的性生活时间为每周 1～2 次，每次最好不要超过 20 分钟。

2 注意个人卫生。尤其是准爸爸，一定要充分清洁双手和生殖器，以免使准妈妈发生细菌感染。

3 前戏不要过于激烈。如果过度刺激准妈妈的乳头，有些准妈妈会因此引发宫缩，对母子不利。所以，准爸爸要尽量避免过度抚摩准妈妈的胸部和私处。准爸爸的动作一定要温柔，注意选用安全的性爱姿势，避免压迫准妈妈的腹部。

4 使用避孕套。虽然不用担心会怀孕，但使用避孕套可以避免精液刺激子宫发生收缩，而且还可以防止准爸爸生殖器上的细菌感染准妈妈。

5 注意准妈妈的感受。在性爱的过程中，如果准妈妈感到疼痛，就要暂停，不可勉强为之。

准妈妈放轻松 

不是所有准爸妈都可以在这个“安全期”进行性生活的，如果准妈妈有流产史、阴道发炎、子宫收缩太频繁或子宫闭锁不全、发生早期破水等情况，或是准爸爸患有性病，应避免性生活。

适度运动让母子更健康

运动不足，容易引起食欲缺乏、便秘和肥胖等症，对准妈妈和胎宝宝都不利，而且分娩时需要体力，积存体力就需要在孕期适当参加运动，以防身体虚弱。

孕中期虽然运动量可以增加，但也必须有节制，不能超出自己的极限，运动过量可引起严重的后果。对于运动量和运动强度，要注意以下几点：

1 运动量由少到多，慢慢增加。准妈妈在运动时，注意把握好运动量，要由少到多，慢慢增加运动量，可以从每周3次运动，每次10～15分钟起慢慢增加。比如这次安排15分钟运动，维持一定的运动量，没有感觉不适，下次就多运动10分钟，运动的强度也增加一些。这样由少到多，由弱到强，坚持下去，形成规律，运动基本不会过量。

2 运动不可时强时弱。需要提醒的是，运动量不要时强时弱，也不要今天不运动，明天就多运动一会儿来补足，这样的运动方式不但对准妈妈无益，还可能得到适得其反的效果。如果不能坚持一次较长时间的运动，可以将运动分为几次，早上、中午、晚饭后都可以抽出时间做少量运动。运动总量足够就可以了。

3 量力而行，不能勉强。运动的时候，要关注一下自己的感受，做不到的运动不要勉强，以免发生危险。在运动时，要密切关注自我感觉是否舒适，是否有头晕目眩、头痛、心慌、子宫收缩、阴道出血或某部位尤其是下腹疼痛等现象。

4 关注身体的变化，注意脉搏数量，要控制在140次／分钟以下，心率不能超过最大心率，最大心率的计算法是：（220－年龄）×60%。不能出现呼吸困难、上气不接下气的情况，一旦有上述现象之一者，就要立刻减缓运动。

特别要注意的是如果运动之后，出现了阴道出血的现象，要尽快看医生治疗。

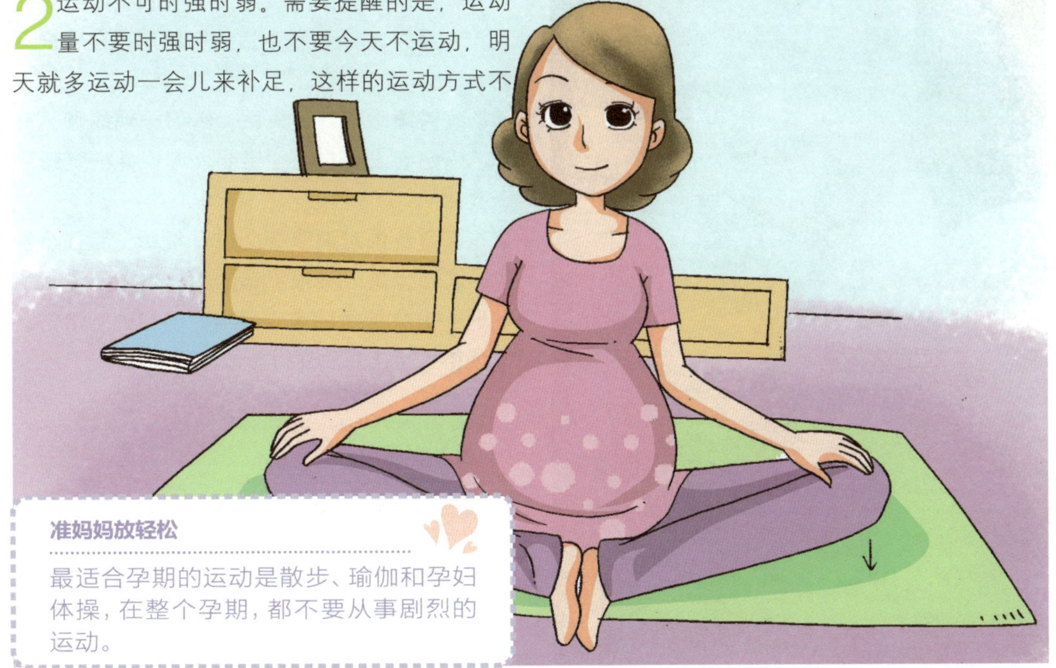

准妈妈放轻松

最适合孕期的运动是散步、瑜伽和孕妇体操，在整个孕期，都不要从事剧烈的运动。

练习瑜伽有利于优生

为了自己和胎宝宝的健康，准妈妈需要经常做一些柔和的运动，而瑜伽无疑是一种非常合适的运动方式，不仅能增强体质，而且可以帮助准妈妈调节情绪，实现内心的平静，这无疑对于准妈妈和胎宝宝的身心健康是非常有益的。

了解瑜伽

瑜伽强调身心的结合，每一种内在的心理状态，都会通过外在的体态得以彰显，反过来，通过改善身体姿势以及呼吸、冥想训练，也可以起到调节心理的作用，使体内沉睡的能量被唤醒，并最终达到身心合一的境界。

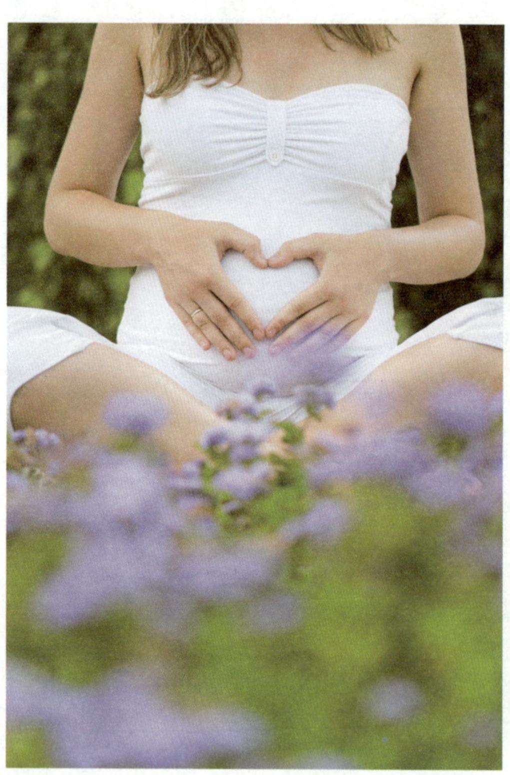

现在瑜伽的种类非常多，有专门为准妈妈设置的孕妇瑜伽，准妈妈可以多了解。

孕期练习瑜伽的好处

1 增强身体的平衡感。孕期瑜伽比较舒缓，可以增强体力和肌肉张力，增强身体的平衡感，如果坚持锻炼，准妈妈会发现即使肚子一天天变大变沉，也总有一股平衡的力量在支撑着自己。

2 放松心情，提高注意力。孕期瑜伽能让准妈妈更了解自己的身体，平缓焦虑、紧张的心情，集中注意力。

3 缓解身体不适。通过练习孕期瑜伽，可以改善准妈妈的血液循环，加强肌肉的力量和伸缩性，可缓解腰酸、背痛和肌肉劳累。

4 有助于顺产。在练习中，准妈妈会不知不觉地放松腹部的肌肉，这对于缓解或减少生产过程中的痛楚和不适大有帮助，让顺产更容易。

5 改善睡眠，消除失眠。练习孕期瑜伽，准妈妈会发现自己很容易入睡，并一觉睡到天亮。

6 练习瑜伽对调节身心很有帮助，而且孕期瑜伽也是一种很不错的胎教法，在练习的同时，也会给予胎宝宝适当而温和的刺激，这会使得宝宝出生后变得更加灵活敏锐。

准妈妈放轻松

在决定练习孕期瑜伽时，一定要咨询医生或专业的瑜伽教练，在练习时只需要以自己的舒适度为准，不必强求自己一定要跟着标准动作做，那些不是特别费劲的呼吸或是冥想法会更安全。

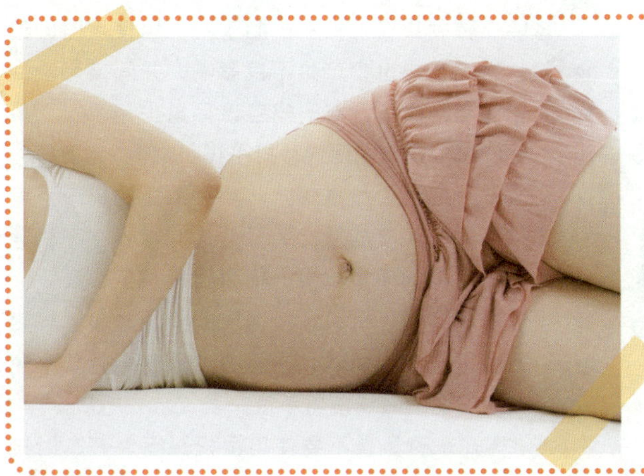

第15周 肚子悄悄地变大了

胎宝宝发育与母体变化

胎宝宝本周变化

胎宝宝现在从头到臀部大概有10厘米长，重约70克。他现在忙着吞咽羊水，以帮助肺部气囊的发育。胎宝宝吞咽时，胸部会随着吞咽而有节律地起伏，同时还会打嗝。胎宝宝的味蕾开始形成，汗腺正在出现。虽然眼睑还是完全闭合着，但他可以感觉到光了。

他的腿现在比胳膊长，整个身体变得更加协调，并且可以活动所有的关节和四肢，他的手也更加灵活，因为他的关节全部都发育完成而且可以自由运用了。

准妈妈本周变化

在本周，准妈妈的子宫继续升高，子宫底高度在肚脐下2～3指宽的地方，体重现在已经长了2～3千克了。

准妈妈身体的血容量逐渐增加，血液循环速度加快，加上孕期体温较高，准妈妈的肤色看上去好很多，显得红润有光泽。

由于怀孕改变了免疫系统，准妈妈容易出现某些感染，因此准妈妈要注意增强体质。

准妈妈如何安全使用家电

准妈妈使用家电时，一定要注意安全，除了用电安全外，还要留心各种电器可能对身体造成伤害。

减少看电视的时间

长时间看电视对准妈妈和胎宝宝都不利，长时间看电视会对准妈妈有如下危害：

1 影响准妈妈下肢血液循环。看电视极易久坐，这会影响准妈妈下肢的血液循环，加重下肢水肿情况，或导致下肢静脉曲张。

2 影响休息。看电视过多必定缩短准妈妈的休息时间，夜间看恐怖、紧张、悲剧性节目还会影响准妈妈的情绪和睡眠，使准妈妈精力不济。

因此，为了准妈妈的健康和胎宝宝的正常发育，最好少看电视。

使用空调的安全建议

准妈妈怀孕后，体温会有所上升，会比一般人更怕热，夏季来临时，准妈妈往往喜欢待在有空调的房间里。但空调使用不当会给准妈妈和胎宝宝造成很大伤害，吹空调一定要科学。

1 注意空调的清洁。空调是很容易积尘的电器，积尘和尘土中的细菌、螨虫容易使准妈妈受到感染导致头痛、头晕、浑身乏力，引起鼻炎、咽喉炎等呼吸道疾病，影响孕期的身体健康。

2 温度不宜太低，以 25 ～ 28℃为宜。温度设置过低会造成室内外温差过大，准妈妈从室内走到室外时会因为不适应气温急剧变化而患热伤风，出现流鼻涕、鼻塞、发烧、头痛等症状。

3 避免坐在可以直吹到空调的地方。准妈妈毛孔比较疏松，容易受风，稍有不当就会着凉。

4 经常开窗换气。建议开机 1 ～ 3 小时后关机，打开窗户将室内空气排出后再使用。

5 关闭空调后不要马上走出空调房，等室温稍微回升，身体相对适应再走出房间。

6 晚上最好穿上薄的长衣长裤。

安全使用手机

1 当心手机辐射。手机产生的辐射是电磁辐射，虽然没有电离辐射那么危险，不太可能伤害到正在发育中的胎宝宝，但使用时间过长对准妈妈也会产生不良影响，并间接影响到胎宝宝。因此，准妈妈应该尽量少用手机，最好发短信或用固话代替打手机。即使一定要打，通话时间也要尽量短。此外，手机的辐射强度和信号的强度成反比关系。信号越强，手机通话所需要的能量越少，辐射强度越低；反之，信号越弱，手机通话所需要的能量越多，辐射强度则越高。所以，要想减少辐射，就要避免在信号弱的时候使用手机。

2 开车时尽量不要使用手机，因为开车时接打电话会增大发生事故的风险。

尽量少用电吹风

电吹风是一种辐射强度较高的电器。普通的 1000 瓦的家用电吹风，辐射强度可达 350mGs 左右，而一般电视机和电脑显示器的辐射强度才为 45mG 和 100mG。

准妈妈最好使用干发帽吸收头发水分，然后让头发自然干，减少使用电吹风。如果一定要使用，鉴于电吹风功率越大辐射越强，建议准妈妈使用的电吹风最好选择 600 ～ 800 瓦的，安全性较好。此外，电吹风的辐射源主要是后端的电机，并且开启和

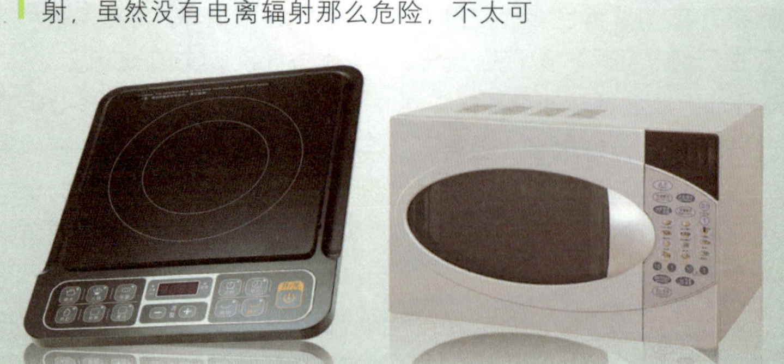

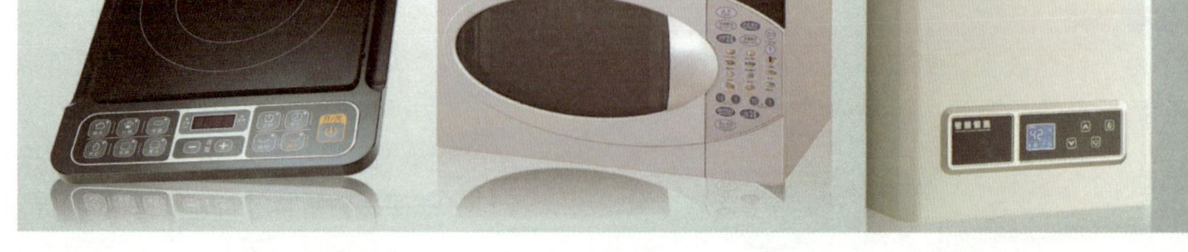

关闭时辐射强度最大，这两种时候应尽量使电吹风的电机远离腹部和头部。不要连续长时间使用电吹风，最好用一会儿停一会儿。

与微波炉保持安全距离

微波炉是一种方便快捷的烹饪工具，特别适应快节奏的现代生活，因而受到诸多人青睐。然而，微波炉的电磁辐射强度也是家电中最强的，它所产生的电磁辐射是其他家电的几倍。

低强度微波会对胎宝宝产生不良影响，长期接触高强度的微波有可能会影响到胎宝宝的发育。使用微波炉时，一定要注意以下事项：

1 使用安全性高的产品。使用微波炉，请挑选正规厂家生产的产品。如果家中的微波炉已经很旧了，则应检查它有没有微波泄漏的危险。检查时，可以把一张纸夹在微波炉的门缝里，关上门后看能不能把纸拽出来。如果能被拽出来，说明微波炉可能存在辐射泄漏问题。

2 注意安全距离。尽管合格产品在炉门紧闭的情况下基本上不会有辐射，为保证安全，微波炉运行过程中，准妈妈还是要远离微波炉，等到微波炉关闭了再靠近。

3 别急着打开炉门。微波炉运行过程中坚决不要打开炉门。停止运行后，最好等 5 ~ 10 秒钟再打开炉门。

4 不要将微波炉放在卧室里。

准妈妈放轻松

由于准妈妈行动不方便，有时候会留意不到电器的安全隐患，所以，怀孕后，准爸爸一定要仔细检查家里的电线电路，有老化的尽早更换。

谨慎补充鱼肝油

鱼肝油中的主要成分在食物中都能充分摄取，正常情况下，准妈妈没有必要为此额外服用鱼肝油。而且过量摄取鱼肝油，容易造成鱼肝油中毒。

鱼肝油不是营养品

很多准妈妈都是把鱼肝油当作营养品服用的，其实鱼肝油并不是营养品，它只是一种维生素缺乏疾病的治疗药物，只有当医生认为需要服用的时候才能服用，盲目自行补充是不可取的。

过量摄入鱼肝油的危害

1 对准妈妈的危害。长期大量食用鱼肝油和钙质食品，会引起准妈妈食欲减退、皮肤发痒、毛发脱落、感觉过敏、眼球突出，血中凝血酶原不足及维生素 C 代谢障碍等。同时血中钙浓度过高，会出现肌肉软弱无力、呕吐和心律失常等。

2 对胎宝宝的危害。有的胎宝宝生下时已萌出牙齿，一个可能是婴儿早熟的缘故，另一个可能是由于准妈妈在妊娠期间，大量服用维生素 A 和钙制剂或含钙质的食品，使胎宝宝的牙滤泡在宫内过早钙化而萌出。因此，为使后代健康成长，准妈妈需要谨慎服用鱼肝油，如果一定要服用，请在医生嘱咐下服用。此外，准妈妈应该避免过量食用动物肝脏等富含维生素 A 的食物，这样等同于过量食用维生素 A，从而影响胎宝宝健康。

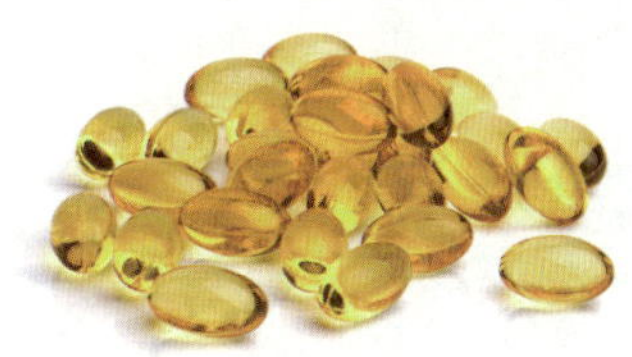

合理补钙

胎宝宝是从准妈妈身体中获得钙的，即使准妈妈体内缺钙，胎宝宝仍然要从其体中吸取定量的钙，这就可能导致准妈妈缺钙，从而引起腰病、腿病、骨头痛、手足抽搐及牙齿脱落等问题，严重时还会发生骨软化症、骨盆变形，甚至造成难产。所以，准妈妈补钙很重要，但是补钙不能过量，补钙过量，胎宝宝的健康也会受到威胁。

补钙的作用

由于胎宝宝骨组织的生成和发育及准妈妈生理代谢均需要大量的钙，如果身体中钙的含量不足，会导致准妈妈血钙下降。

另外，钙对神经系统也很重要，当血清中钙含量减少时，准妈妈神经兴奋性增高，引起肌肉发生抽搐，这就是平常所说的“抽筋”。同时，胎宝宝缺钙可导致其骨骼发育不良，引起先天性佝偻病或先天性喉软骨软化病等。

孕中期如何补钙

在孕早期可以通过食物补充。准妈妈每天需要的钙在800毫克左右，每天1杯牛奶，加上日常饮食里供给的量就足够了。

进入孕中期每天需要量会增加到1000毫克左右，每天喝500毫升牛奶或酸奶，再适当吃一些含钙丰富的食物如虾皮、腐竹、大豆制品等。此外，孕中期是胎宝宝骨骼形成时期，需要适量补充钙制剂，补充的量应遵医嘱。

准妈妈放轻松

补钙过量会使钙质沉淀在胎盘血管壁中，引起胎盘老化、钙化，并使分泌的羊水减少，这样，胎宝宝就无法得到足够的营养和氧气，会威胁胎宝宝的安全和健康。而且，补钙过多，胎宝宝头颅和四肢骨骼会显得过硬，使得产程延长或者导致难产。

皮肤瘙痒的护理

许多准妈妈孕期都会遇到皮肤发痒的问题，引起孕期皮肤瘙痒的原因很多，大部分可以通过适当的护理而痊愈，也有一部分是属于妊娠瘙痒症，这时就需要准妈妈慎重对待了。

普通瘙痒的护理

1 妊娠纹。因为皮肤的弹力纤维被拉开，妊娠纹部位就会发痒，适当涂抹些妊娠霜或普通的植物性润肤霜可以缓解。

2 皮肤变干。体内缺水也会引起皮肤干痒。此时准妈妈需要多吃蔬菜、水果，并保证每天的饮水量，同时注意内衣的材质与清洁，用一些纯植物的润肤霜可以止痒。

3 皮肤过敏。此时应尽量少接触肥皂、洗衣粉等刺激性物品，一定要用时可戴上胶皮手套，并注意避免过敏原。

4 空气潮湿。有些准妈妈在夏天发生皮肤瘙痒往往是因为天气闷热、潮湿，身体大量流汗之后，皮肤会痒。因此出汗后尽快洗澡擦干身体，注意保持皮肤清洁，穿棉质透气的衣服。

皮肤瘙痒时，注意不能用指甲大力抓痒，以免刮伤皮肤造成感染，可以涂一些润肤乳，或者在医生的指导下使用安全的止痒膏。

妊娠瘙痒症

妊娠瘙痒症又叫“妊娠期肝内胆汁淤积症”“妊娠特发性黄疸”，多发生于孕中、晚期，它影响胎盘血流量，准妈妈与胎宝宝之间的物质交换和氧的供应也会受到影响，严重危害胎宝宝的安全。妊娠瘙痒症会出现黄疸、红色丘疹、风团块、红斑和水疱等，少数患者会乏力、腹泻、腹胀。如果出现了这些警示信号，应该及时就诊，以免病情继续发展。

妊娠瘙痒症具有家族遗传的特点，虽不能严格控制它的发生，但可以采取一些措施来积极预防，如采用以上防瘙痒的办法远离皮肤发痒，当皮肤出现瘙痒时可用毛巾热敷后涂抹一些炉甘石洗剂。

准妈妈放轻松

出现皮肤瘙痒时要认真记录胎动，密切监测胎宝宝的情况，一旦出现异常，要及时采取相应的救治措施。

准妈妈泡脚的注意事项

准妈妈每天用热水泡一泡脚能够促进血液循环，有效防止静脉曲张，但怀孕了毕竟不同于平时，任何时候都要注意安全，泡脚也是如此。

掌握时间

准妈妈泡脚时间不能太长，泡得时间太长，会引起出汗、心慌等症状，应该以 20 分钟为最好，最长也不能超过半个小时。

掌握水温

泡脚的水温不宜太高，36 ~ 38℃与体温相近最合适。如果温度过高，如泡在高于 39℃的水中，只需要 10 ~ 20 分钟的时间就能够让准妈妈的体温上升至 38.8℃甚至更高，由于准妈妈的血液循环有其自己的特点，如果受到热水的过度刺激后，心脏和脑部可能会负荷不了其刺激，很可能会出现晕眩和虚脱等情况。

不要随意按摩

泡脚时不要随意进行按摩，因为脚底是身体的很多部位的反射区，如果随意按摩，可以能引起宫缩，导致流产。按摩型的洗脚盆，怀孕期间也最好不要使用。

不要用药水泡脚

除非有专业人士的指导，否则泡脚时不要随意在水中添加药材。因为中药泡脚可能会刺激到准妈妈的性腺反射区，对准妈妈与胎宝宝的健康造成不良影响。

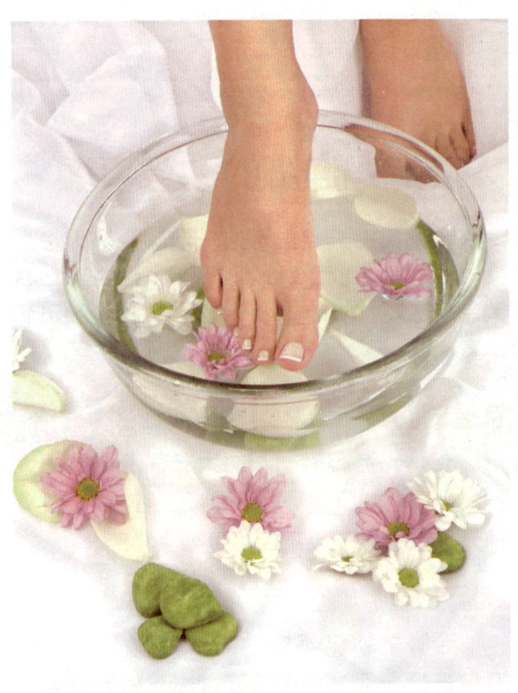

准妈妈放轻松

患有脚气的准妈妈，病情严重到起泡时，不宜用热水泡脚，因为这样很容易造成伤口感染。

推荐胎教音乐：《摇篮曲》

胎教的方式很多，其中胎教音乐是比较不错的选择，在众多的胎教音乐中，《摇篮曲》一直是个比较好的选择。《摇篮曲》就如同一首抒情诗，旋律轻柔甜美，伴奏的节奏则带摇篮的动荡感。后人曾将这首歌曲改编为轻音乐，在世界上广为流传，就像一首民谣那样深入人心。

给宝宝介绍一下《摇篮曲》

《摇篮曲》原是一首通俗歌曲，制作于1868年。相传是勃拉姆斯为祝贺法柏夫人第二个儿子的出生而作的，法柏夫人是维也纳著名的歌唱家，1859年勃拉姆斯在汉堡时，曾被她优美的歌声所感动，从而建立了深厚的友谊，后来就利用她喜欢的圆舞曲的曲调作为伴奏，作成了这首平易可亲、感情真挚的《摇篮曲》送给她。

勃拉姆斯很喜欢他的《摇篮曲》，10年之后，当他创作《D大调第二交响曲》时，《摇篮曲》的主题动机竟自然地出现在这部交响曲的第一乐章里。

《摇篮曲》节奏舒缓，曲调恬静而悠扬，当听着这首乐曲时，带来的将是宁静与闲适，仿佛是母亲在轻拍着宝宝入睡，深切地表现了母亲温柔慈爱的内心情感，让准妈妈和胎宝宝在与旋律一同摇摆的过程中，享受着梦境般的美好。

准妈妈放轻松

如果准妈妈喜欢唱歌，每晚入睡前，也可给胎宝宝轻轻哼一首《摇篮曲》，那恬静、优美的旋律将很快在周围弥漫开来，每一个音调都如同一个爱的天使，在准妈妈和胎宝宝之间传递着满满的爱的信息。

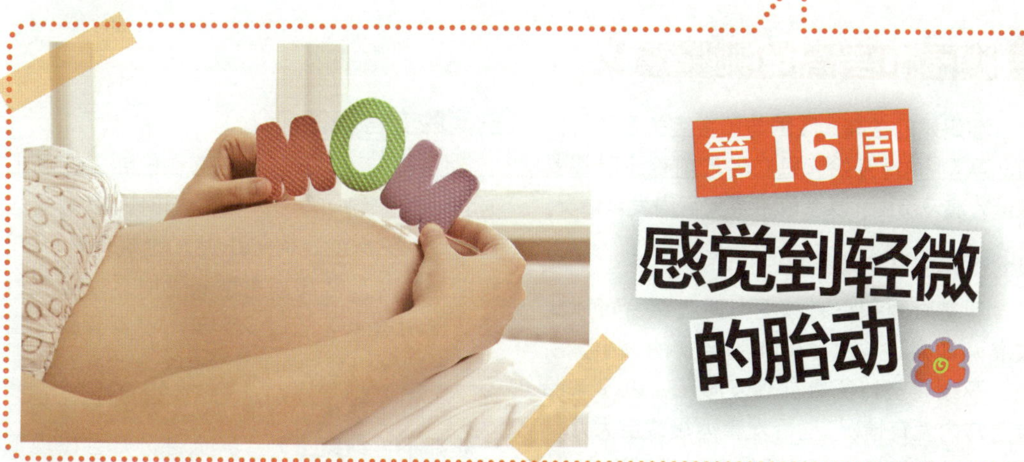

第16周 感觉到轻微的胎动

胎宝宝发育与母体变化

胎宝宝本周变化

胎宝宝从头到臀12～15厘米长，体重120～150克，相当于一个鸭梨那么大。

胎宝宝的头部比从前更加直立，双眼也已经从头的两边移到了前方，耳朵也已经到达了最终的位置，尽管他还闭着眼睛，但眼球已经能够慢慢移动，手指甲完整地形成了，甚至已经开始长脚趾甲了。胎宝宝的神经系统开始工作，肌肉可以对大脑的刺激做出反应，使他的动作更加协调。

胎宝宝的循环系统几乎都进入了正常的工作状态，开始发挥作用了，他将继续吞咽羊水练习呼吸。此时，胎宝宝的性器官发育完善，可以通过B超辨别出性别了。

准妈妈本周变化

准妈妈的子宫高度现在已经大约到耻骨和肚脐之间的中间位置了。随着子宫的增大，支撑子宫的圆形韧带也在延伸、变厚，有的准妈妈可能会感受到轻微的刺痛感。

本周许多准妈妈会感到胎动，有的准妈妈还没有感受到，但这都不用着急，随着孕周的增加，到20周左右，胎动会更加明显起来。

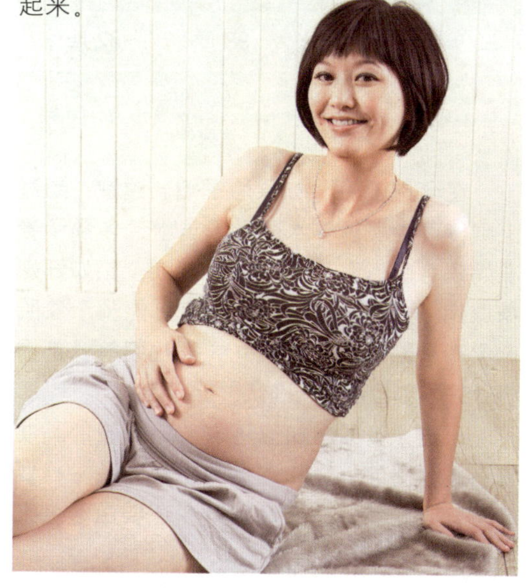

腹围和宫高的测量意义

准妈妈的宫高、腹围与胎宝宝关系密切，因此从孕16周开始，每次做产前检查时都要测量宫高及腹围，以了解胎宝宝宫内发育情况。

测量宫高腹围的意义

测量腹围和宫高数据，两者结合可以比较准确地判断羊水多少和胎宝宝的大小。所以，孕期要坚持测量宫高及腹围，以了解胎宝宝宫内发育情况，是否发育迟缓或巨大儿，可以帮助准妈妈及早发现异常并及时治疗。

孕中期之后的腹围参考标准

孕期	腹围下限	腹围上限	标准
孕5月	76厘米	89厘米	82厘米
孕6月	80厘米	91厘米	85厘米
孕7月	82厘米	94厘米	87厘米
孕8月	84厘米	95厘米	89厘米
孕9月	86厘米	98厘米	92厘米
孕10月	89厘米	100厘米	94厘米

在孕34周后，如果腹围增长过快，超过上限，可能表示羊水过多。羊水过多预示着准妈妈可能患有某些妊娠并发症，比如妊娠糖尿病、妊娠高血压等，也有可能预示着胎宝宝有缺陷，比如无脑儿、脊柱裂等，都需要做进一步检查进行确认。

不过，腹围增加值还与准妈妈腹部脂肪量有关，另外，也和测量的手法有关，需要多测几次，最终是否增加过多还要由医生来判断。

宫高的变化规律

从怀孕后，子宫就一直在拉伸，位置也不断上升，到了孕32～34周时，宫高应达到胸骨剑突也就是胃部正上方的骨头下1～2横指。此时，宫高如果增长不明显或者有所降低说明羊水可能过少。羊水过少，胎宝宝容易出现宫内窘迫，严重时甚至会胎死宫内。

宫高并非只升不降，到了孕34周以后，一般都不再继续上升了，大部分都会出现下降现象，这是因为胎头开始降入骨盆，胎宝宝和子宫底都整体下移导致的。

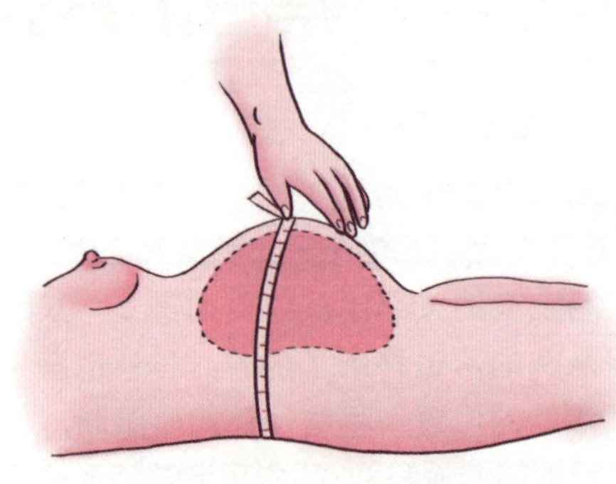

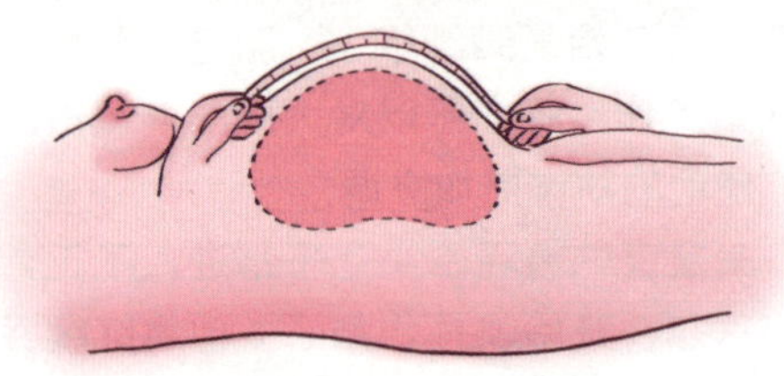

准妈妈放轻松

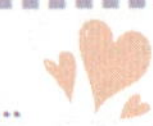

由于每位准妈妈的子宫位置可以向前倾、向后倾，再加上准妈妈高矮胖瘦各不相同，因此相同的妊娠月份肚子大小不会都是一样的。发现腹围、宫高数值不正常，应该请医生评估，不用过于担心。

饮食防过敏

怀孕以后，准妈妈的体质变得比以前更敏感了，如果吃太多容易引发过敏的食物，可能导致本身过敏发作，危害胎宝宝的安全。此外，过敏与遗传息息相关，准妈妈的过敏体质还可能会进一步诱发胎宝宝的过敏体质，未来宝宝出生之后，成为过敏儿的概率就会大增。所以，敏感的准妈妈，尤其是那些已是过敏体质的准妈妈，需从饮食上注意：

- 以往吃某些食物发生过过敏现象，在怀孕期间应禁止食用。
- 不吃易过敏的食物，如海产鱼、虾、蟹、贝壳类食物及辛辣刺激性食物。
- 不要吃过去从未吃过的食物或霉变食物。
- 在食用某些食物后如发生全身发痒、出荨麻疹或心慌、气喘，或腹痛、腹泻等现象，应考虑到食物过敏，立即停止食用这些食物。
- 食用异类蛋白类食物，如动物肉、肝、肾，蛋类，奶类，鱼类应烧熟煮透。

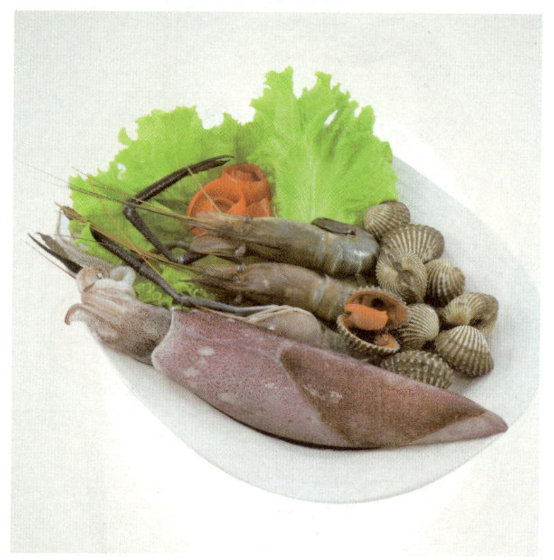

营养素补充剂别随意吃

怀孕后，准妈妈总是担心自己缺乏某类营养素或营养不良，事实上，对于大部分身体健康、食欲正常、饮食种类丰富的准妈妈来说，都不会缺乏营养。如果实在怀疑自己营养不良，应到医院和正规的体检单位做一个简单的检查，然后根据医生的建议适当补充。

现在市面上的营养补充剂分为复合剂与单剂两类。复合或多种营养素补充剂是指有3种以上（含3种）维生素、矿物质的营养素补充剂。一般而言，复合剂适用于多种营养素不足和摄入量不够或膳食不平衡的准妈妈，单剂适用于膳食比较平衡而个别营养素不足的准妈妈，如需要特别补充铁剂和钙剂。

值得注意的是，无论营养素补充剂的营养价值如何，它永远都无法取代天然食物，在两者都可以使用的情况下，应优先选择天然食物。

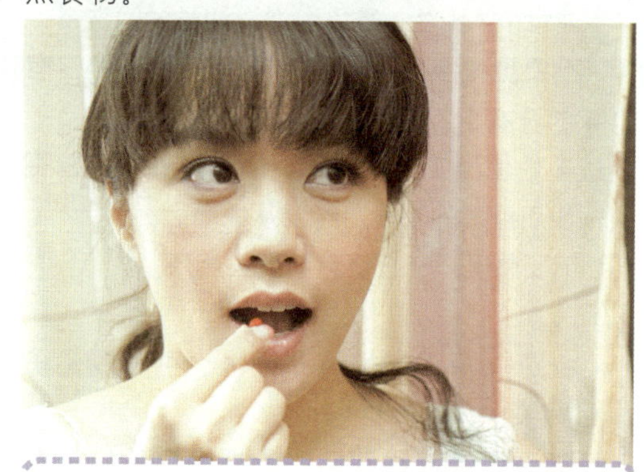

准妈妈放轻松

服用营养剂时一定要注意摄入量，医生会建议准妈妈的营养剂补充量，而且正规营养剂会在标签和说明书中标示每种营养素含量、推荐摄入量、贮藏方法和注意事项等，准妈妈应遵医嘱，千万不可擅自增加剂量。

预防尿路感染和阴道炎

孕期准妈妈的抵抗力下降，给了细菌繁殖的机会，最常见的就是尿路感染和阴道炎。

尿路感染的预防和治疗

尿路感染是孕期最常见的细菌感染。典型的情况是直肠的细菌进入尿道上行到膀胱，并继续在那里繁殖。尿道感染的症状包括疼痛、不舒服、排尿时有烧灼感、骨盆不适或下腹疼痛，尿液可能看起来混浊，闻上去有臭味，尿频的现象更加明显。

预防尿路感染主要是要注意卫生，准妈妈可以尝试以下的方法：

1 睡眠时不穿内裤。可以使生殖器部位得到充足的空气，但要特别注意床上用品的清洁，否则会适得其反。

2 穿透气性好的棉质内衣，内裤不宜过紧。

3 注意个人卫生。避免泡泡浴和长时间洗浴，不要坐在湿的浴衣上；避免使用香皂、有香味的洗衣剂、女性清洁喷雾剂和灌洗剂；不要过多地使用卫生护垫，护垫和内裤要经常更换，便后擦拭的时候始终要从前向后。

4 不要憋尿，一有便意就要去厕所。

此外，每天最少喝8杯水也可有效预防尿路感染。

如果已经尿路感染则需要及时治疗，医生会使用孕期安全的抗生素进行治疗。抗生素可能在几天之内能消除感染症状。如果治疗不及时，感染可能会导致肾炎，并且会增加早产的风险。

准妈妈放轻松

预防各种炎症的一个有效方法是提高身体抵抗力，怀孕虽然辛苦，但建议准妈妈不要长期卧床，要适度运动，增强体质。

阴道炎的预防和治疗

要预防阴道炎症，准妈妈最好养成以下卫生习惯：

1 注意孕期卫生，不要光顾不正规的游泳、洗浴场所。

2 孕期检查要选正规的医院，避免去不正规的医疗单位做器械检查而发生间接感染。

3 常换内裤，并注意洗浴用品、内衣的杀菌。

准妈妈如果不小心患了阴道炎，一定要治疗，因为阴道炎不仅会危害到准妈妈的健康，甚至还会危害到胎宝宝，一旦上行感染其他生殖器官，甚至可能会导致流产。准妈妈千万不要拒绝治疗。

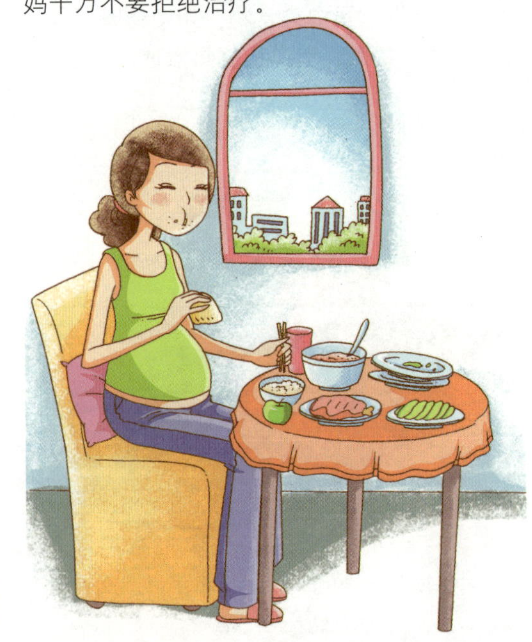

日常生活安全姿势防止意外

随着准妈妈腹部逐渐增大，身体重心前移，身体各部位的受力方式也发生了变化，坐、立、行等日常生活行为也发生了变化，因此，准妈妈站、立、坐、起床、做家务都要注意正确的姿势，以免受伤。

站、坐、立的正确姿势

- **站姿：**背部挺直，尽量舒展，使腹部的重量集中到大腿、臀部及腹部的肌肉处，并受到这些部位的支撑，可防止背痛，并增强腹部肌肉的力量。
- **坐下：**先用手在大腿或扶手上支撑一下，再挺直后背，慢慢地坐在椅子上。如果椅子比较宽大，可以先坐在靠边部位，再慢慢向后移动，直至后背靠到椅背坐稳为止。
- **坐姿：**让后背稳稳地靠在椅背上，双腿平放，通过椅背给腰背部的支撑减轻脊柱的压力，髋关节和膝关节应呈一个直角，大腿与地面平行。如果这样坐觉得不舒服，可以在腰后放一个小靠垫。坐较硬的椅子时，最好加个椅垫。
- **起立：**从椅子上站起来时，先把手扶在大腿上，支持一下自己，然后再挺直腰背，慢慢地站起来。
- **起床：**避免猛起身，应该轻缓地翻一下身，使自己变成侧卧，再用肘部支撑住自己的上半身，然后再用双手支撑着自己坐起来，伸直背部，最后再将脚放到地上，站起身来。

做家务时的安全姿势

准妈妈做简单家务时，也应保持背部挺直。扫地、铺床等可以蹲着做或跪着做的活，尽量蹲着或跪着做。洗衣服、洗菜最好将水盆放在与腰差不多高的凳子或平台上，站着进行。

拾取掉在地上的东西时，注意不要压迫到腹部：先弯曲膝盖慢慢蹲下，把东西移到靠近身体的地方，用手捡起来，再挺起膝盖，慢慢地站起来。在捡东西的过程中，准妈妈应尽量保持背部挺直。

一些需要弯腰的家务活应尽量少干，缩短弯腰的时间。

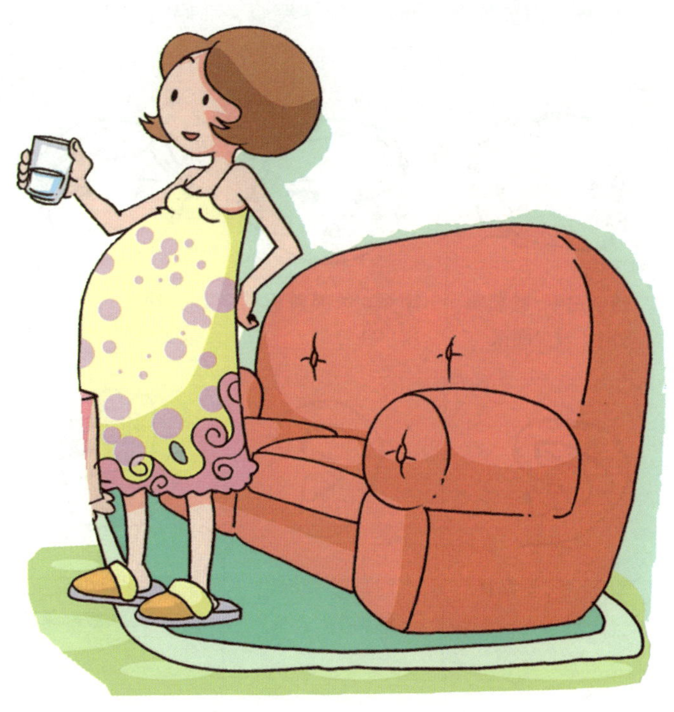

唐氏儿筛查

唐氏儿就是通俗意义上所说的先天痴呆儿，基本没有生活自理能力，一旦出生会给家庭和社会都带来不小的负担。因此在产前做好检查，可以有效防止唐氏儿的出现。

什么是唐氏儿筛查

唐筛检查，是唐氏综合征产前筛选检查的简称，目的是通过抽取孕妇血清，检测准妈妈血清中甲型胎儿蛋白和绒毛膜促性腺激素的浓度，并结合准妈妈的预产期、年龄、体重和采血时的孕周等，计算生出唐氏儿的危险系数。在科学技术比较发达的今天，孕早期的唐氏儿筛查技术已经成熟，准确率可以达到95%左右。

做唐氏儿筛查须知

1 唐氏儿筛查目前认为最好的时间是孕 15 ~ 20 周，需要抽血，不过不需要空腹，准妈妈吃饱了再去医院也没有关系。筛查结果在大约 1 周以后出。如果评估结果高风险，则需要在 20 周以前做羊膜穿刺检查，进一步确定，羊膜穿刺的结果准确率会有所提高。

2 唐氏儿筛查结果是风险评估，只能说胎宝宝有多大的可能是唐氏儿，并不绝对，因此这项筛查现在受到的质疑比较多。有些医院为提高安全性，评估比较保守，所以高风险比例偏高，也给准妈妈添加了不必要的心理负担。在这种情况下，准妈妈一定要考虑好，如果打定主意，即使是唐氏儿也会生下来，并好好地抚养他，不想去做筛查，也不强迫。如果决定做，建议找口碑好的医院、医生做，这样做出来的结果准确率会更高些。

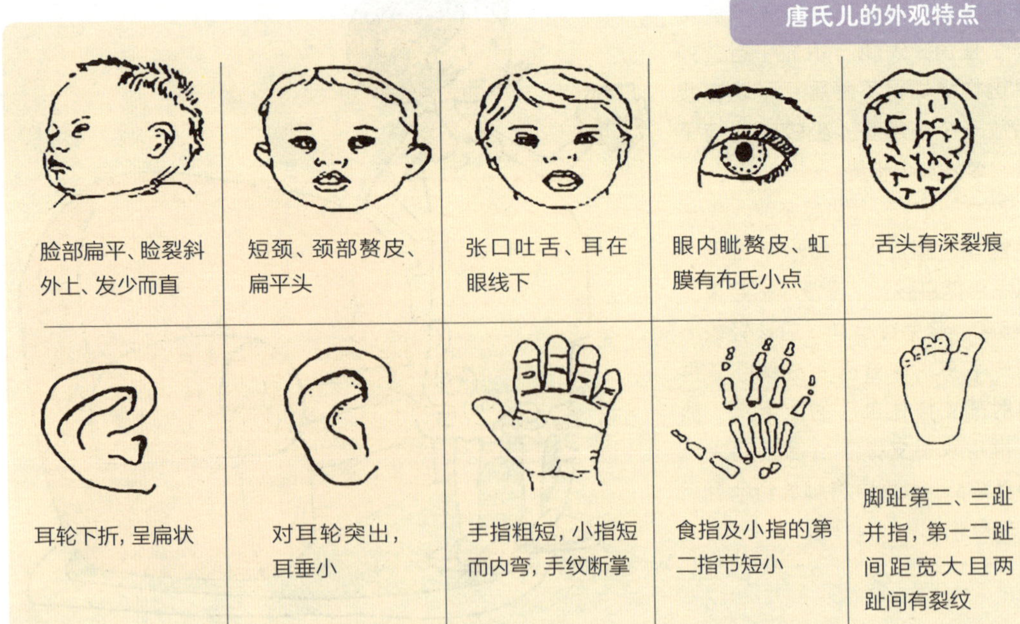

哪些准妈妈需要做羊膜穿刺

羊膜穿刺是目前最常用的一种产前诊断技术，一般在孕16～18周时进行。穿刺时，医生在超声波探头的引导下，用一根细长的穿刺针穿过腹壁、子宫肌层及羊膜进入羊膜腔，抽取20～30毫升羊水，通过检查其中胎宝宝细胞的染色体、DNA、生化成分等，以确诊胎宝宝是否有染色体异常、神经管缺陷以及某些能在羊水中反映出来的遗传性代谢疾病。

可能需要做羊膜穿刺的准妈妈

对于一些风险比较高的情况，医生一般会建议准妈妈进行羊膜穿刺检查，比如以下的情况：

- 年龄在35岁以上；
- 本人或直系亲属曾生育先天缺陷儿；
- 母血筛查唐氏综合征结果异常；
- 家族中有遗传性疾病；
- 本人或配偶有遗传性疾病或染色体异常；
- 本次怀孕疑似有染色体异常；
- 习惯性流产。

羊膜穿刺的流程

在正式抽取羊水前，医生会用超声波为准妈妈检查，确定怀孕周数和胎宝宝的大小、位置、数目等。然后找出最适合下针的位置，以避开胎宝宝、胎盘和脐带，不会对胎宝宝构成威胁。确定位置后，医生将在皮肤上进行消毒，并盖上无菌单，用穿刺针刺入羊膜腔内，抽取适量的羊水。检查结果一般会在2周左右后出来。

准妈妈放轻松

做完羊膜穿刺术后需要稍休息一会儿，如果没有不适就可以回家了。当天不要洗澡，还要好好休息2~3天。

产检时增加便利的小窍门

对于大腹便便的准妈妈来说，产检是一件很辛苦的事，提前做一些功课，则可以让准妈妈稍微轻松一点：

1. 提前挂号。准妈妈可以通过电话预约、网上预约、家属提前排队挂号的形式，领取挂号单。
2. 了解产检科室的布置情况。有的医院会在导诊台准备有产检流程的小册子或规划图，在了解基本流程及各个科室的位置分布后，可减少白跑的时间。
3. 亲友陪同，分工协作。产检前先了解流程，然后让亲友分工协作，比如在挂号、付费、抽血、送检都需要排队的情况下，可好好利用统筹方法，以减少等待的时间。
4. 记下需要咨询的问题。在每次产前检查之前，可以把想问的事情或关心的问题记在小本子上，以便在下次产检时能够有准备地向医生提出来。
5. 事先了解孕期检查项目。根据每次的产检项目提前做好准备，比如羊膜穿刺最好提前洗澡，葡萄糖耐受测试需要从前一天晚上11点后就不要再进食等。

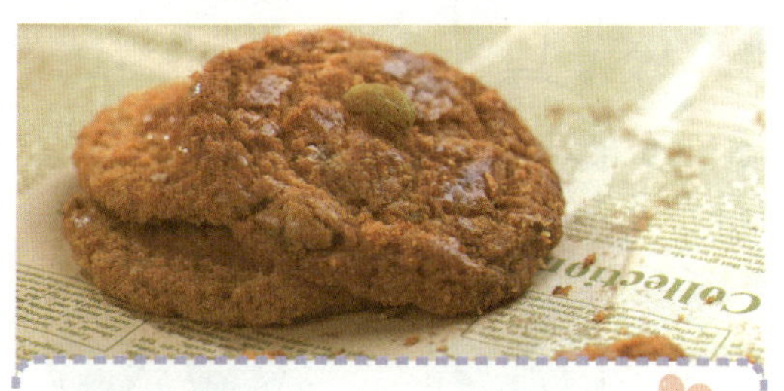

准妈妈放轻松

准妈妈应随身带上背包，里面装上笔、卫生纸和小点心、水，甚至可以装本杂志，这些都有可能用得上。

手工，给准妈妈以美的享受

随着肚子变得越来越大，准妈妈外出的机会可能变少了，此时，不妨自己动手，做一些小手工，既能娱情，又能作为将来送给宝宝的礼物。

独一无二的手工布偶

憨憨的维尼熊、可爱乖巧的小狗、眯着小眼的流氓兔……这些布艺玩具看起来比较复杂，只要掌握一定的技巧，就能制作出独一无二的娃娃。

赶快找找家里准备当作垃圾处理掉的碎布片、旧毛巾，这些东西在制作玩具时都可以用得上。从网上或书中找来教程开始学习吧。

缝个可爱的袜子娃娃

除了手工布偶外，准妈妈还可以尝试缝个可爱的袜子娃娃。准备袜子、针线、剪刀、水溶笔、纽扣（如果没有，也可以直接用水溶笔画娃娃的眼睛）、珠针（用来固定纽扣）、棉花，按照以下步骤进行：

1 用水溶笔画出小精灵的样子，将脚后跟部位做脸部，然后剪出效果图。

2 翻过袜子来，将两只耳朵缝合，然后翻回正面。

3 两只耳朵分别塞两团棉花，揉搓至均匀饱满，用同样的方法将脸部塞一团，身体部位同样塞一团，然后缝合底部。

4 用珠针将纽扣定位，缝上，再画出嘴巴的线条，用线缝出来。

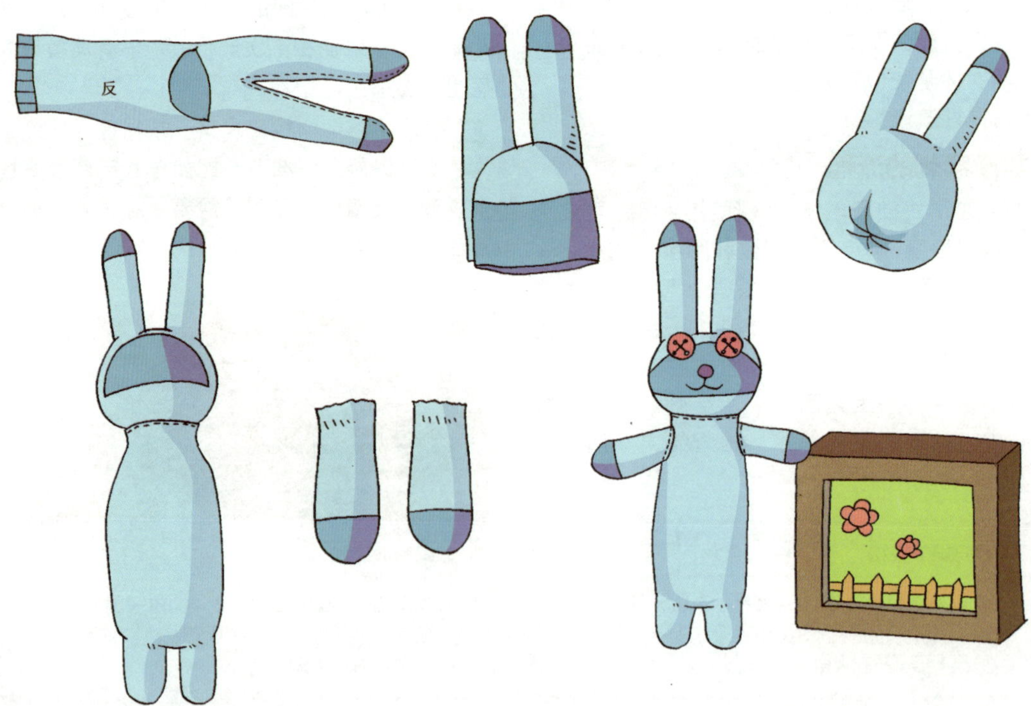

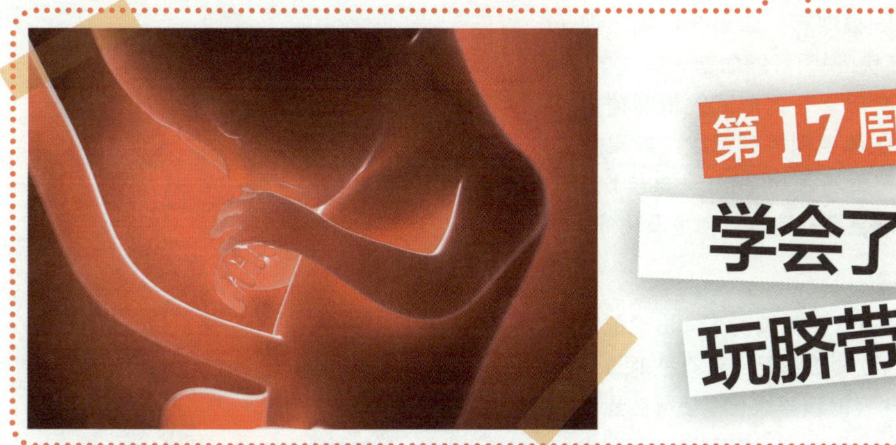

第17周 学会了玩脐带

胎宝宝发育与母体变化

胎宝宝本周变化

胎宝宝在本周身长约16厘米，体重为140～170克。连接胎盘的生命纽带——脐带，长得更粗、更强壮了，动作更加协调的胎宝宝会经常抓着自己的脐带玩耍，还会拳打脚踢。

到现在为止，胎宝宝的软骨开始硬化为骨骼了。同时，保护骨骼的卵磷脂也形成并覆盖其上。胎宝宝的心脏发育几乎完成，搏动有力，每分钟120～160次。其他的脏器也在不停的锻炼和完善中，听觉开始发育，逐渐可以听到声音。

准妈妈本周变化

现在准妈妈的体重增加了2～5千克，准妈妈要注意观察体重变化情况。除体重外，这周准妈妈可以开始监测胎动、胎心音、测量宫高等居家监护了。

本周子宫持续增大，子宫两边的韧带在迅速拉长，变软，有的准妈妈会感到腹部一侧有轻微的触痛，还有的准妈妈会感到背痛。为防止疼痛加剧，在起坐、拿东西的时候都要放慢速度，注意安全。为了翻身方便，也为了缓解腰背痛，睡床不要太软。

孕中期要预防低血糖

怀孕后，人体的新陈代谢加快，胰岛血流量比没怀孕时增多，故胰岛生理功能非常旺盛，准妈妈血中胰岛素水平偏高，以致血糖容易偏低。

低血糖症状

低血糖的症状包括头晕、头痛、心慌、手抖、过度饥饿感、出汗、面色苍白、打冷战、异常烦躁、哭喊、易怒、攻击性强、口唇麻木、针刺感、

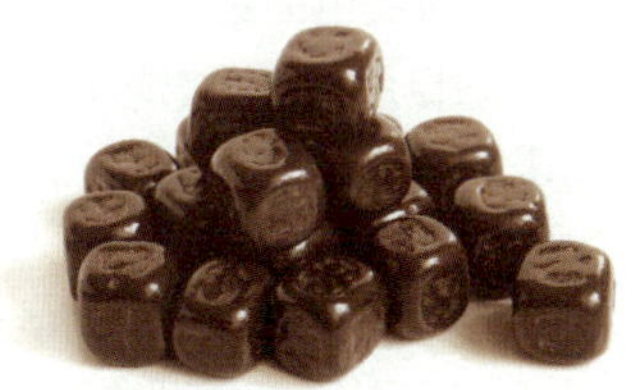

全身乏力、视物模糊等，如果准妈妈出现了以上2～3种症状，说明可能血糖有些过低了，需要及时补充糖分，任何形式的精制糖如果汁、糖果、口服葡萄糖等都可以，如果放任不管导致情况严重的话，可能出现神志不清、全身抽搐、昏睡甚至昏迷等，会危及生命。

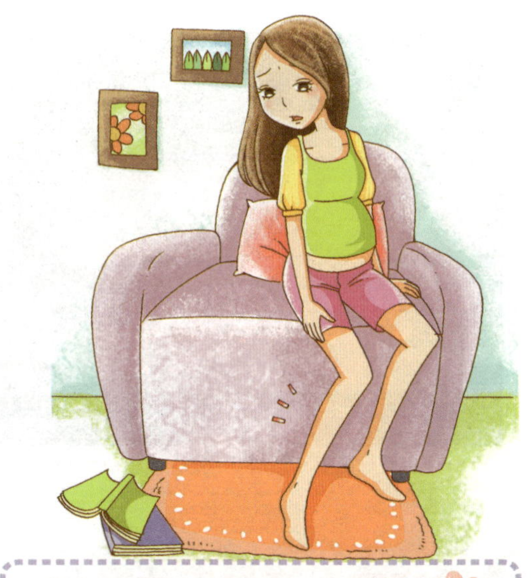

低血糖的预防

1 身边常备零食。正常情况下，出现低血糖一般是因为饮食量不足或没有按时进餐、运动量增加而未及时调整饮食，使得能量不能及时供应引起的，因此平时在身边带些零食，是很有必要的。只要不让自己出现饥饿状态，就不会发生低血糖。

2 口袋里备几颗糖果。万一发生了低血糖，及时吃两颗糖，症状马上就可以缓解。

准妈妈放轻松

准妈妈要避免独自外出，尤其不要去偏僻的地方，因为一旦发生低血糖是很危险的事。

如何判断是否缺钙

准妈妈缺钙不仅容易导致自己骨质疏松，还会影响胎宝宝骨骼发育，导致胎宝宝宫内发育迟缓，严重者呈现先天性骨软化症，而且出生后容易抵抗力低下、身材矮小、呈现佝偻病等症状。所以，准妈妈要关注自己是否缺钙。

准妈妈缺钙的症状

1 小腿抽筋。一般在怀孕5个月时就可出现，往往在夜间容易发生。

2 关节、骨盆疼痛。如果钙摄取不足，为了保证血液中的钙浓度维持在正常范围内，在激素的作用下，准妈妈骨骼中的钙会大量释放出来，从而引起关节、骨盆疼痛等。

3 牙齿松软感。钙是构成人体骨骼和牙齿硬组织的主要元素，缺钙能造成牙齿珐琅质发育异常，抗龋能力降低，硬组织结构疏松，如果准妈妈咀嚼时有牙齿酸软的感觉，甚至出现牙齿松动，可能是缺钙了。

4 妊娠期高血压疾病。缺钙与妊娠期高血压疾病的发生有一定的关系，如果准妈妈正被妊娠期高血压困扰，那么就该警惕自己是否缺钙了。

如果准妈妈发生了以上症状的一种或者几种，应及时求助产科医生，确认是否缺钙，以及治疗方案。

准妈妈放轻松

在两餐之间服用钙制剂可避免食物中不利因素的影响，有利于钙的吸收利用，而且分次服用钙剂比集中服用的效果更好。

准妈妈不宜过多进食甜食

不少准妈妈喜欢吃甜食，适量地吃一点甜食对准妈妈和胎宝宝并无影响，但过多地进食甜食却会带来许多危害。

准妈妈吃过多甜食的危害

1 引起体内血糖浓度增加。甜食中的蔗糖经胃肠道消化分解后，可以引起体内血糖浓度增加。吃甜食越多，血液中葡萄糖浓度就越高。血糖超过正常值时，会促进金黄色葡萄球菌等化脓性细菌的生长繁殖，从而诱发疥疮或痈肿，一旦病菌侵入毛囊底部，又成为菌血症之根源，严重威胁胎宝宝生存的内环境。当糖在身体内分解产热时，会产生大量的丙酮酸、乳酸等酸性代谢废物，使血液从正常的弱碱性变成酸性并且形成酸性体质。这种体质是导致胎儿畸形的原因之一。

2 增大患妊娠糖尿病的风险。吃进去的糖分，主要靠胰腺中胰岛分泌的胰岛素分解，准妈妈在孕期如果吃进去的糖分过多，分泌胰岛素不足以分解糖分的话，多余的糖就会积蓄在体内，久而久之就会患糖尿病。所以说，孕期准妈妈若吃了过多甜食，会增加患妊娠糖尿病的风险。

3 导致准妈妈肥胖和巨大儿。甜食的热量也比较高，过量摄取会造成准妈妈肥胖，还会导致腹中胎宝宝过于肥大。

准妈妈放轻松

如果准妈妈血糖比较高，主食，包括米饭、面食等也都要少吃一点，尽量吃营养丰富的蔬菜。

准妈妈胃口不佳怎么办

过了孕早期，大部分准妈妈的胃口会恢复，而且比怀孕前还要好，这是因为胎宝宝迅速发育需要大量的营养。然而也有些准妈妈过了孕早期，仍然没胃口，这就会影响胎宝宝的成长了，因为孕中期是胎宝宝生长发育的关键时期，准妈妈一定要想办法保证营养的供给。

改善饮食

准妈妈没食欲，很有可能是饮食不合口味，这种情况可以从改善烹调方式入手。

有些准妈妈喜欢味道厚重的食物，但孕后饮食必须清淡，胃口就会不好。既然不能放太多盐、味精烹调，就可以多选一些自身就带香味的食材，比如香菜、韭菜、香椿等，也可以放一些无盐的调味料如新鲜番茄汁、无盐醋渍小黄瓜、柠檬汁、醋、无盐芥末、丁香、肉豆蔻等增加饭菜的香味。

另有些准妈妈本身饮食清淡，怀孕后则需要增加鱼、肉的摄入，准妈妈可能也会表现出没有胃口，这种情况，可以将鱼、肉与蔬菜等清淡食材混合烹调，也可以提高营养摄入的全面性。

促进消化

有些准妈妈胃口不佳，主要是因为消化不良，吃下去的食物不消化，自然没胃口再吃东西。所以，胃口不佳的时候，一方面多运动，增加消耗量，另一方面吃一些有助消化的食物，比如山药、大麦茶、酸奶、橘皮茶等，可以帮助消化。

孕期注意保护眼睛

怀孕期间，准妈妈要特别注意保护眼睛，否则就有可能造成不可逆的视力下降。

为什么要特别注意保护眼睛

怀孕期间准妈妈眼球出现以下变化：角膜厚度增加，越到怀孕末期，角膜厚度增加越明显；角膜敏感度降低，会影响角膜反射及保护眼球的功能。如果准妈妈在孕期注意保护眼睛，这种现象在产后 6 ~ 8 周就可以恢复，否则就有可能造成不可逆的视力下降。

如何保护眼睛

1 注意科学用眼。连续近距离用眼时间不能太长，看书或者看电视、看电脑 40 ~ 50 分钟后，要停下来闭目休息或看远处 3 ~ 5 分钟，防止眼肌过度疲劳。室内灯光不能太强，也不能太弱，尽量减少对眼睛的刺激。

2 近视的准妈妈要定期到专业的眼镜店去检查视力，一旦发现视力减退要及时更换眼镜，防止近视的进一步加深。

3 不要佩戴隐形眼镜。准妈妈由于内分泌系统发生改变，角膜组织会出现轻度水肿，使得角膜的厚度增加。而隐形眼镜会阻隔角膜与空气的接触，使得角膜缺氧，敏感度降低，导致视力减退和无故流泪等。

4 长时间用眼后或感觉眼睛疲劳时，做一下眼保健操。

5 多吃对视力有帮助的食物。胡萝卜、豆芽、橘子、红枣等对预防近视有益。

准妈妈放轻松

准妈妈如果视力下降的同时伴有水肿、高血压和蛋白尿等症状，就很有可能是妊娠高血压综合征，应及时到医院检查治疗。

选择舒适安全的鞋子

准妈妈身体越来越笨重，脚部负担也越来越重。这时，一双舒适安全的鞋子对准妈妈来说非常重要。选购鞋子时，要注意以下问题：

鞋跟适中

众所周知，准妈妈不能穿高跟鞋，但很少有人知道，准妈妈也不宜穿平跟鞋。因为随着准妈妈体重的增加，穿平底鞋时脚尖先着地，脚跟后着地，不能维持足弓吸收震荡，容易引起肌肉及韧带的疲劳和损伤。

准妈妈选购鞋子要注意鞋跟高度，理想的鞋跟高度为 1.5 厘米 ~ 3 厘米，鞋后跟高度比前掌高大约 3 厘米。

鞋子要宽松

准妈妈的脚会有不同程度的水肿，所以最好选择圆头的鞋子，鞋子两侧稍留一点空隙，不能过挤，鞋的尺码略比脚长 1 厘米左右，为脚的胀大留出空间。

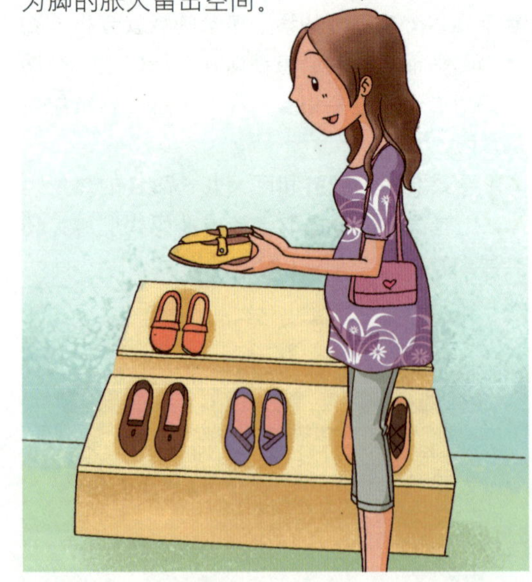

选择质地优良的鞋子

准妈妈站立过久或行走较远时，双脚常有不同程度的水肿，鞋底、鞋帮若太硬，不利于下肢血液循环。春秋季节可以选择布料鞋，因为布料的透气性、吸汗性比较好，也更为柔软，可弯曲性更高，行走起来比较省力。冬天穿保暖性好的鞋子，皮革鞋为首选，最好选择柔软轻薄的牛皮、羊皮鞋。这些鞋有一定的弹性，可随脚的形状进行变化，穿着舒适，可减轻准妈妈的身体负担。

> **准妈妈放轻松**
>
> 准妈妈本身末梢血液循环较差，而长靴又是包裹小腿和脚部的设计，一般比较紧，透气性也不好，这会更加阻碍脚部血液循环，引发冻疮，所以准妈妈最好不要选择紧贴小腿的长靴。

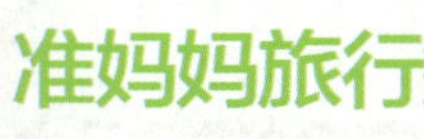

准妈妈旅行须知

经过孕早期3个月的静养，准妈妈一定特别渴望解除“禁足”，来一次旅行，让身心彻底放松一把。孕中期是个不错的时期，因为进入孕中期后，准妈妈和胎宝宝都比较稳定，是旅游的最佳时间段，不妨让准爸爸安排一次短期旅游。

出行前的准备工作要充分

1 检查身体状况。出门旅游前，最好能结合自己的身体情况，跟医疗人员做一个比较全面的沟通，充分听取医生的建议，然后再做出最后的决定。

2 定好旅行线路。出发前准爸爸应对目的地的安全情况和医疗资源做一个全面了解，那些卫生条件好、治安好、医疗资源充足的地方应该是这次短期旅游的第一选择，比如博物馆、美术馆、平原风景区等，就是比较理想的旅游场所。

3 选择安全的出行工具。应尽量选择平稳、颠簸少的交通工具，火车、大型游轮是比较好的选择；容易造成眩晕、呕吐的交通工具应该避免，例如长途汽车，如果需要乘坐飞机则要尽量选择宽敞、靠近过道的位置。

如果就在家附近，也可以考虑自驾车，在途中，如果出现身体不适可尽快停车休息。

4 准备好所需物品。要考虑到沿途可能出现的紧急情况，如生病、堵车等，准备好各种可能用到的物品。如：

药品：口服的肠胃药、止泻药、外用的酒精棉片、止吐药、优碘、外伤药膏、创可贴、清凉油等，要注意各种药品的使用最好能征得医生的同意。

食品：带上一些奶粉，在没有鲜奶的情况下，可以冲服。可准备些薄荷糖、果仁、葡萄干、甘草柠檬，或者芝士、酸乳酪等，可慢慢咀嚼，能增加食欲，减少恶心的感觉。

其他：随身携带产前检查手册、保健卡、医生的联络方式，护垫等。

> **准妈妈放轻松**
>
> 
>
> 准妈妈旅行要注意避开一些不方便的区域，如：传染病流行的地区、公共卫生条件和医疗条件差的地方，交通不方便的地方，高海拔地区，人多拥挤、空气不好的室内，过度刺激的旅游景点如悬崖等。

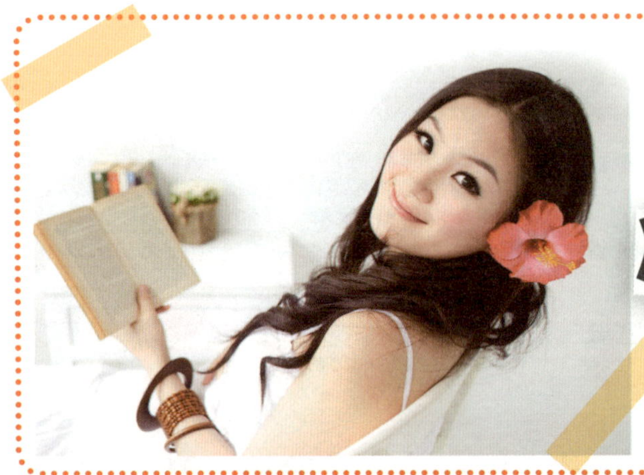

第18周 准妈妈要保持好心情

胎宝宝发育与母体变化

胎宝宝本周变化

胎宝宝在本周的身长会长到17厘米，体重达到160～198克。他的身体比例更趋协调，下肢比上肢长，下肢各部分也都成比例。身体发育越来越完善，胎宝宝也越来越爱动，所以胎动会越来越频繁。

胎宝宝的大脑继续发育，大脑的两个半球不断扩张，逐渐接近仍在发育的小脑，小脑两个半球也正在形成。但中脑还没有充分发育，胎宝宝还不具备支配动作的能力。他的皮肤是半透明的，可以清楚地看见皮下血管，也能够看见全身开始长硬的骨骼。

准妈妈本周变化

准妈妈的乳房会迅速增大，可以用膨胀来形容，腹部也更突出，臀部渐渐浑圆起来，体态明显丰满。

准妈妈的心血管系统正在发生巨大的变化，随着血容量的增加，准妈妈的血压多半会比平时低一些。所以，当躺着或坐着的时候，不要一下子起来，否则可能会感到有点晕。

胎动是胎宝宝安全的指标之一

大部分准妈妈在这周能够频繁感觉到胎动，一般来说，在一天之中，上午8～12点胎动比较均匀，下午2～3点胎动最少，傍晚6点以后开始逐渐增多，到晚上8～11点时最活跃。此外，在准妈妈吃饭后、洗澡时、睡觉前、做胎教时，胎动可能更频繁。

胎动正常，表示胎盘功能良好，输送给胎宝宝的氧气充足，胎宝宝在子宫内生长发育健全，很愉快地活动着。而胎动异常，则预示胎宝宝目前遇到了困难或危险。

当然，每个胎宝宝活动的时间规律和活动频率都是不一样的，准妈妈要摸清自己胎宝宝的胎动规律，只要胎动符合平时的规律，就没有大碍，并不是一定要动多少次才正常。

了解胎动的规律

胎宝宝在每个不同阶段胎动的多少和方式是不一样的，发现胎动的规律，可以帮助准妈妈判断胎宝宝在宫内的生活情况。

孕16～20周：胎动不明显。此时胎宝宝的运动空间很大，动作也不激烈，准妈妈会觉得胎动像鱼儿在游动或翅膀在挥舞。此时胎动多发生在下腹中央，比较靠近肚脐眼的位置。

孕 20 ~ 35 周：胎动最激烈。胎宝宝各项机能充分发育，处于最活跃的时期，而且因为子宫内有足够可供活动的空间，所以胎动也最明显最频繁。准妈妈可以感觉到胎宝宝的翻滚、拳打脚踢等各种大幅度的动作，有时甚至还可以看到肚皮上某个位置突出小手小脚。此时胎动的位置升高，在靠近胃的地方，并向两侧扩大。

孕 35 周至临近分娩时：胎动有所减弱。这时胎宝宝已经长得很大，几乎撑满了整个子宫，所以宫内可供活动的空间越来越小，胎宝宝的动作施展不开。而且临近分娩，胎头开始下降，胎宝宝也在为出生储存体力，所以胎动就会减弱一些，也没有以前那么频繁，而且胎动遍布整个腹部，并随胎宝宝的升降而改变。

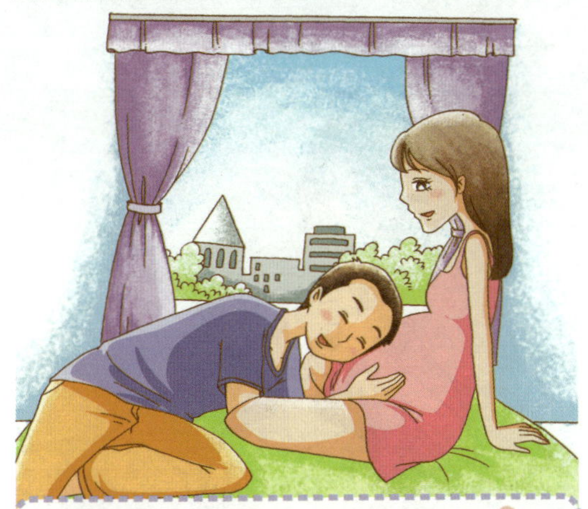

准妈妈放轻松

胎动的情况反映着胎宝宝的安危，但值得注意的是，胎动只能作为反映胎宝宝安危的一个标志，至于胎宝宝的生长发育情况或有无畸形等，则需要结合其他检查方法或医疗仪器来做出判断。

推荐准妈妈吃的坚果

坚果中富含蛋白质、脂肪、碳水化合物以及维生素、各种矿物质、膳食纤维等营养成分，特别适合准妈妈食用。

1 核桃。补脑、健脑是核桃的第一大功效，另外其含有的磷脂具有增强细胞活力的作用，能增强机体抵抗力，并可促进造血和伤口愈合。

2 花生。花生富含蛋白质，而且易被人体吸收。花生仁的红皮还有补血的功效。花生可以与红枣、莲子等一起做成粥或甜汤，也可以做成菜肴，比如宫保鸡丁。建议不要把花生仁的红色种皮剥掉。

3 瓜子。南瓜子可以防治肾结石病，西瓜子有润肠、健胃的功效，葵花子能起到降低胆固醇的作用。

4 松子。松子含有丰富的维生素 A 和维生素 E，以及人体必需的脂肪酸、油酸、亚油酸和亚麻酸，还含有其他食物所没有的皮诺敛酸。它不但具有益寿养颜、祛病强身之功效，还具有防癌、抗癌之作用。

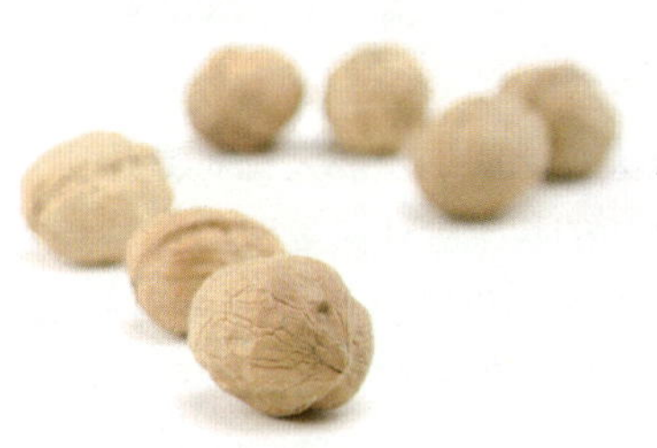

准妈妈放轻松

坚果类食物油性大，准妈妈消化功能在孕期会减弱，如果食用过多的坚果，反而会引起消化不良。因此，准妈妈每天吃坚果达到50克就可以了，不要吃太多。

别让工作压力和家庭矛盾影响情绪

现代准妈妈难免要面临工作压力和家庭矛盾的双重影响，而准妈妈的不良情绪会影响到胎宝宝的发育，所以准妈妈要学会巧妙化解压力和矛盾。

学会排解工作压力

1 适度放低对自己的要求。有些准妈妈是工作狂，工作努力而要强，不能忍受自己任何的不完美，然而事实上，怀孕后准妈妈的精力和记忆力难免会有所下降，准妈妈要接受这个事实，不要对自己过度苛刻。

2 将工作内容进行分类，挑选其中比较重要的尽力做好，状态好时抓紧时间多做一些工作，提高工作效率。

3 和老板、同事建立良好的关系，愉快的办公室氛围也会让准妈妈心情轻松一些，必要时还可以请同事帮忙分担一些工作。

4 适度活动。不要连续地坐在那里工作，抽空起来走动一下，即使上厕所、喝水也会让准妈妈暂时得到放松。如果可能，吃完午饭后在单位附近散散步、晒晒太阳当然更好。

正确处理家庭矛盾

夫妻之间的矛盾大都不是原则性的问题，有技巧的吵架会让夫妻双方的情绪得到释放，让对方更加理解自己，而没有技巧的吵架只会加深双方的裂痕。

准妈妈放轻松

不要因为怀孕而把自己看得太特殊，许多准妈妈之所以经常情绪不好，就是觉得怀孕了应该享受所有人的优待，而在现实中受挫后会变得很暴躁，保持平常的心态才能有好的心情。

1 发生口角时，要就事论事，不要伤及无辜，牵扯出一大堆陈年旧事，将对方的父母、朋友、同事挨个数落一遍，这样不分青红皂白地无限扩大战场，逞一时口舌之快，只会激化矛盾，对解决问题毫无益处。

2 夫妻间发生争执往往没有固定的答案，多数是看待事情的角度问题，而不是是非问题，因此吵架只要点到即可，不要过分较真，如果非要分出是非对错，拼命抓住对方语言上的漏洞，据理力争，极力驳倒对方，一定要吵赢，结果往往会伤了感情。

3 不要冷战。吵过之后要及时沟通，通过理智的方法解决矛盾，否则会使问题就此“结冰”，要想再打破坚冰，则不是一件容易的事，长此以往，彼此间的隔膜会越来越深。夫妻没有隔夜仇，吵架后一定要主动打破僵局，寻求和解，做好“善后”工作。

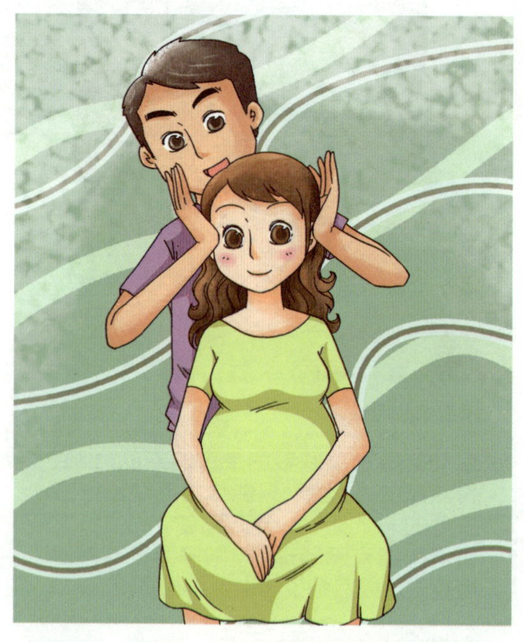

去除口腔异味

怀孕后，内分泌会发生很大变化，雌激素和孕激素水平升高，加上准妈妈体温偏高，这就导致口腔容易产生比较浓重的特殊气味。这虽然对身体丝毫无害，却会影响准妈妈的心情，只要注意日常一些细节，准妈妈还是可以保持口气清新的。

护理好牙齿

当准妈妈有牙龈出血、发炎的症状时，再加上少食多餐的关系，很容易造成牙周炎或龋齿。这些存在于牙齿与牙龈表面的细菌，会释放出某些不好闻的气味，引起口臭。而被卡在牙齿之间或舌头四周的食物腐败之后，有时也会引起一些不好闻的气味。因此准妈妈要定期检查牙齿，消除牙齿病变。

时常漱口、喝水

准妈妈可以时常漱口，将口中的坏气味去除，也可以准备一些降火的饮料或茶水、果汁等，以除去口腔中的异味，并且注意饮食前后的口腔卫生。

清洁舌苔

当口腔出现怪味时，在刷牙后可以顺便清洁一下舌苔，并彻底清除残留在舌头上的食物，这样有助于消除口腔内的异味，并可恢复舌头味蕾对于味道的正确感觉，而不至于对食物口味越吃越重。

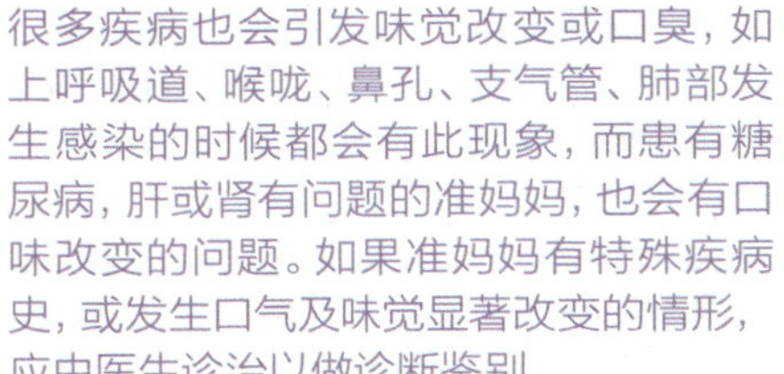

准妈妈放轻松

很多疾病也会引发味觉改变或口臭，如上呼吸道、喉咙、鼻孔、支气管、肺部发生感染的时候都会有此现象，而患有糖尿病，肝或肾有问题的准妈妈，也会有口味改变的问题。如果准妈妈有特殊疾病史，或发生口气及味觉显著改变的情形，应由医生诊治以做诊断鉴别。

照顾好乳房

准妈妈从妊娠中期开始，就应注意乳房护理，为产后哺喂婴儿做准备。孕期做好乳房护理是保证母乳喂养的关键。

乳房的护理

1 选择适当的胸罩，从怀孕到分娩，大部分准妈妈的胸部可能会晋升 2 ～ 3 个罩杯、尺寸可能会增加 15 ～ 20 厘米，所以胸罩要随着胸部的改变适时地更换。要能完全包住乳房、不挤压乳头，过于压迫乳头会妨碍乳腺的发育。

2 有乳汁溢出的准妈妈，可于胸罩内垫个棉垫，并于洗澡时以温水轻轻地清洗乳头。

3 每天坚持用清水清洗乳头和乳晕，除去乳痂，每次清洗后在乳头和乳晕表面涂上一层油脂，或经常用湿毛巾擦洗乳头，增加皮肤表皮的坚韧性，使娇嫩的乳头经得起宝宝吸吮。

孕37周后适度按摩乳房

由于刺激乳头可能会引起宫缩，因此一般在 37 周以后进行乳房按摩会比较安全。按摩过程中可以软化乳房，使乳腺管畅通，有利于乳汁分泌。另外，刺激乳头和乳晕，还可使乳头的皮肤变得强韧，将来宝宝也比较容易吸吮。准妈妈可以用手掌侧面轻按乳房，露出乳头，并围绕乳房均匀按摩。

准妈妈每天睡前都坚持进行 2 ～ 3 分钟的按摩，对防止胸部下垂、促进产后乳汁分泌与恢复，都有很好的效果。

准妈妈放轻松

按摩的力度以不感觉疼痛为宜，在按摩过程中，如果子宫出现频繁收缩，要马上停止按摩。一旦出现异常症状，应及时就诊。

鼻子出血的处理

怀孕产生的大量孕激素，会让准妈妈的鼻黏膜肿胀，局部血管扩张充血，容易破损出血，出现鼻子流血。这种情况与孕期内分泌变化有关，是正常的生理现象，但也可以通过事先预防来避免这种状况。

鼻子出血的预防

1 保持空气湿润。夏天在空调房注意随时通风，冬天或气候干燥的时候使用加湿器。

2 注意饮食。保证每天 8 杯水的摄入，少食辛辣食物，保持大便通畅。

3 注意护理鼻腔。不要用力过度揉鼻子；在打喷嚏时，试着张开嘴，可减少对鼻腔的刺激；远离二手烟、灰尘等。

4 如果鼻腔十分干燥，可以适量使用凡士林油，或含盐的无添加物的鼻喷雾。但不要过度使用含有药物的鼻腔喷雾，它会加剧对鼻子的刺激。

鼻出血时的应急办法

当发生鼻出血时，坐下来，头微仰，保持在心脏以上的位置，用拇指和弯曲的食指紧紧地捏住鼻翼，朝脸的方向用力压 5 ~ 10 分钟。如果血液流向鼻后部，一定要吐出来，不可咽下去，以免因刺激胃黏膜而呕吐。

用冰块敷可以收缩血管，也会对止血有帮助。冷敷时将冰袋或装着冰块的塑料袋压在鼻子和脸颊上，注意不要躺下或向后仰头。

如果按压、冰敷 10 分钟后，鼻血仍没止住，但流血量已经不大了，那么就再坚持压 10 分钟。如果按压 20 分钟鼻血还没止住，就得去看医生了。

鼻出血切忌精神紧张，否则会使血压增高加剧出血。也切忌自己滥用滴鼻液和抗过敏药物。

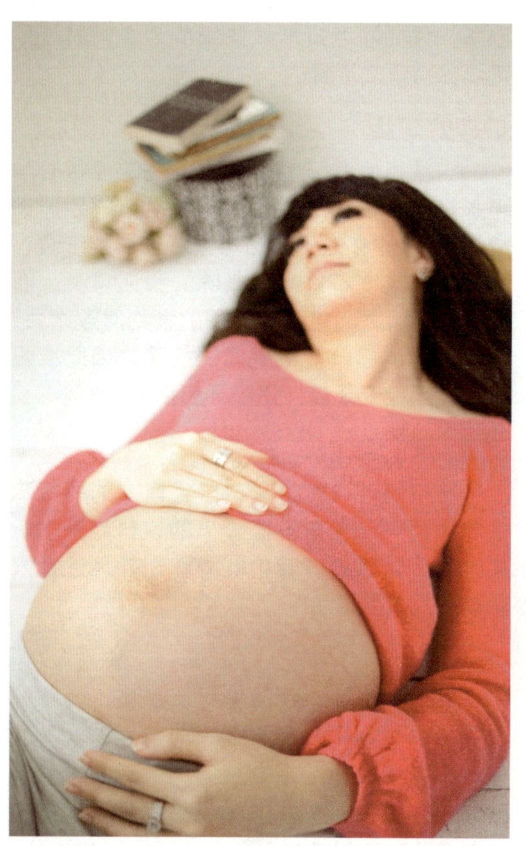

准妈妈放轻松

如果经常流鼻血，则要看医生。因为一些全身性疾病，如高血压、血管硬化、心脏病、肝脏病、高热、鼻外伤、鼻腔异物、鼻窦炎或肿瘤亦可引起鼻出血。

和胎宝宝玩踢肚游戏

孕 18 周的胎宝宝在母体内有很强的感知能力，与胎宝宝做游戏不但可以增进胎宝宝活动的积极性，而且有利于智力的发育。

“踢肚游戏”就是特别适合这个时期胎宝宝的胎教法，通过用手掌轻轻拍击胎宝宝，以诱引他用手推或用脚踢的回击。

踢肚游戏怎么玩

1 做踢肚游戏前，先进行一段时间的抚摸。准妈妈尽量全身放松，可以平躺在床上，在腹部松弛的情况下，用一个手指轻轻按一下胎宝宝后抬起，如果有轻微胎动，则表示胎宝宝立马就有反应，也可能需要坚持一阵子胎宝宝才会建立反应。

2 当感觉到胎宝宝踢肚子时，轻轻拍打被踢的部位，然后等待第二次踢肚。通常 1 ~ 2 分钟后胎宝宝会再踢，这时候再轻拍几下，接着停下来。

3 待胎宝宝再次踢肚的时候，准妈妈可以更换拍打的部位，胎宝宝会向改变的地方去踢，但应注意改变的位置不要离胎宝宝一开始踢的地方太远。

玩踢肚游戏的注意事项

1 坚持在固定的时间进行，每天 2 次，养成规律，这样才能让胎宝宝“心领神会”。

2 室内环境要舒适，空气新鲜，温度适宜。准妈妈应避免情绪不佳，保持稳定、轻松、愉快、平和的心态。

3 不宜跟胎宝宝玩踢肚游戏的情形：临近预产期，有不规则子宫收缩、腹痛、先兆流产或先兆早产现象时，曾有过流产、早产、产前出血等不良产史等。

4 玩游戏时，若是胎宝宝反应过于强烈，比如用力挣脱或蹬腿等，就应马上停下来。

准妈妈放轻松

玩这个游戏时间不要太长，以免引起胎宝宝过于兴奋，这样准妈妈会无法安然入睡。

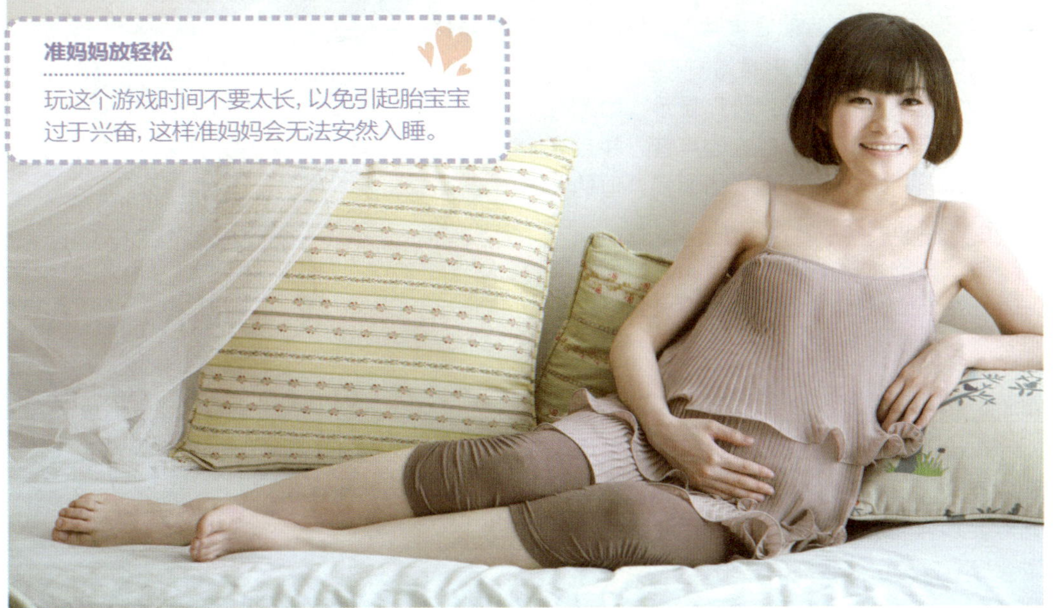

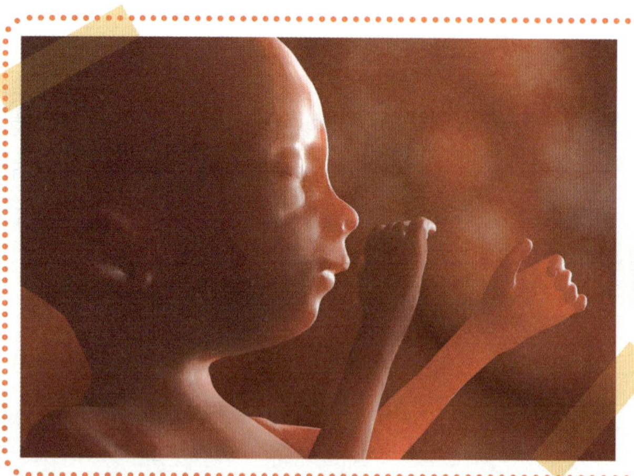

第19周 大脑的功能越来越完善

胎宝宝发育与母体变化

胎宝宝本周变化

胎宝宝的身长在本周达到 18 厘米，体重有 200 ~ 240 克。胎宝宝的四肢现在已经与身体的其他部分成比例了，可以更好地做一些动作。现在是胎宝宝感官发育的关键时期，胎宝宝的大脑开始划分出嗅觉、味觉、听觉、视觉和触觉的专门区域。研究显示，胎宝宝会学习分辨准妈妈与其他人的声音，并且很快会显示出对准妈妈的声音的偏爱。他的大脑神经元之间的连通开始增加。

胎宝宝的肾脏继续产生尿液，头皮上的头发开始长出，身体上覆盖的胎脂开始形成，保护着他的皮肤。

准妈妈本周变化

在接下来的几周里，准妈妈的体重增长得会更快，乳房不断增大，乳腺也很发达了。此时要加强乳房保健，但是要注意不能太刺激乳房，以免引起猛烈的宫缩。

随着孕周的增加，有的准妈妈会出现水肿状况，也有可能出现静脉曲张的情形，准妈妈要注意适时运动，不能久坐或久站，睡觉时用枕头等垫高腿部，穿宽松柔软的鞋子，尽量让自己舒适些。

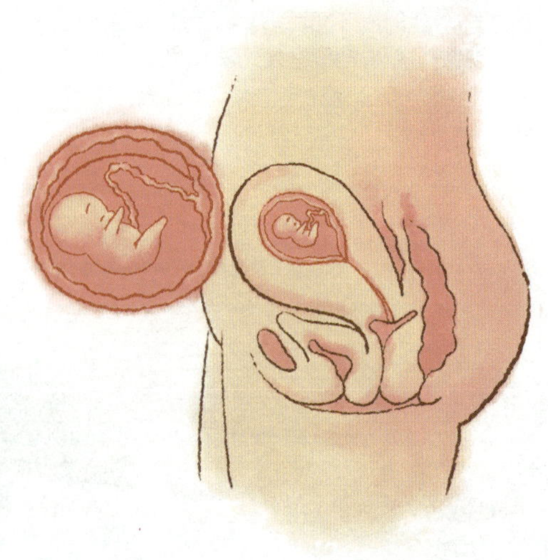

学会记录和监测胎动规律

一般情况下，明显胎动平均1小时不少于3次是正常的，但由于胎宝宝的个体差异大，有的12小时多达100次以上，有的只有30～40次。只要胎动有规律、有节奏且变化不大，就说明胎宝宝发育是正常的。

胎宝宝持续不断地动算作一次胎动，如果中间有停顿且间隔时间超过2～3分钟，则算作另外一次。数胎动时，最好在安静的环境中取左侧卧位，并保持思想集中、心情平静，这样才能使测得的数据更准确。

每天选取早、中、晚3个固定的时间，各数1个小时的胎动（如早上起床前的1小时，中午午休的1小时，晚饭后的1小时）。然后把3个小时胎动的次数相加乘以4，即为12小时的胎动次数。然后将计算结果记录在表格上。

怀孕周数	天数	数胎动时间	1小时胎动数	12小时胎动数
（　）周	1	早		
		午		
		晚		
（　）周	2	早		
		午		
		晚		
（　）周	3	早		
		午		
		晚		
（　）周	4	早		
		午		
		晚		
（　）周	5	早		
		午		
		晚		
（　）周	6	早		
		午		
		晚		
（　）周	7	早		
		午		
		晚		

胎动异常时的处理办法

数胎动是判断胎宝宝安全与否的一种非常简便而直观的手段。胎动正常就表示胎盘功能良好，输送给胎宝宝的氧气充足，胎宝宝在子宫内愉快地生活着。而胎动突然过快或过少，准妈妈就要注意可能有异常。

1 胎动突然减少。可能是准妈妈发烧，也可能是胎盘血液供应不足引起的。准妈妈平时应注意饮食和锻炼；少去人多、空气污浊的地方；保持室内空气流通，注意休息，避免感冒。

2 胎动突然加快。可能是因为准妈妈受到严重外力撞击。准妈妈不要做大运动量的活动，少去人多拥挤的地方。

3 突然加快后又很快停止。一般是由于准妈妈有高血压或者胎宝宝脐带绕颈、打结引起缺氧。预防的措施是定期去医院做检查；放松心情，避免紧张；感觉不良时及时就诊。

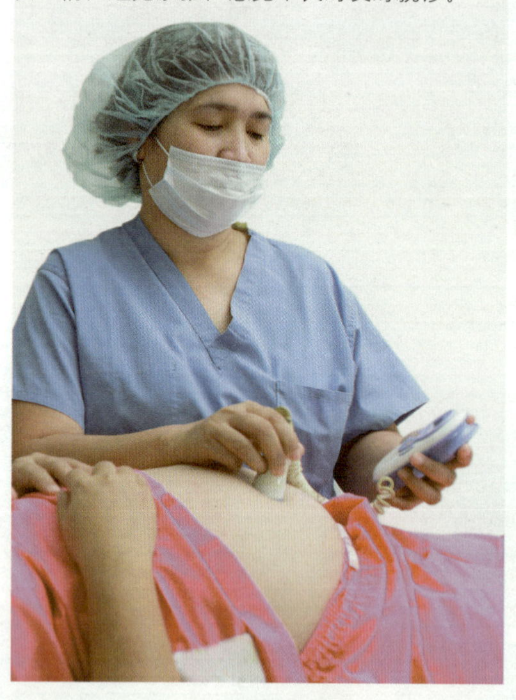

健脑食品吃出聪明宝宝

• **鱼类**：各种鱼都对人的大脑功能有促进作用。生活在水中的鱼和贝类，含有较多的不饱和脂肪酸，这些不饱和脂肪酸能够营养脑细胞。而且蛋白质、维生素、钙和微量元素的含量也很高，可促进智力的活动。鱼类中的深海鱼对胎儿脑的发育具有巨大的促进作用，有条件者可多吃些深海鱼。

• **鸡肉**：鸡肉富含多种营养素，且有温中益气，填精益髓，补虚益智的作用。《神农本草经》上说常吃鸡肉能“通神”，后世医家大多认为鸡肉“食之令人聪慧”。总之，鸡肉所含营养成分是胎儿大脑发育必不可少的。对于益智来说，山鸡（即野鸡）最好，草鸡（即家鸡）次之。

• **鸡蛋**：鸡蛋中含有大量的卵磷脂、三酰甘油、胆固醇和胆黄素。卵磷脂被消化后，可释放出胆碱，很快进入大脑，对增强人的记忆力有重要作用。鸡蛋是理想的健脑益智食物，孕妇应经常食用，以利于胎儿的脑发育。鹌鹑蛋也是营养价值高、健脑功效不错的禽蛋。

• **大豆**：大豆对人的大脑、神经系统发育具有重要意义。大豆含 B 类维生素，其中维生素 B_1 含量较高，也有利于健脑益智。

• **黑芝麻**：黑芝麻在油料作物中为高钙、高铁、高蛋白质食物，这三种物质对胎儿、婴儿的大脑发育都是必不可少的。

• **核桃仁**：核桃仁有补精益血及健脑之功能。其所含有的丰富的优质蛋白质和不饱和脂肪酸，是构成脑细胞的物质。常吃核桃仁对大脑神经、自主神经系统有益。

妊娠荨麻疹

怀孕期间，因为急速的生理变化，有些准妈妈的皮肤会出现凸起的块状疹子，而且奇痒无比。疹块可能发生在身体的任何部位，时有时无，令人捉摸不定，这就是妊娠性荨麻疹。

引起妊娠荨麻疹的原因很多，有可能是对食物（海鲜、蛋类、牛奶等）或药物过敏、妇科疾病，服饰或是气候变化等因素，比如花粉、灰尘、香水、羽毛等。

职场准妈妈如何让孕期更舒适

在孕期坚持工作有时候难免感到劳累，因此在工作时要注意调整心态，凡事量力而行，不可逞强。

合理安排工作

1 怀孕势必会占据准妈妈大部分的精力，如果胜任不了现有工作要及时申请调整，不要因为害怕别人代替自己或以后回不了原岗位而逞强，胎宝宝和自己的身体比工作要重要得多。

2 不要让工作占据太多私人时间。将工作带回家做，会增加压力，最后可能工作和生活质量都下降。

3 不要借着怀孕而给公司和同事增加太多的麻烦，这对自己以后的职场生活是很不利的。

准妈妈放轻松

在办公室准备一些小物品，可以让准妈妈感觉更舒适，对舒缓压力、提高工作效率也有很好的效果。如小毯子、靠垫、小凳子，寒冷干燥的冬天可以准备暖手鼠标垫和加湿器，炎热的夏天还可以在办公室放一个小风扇。

预防妊娠高血压疾病

妊娠高血压是准妈妈特有又常见的疾病，多出现在孕5月以后，最主要、最明显的表现是高血压。单纯地血压升高，还不是很严重，但是如果伴有水肿、尿蛋白等，则可能引发子痫。子痫是严重疾病，一旦发生抽搐、昏迷、心肾功能衰竭，可导致母子死亡。子痫是妊娠高血压继续发展的后果，预防子痫就必须预防妊娠高血压。

哪些准妈妈容易患妊娠高血压

有些准妈妈比其他准妈妈更容易患上妊娠高血压疾病，比如：家族中有高血压遗传的、对高血压易感的，有血管性疾病、肾病、糖脂代谢异常等疾病的准妈妈；初孕的、年龄小于20岁或大于40岁准妈妈。此外，怀有双胞胎或多胞胎的准妈妈和体重超标、营养不良的准妈妈也是妊娠高血压疾病的易患人群。

妊娠高血压疾病的预防

妊娠高血压重在预防，那些被医生评定为患妊娠高血压疾病风险较高的准妈妈，一定要注意以下几点：

1 重视产检，每次产检都会量血压，如果有异常可以及时发现，加强监测，能有效预防病情进一步发展。

2 多关注自己的身体，每周增重超过500克或者出现不易消退的水肿或者水肿超过腰部以上的都要及时告知医生。

3 控制盐分的摄入，每天摄入盐分不要超过5克，口味偏重的准妈妈，烹调时可以混合一些钾盐到钠盐里，既能提升菜肴味道，又能控制钠盐摄入。

警惕孕期头痛

孕初期头痛多数是激素影响了大脑的血液回流造成的，这种头痛会随着孕初期的结束而结束，但也有些准妈妈会在孕中期头痛，这就需要寻找原因了。

排除疾病因素

孕期头痛，应警惕妊娠高血压疾病，要注意监测血压有无升高，检查尿常规有无蛋白尿或水肿等症状。

如果在孕晚期突然出现头痛和头痛加重现象，还伴有耳鸣、心悸、呕吐、胸闷症状以及视觉改变、上腹部尖锐疼痛、突然的体重增加或手部、脸部肿胀等，可能是先兆子痫，要尽快看医生。

如何缓解非疾病引起的头痛

激素变化引起的头痛只是一种普通的怀孕反应，无须药物治疗，只要注意调理，就会慢慢缓解了。

首先，保证营养，让大脑能获得足够的能量供应；经常做头部体操，避免长期坐在电脑前或伏案工作，防止大脑缺氧。

其次，讲究饮食均衡搭配，含优质蛋白质的食物、新鲜蔬菜、水果等都要适当食用，不要太偏食。

再次，要注意休息，疲劳是诱发准妈妈头痛的导火线，包括眼疲劳也会导致头痛，因此准妈妈应尽量减少工作时间，不要过度用眼，并保证充足的睡眠。

此外，不良姿势也会引起头痛。准妈妈不妨检查下工作用的椅子、电脑屏幕和鼠标垫，以及汽车后视镜的位置。在家里，如果床上的枕头过高，可能会导致脖子“落枕”，并引起疼痛。

还有，压力大、心情抑郁也会导致头痛，准妈妈要学会自我放松，多到户外走走，呼吸新鲜空气。

如果头痛严重，无法缓解，可以请医生治疗。

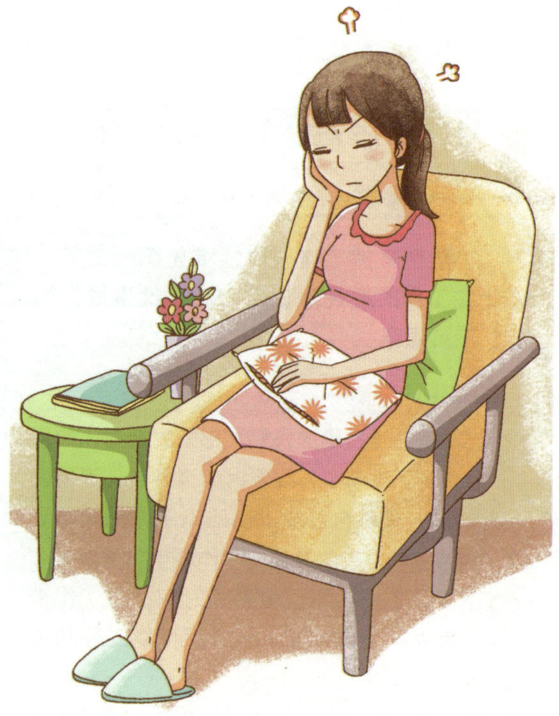

准妈妈放轻松

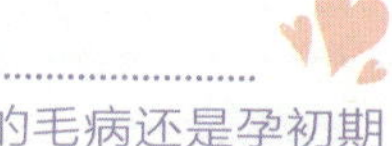

不管是孕前就有头痛的毛病还是孕初期开始的或者是孕中期开始的，在产检的时候都要告诉医生，医生会结合其他检查判断这种头痛是正常反应还是病理反应。不要认为这跟怀孕没关系就不说，容易耽误治疗。

出现水肿怎么办

许多准妈妈在孕晚期会出现水肿，也有些准妈妈在孕 5 月以后就有水肿现象了，这是由于胎宝宝的体积不断增大，压迫到了骨盆静脉和下腔静脉，使得腿部的血液不能顺畅回流，部分的液体就渗透到了其他组织中滞留下来，水肿就形成了。准妈妈可以试着用拇指按压小腿的胫骨，如果皮肤出现凹陷后不能很快地反弹回来，就说明下肢已经水肿了。

正确护理

1 把脚垫高。下肢尤其是脚部离心脏太遥远，静脉血回流的动力很小，把下肢抬高，依靠惯性的作用将脚部的血液送回心脏，水肿也就会缓解一些。

2 经常运动和按摩。运动和按摩能够促进血液循环，是消除水肿的好办法。

3 衣着舒适。过紧的裤子和鞋袜会导致身体血液循环不畅，引发水肿的可能。此外，腿部水肿会有轻微的胀痛，宽松的穿着有利于舒适透气。

饮食调节

1 饮食宜清淡。烹调用盐和含盐食物都不能多吃，以减少身体中液体的滞留。还有难消化的食物也是引起水肿的原因之一，如油炸食品，也要少吃。

2 冷冻食物不能多吃。冷食会影响血流速度，加重水肿。

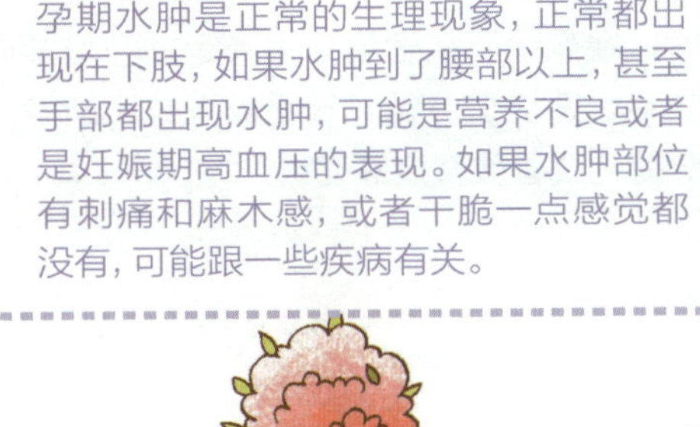

准妈妈放轻松

孕期水肿是正常的生理现象，正常都出现在下肢，如果水肿到了腰部以上，甚至手部都出现水肿，可能是营养不良或者是妊娠期高血压的表现。如果水肿部位有刺痛和麻木感，或者干脆一点感觉都没有，可能跟一些疾病有关。

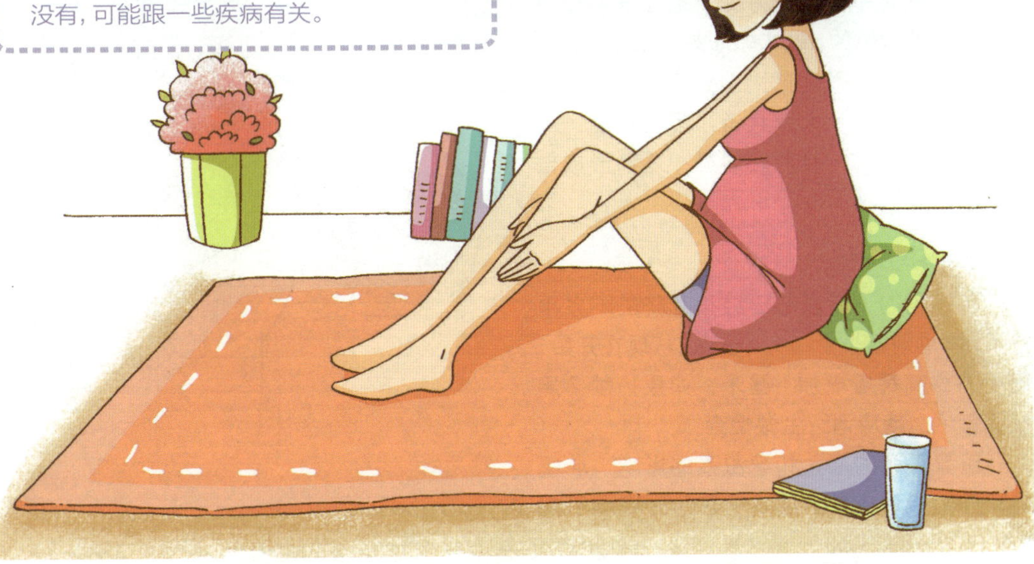

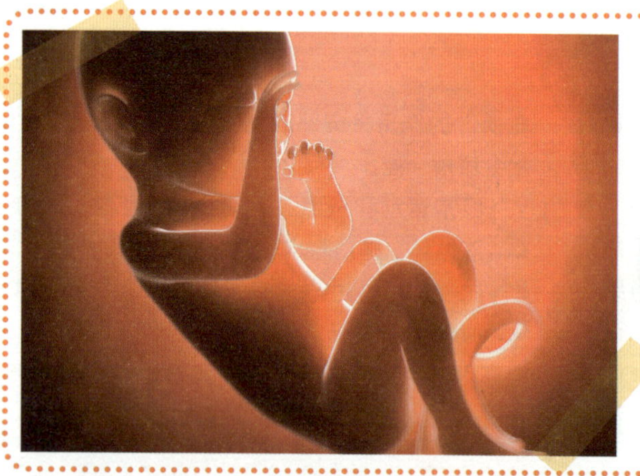

第20周 在子宫里游来游去

胎宝宝发育与母体变化

胎宝宝本周变化

胎宝宝从头到臀部的长度为 18 ~ 25 厘米，体重 250 ~ 300 克。

胎宝宝骨骼发育开始加快，他的四肢、脊柱已经进入骨化阶段，吞咽得更频繁了，这对他的消化系统很有好处。他还在制造胎粪——一种黑色的、黏糊糊的物质，由死细胞、消化分泌物和吞咽的羊水组成。

这周的胎宝宝大脑具备了记忆功能，而且能够像新生儿一样时睡时醒，逐渐形成自己的作息规律。

准妈妈本周变化

准妈妈的子宫顶部已经和肚脐差不多平行了，体重则增长了约4.5千克。从现在开始，每周的宫高都应增加1厘米，如果持续2周没有变化，就应请医生做检查。

随着腹部的增大和孕激素的影响，准妈妈又开始出现各种不适：子宫的升高会引起烧心和消化不良，缺钙和子宫的压迫会让腿抽筋，有的准妈妈可能会出现失眠的现象。此时，准妈妈不妨适当地增加运动，增加心肺功能，适应血液循环和呼吸系统不断增加的负荷，改善腰背痛等症状。

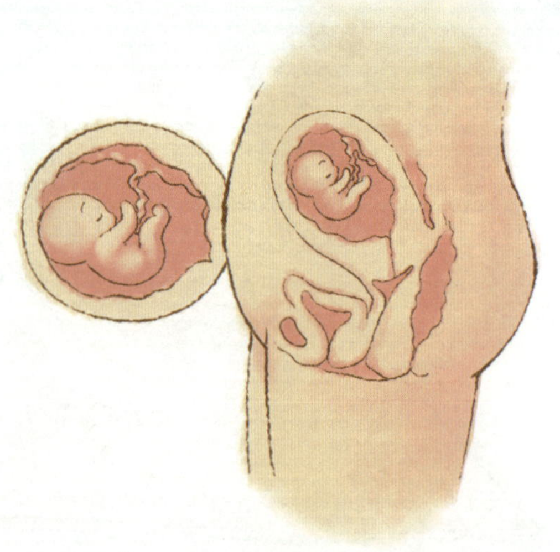

孕期腹痛不要慌

孕期腹痛不一定是胎宝宝出了问题，以下常见病也是腹痛的原因：

胃肠炎

胃肠炎的主要症状为呕吐、腹泻、腹痛、胃肠痉挛，有时会发热及身体酸痛，甚至脱水、全身无力，这是因为吃下了受病毒或细菌（或分泌的毒素）污染的食物，或手、餐具不洁而引起。孕妇在不舒服的状况下容易宫缩，除了针对胃肠炎做支持性的治疗外，也需安胎。孕妇患了胃肠炎后可先空腹1～2餐，饮食清淡，像是吐司、稀饭等，并补充一些电解质液，如严重才能在医师建议处方下吃些药物，或者静脉滴注补充水分。

急性阑尾炎

症状一开始是上腹部闷痛，接着会出现呕吐、食欲不振的状况，腹痛的位置转至肚脐周围，甚至在右下腹部发现有压痛。阑尾炎发生在一般人身上较为轻微，但发生在孕妇身上，死亡率和患病率提高，因此要特别小心。此外，因为子宫内有胎儿，会将盲肠的位置推到右上方，因此痛点偏右中腹。若不手术反而危险，而这类的手术危险性也不高，会采用半身脊椎麻醉，手术过程由外科医师执行。

卵巢肿瘤

可分为良性和恶性，必须照超声波观察，若肿瘤不断变大，最常见的并发症包括肿瘤扭转、肿瘤破裂，必须使用腹腔镜手术，接着进行安胎。若为良性肿瘤，如卵巢囊肿、黄体瘤等，可待产后再处理，但若有扭转、破裂（内出血）的可能，才考虑手术。若为恶性肿瘤，则必须直接考虑开刀，在不影响治疗的状况下，保留孩子。

泌尿系统炎症

尿频、尿急、尿中带血、解尿疼痛，都可能是泌尿系统炎症的征兆，严重可能会导致败血病，引发子宫不正常的收缩，甚至早产，且任何孕期都可能发生。此外，有妊娠尿糖的妈妈也较容易诱发膀胱炎。如果有泌尿系统炎症症状，务必寻求医师协助用药治疗。此外，妈妈要保持多喝水的习惯，不要因为怕多尿就减少喝水量，尽量少穿牛仔裤，并注意如厕的卫生清洁习惯。

尿道结石

结石会引发腹部疼痛感，不过常常会伴随着恶心与呕吐，若在孕期发生，常常被误以为是消化系统的疾病，如胃肠炎等。平日生活务必要多喝水，并记得如厕，才是预防尿道结石的方法。

胃食管反流

胃食管反流造成“火烧心”等胸口灼热、胸骨后疼痛症状。此时应采取少量多餐，可吃一点苏打饼干缓解，如必要时可由医师处方吃一些制酸剂。睡前尽量减少饮食，日常生活饮食也不要吃过度油腻，以及含有咖啡因和刺激性的食物。

自制健脑养血核桃酥

核桃含有的欧米伽3系不饱和脂肪酸是胎宝宝脑部发育的重要物质，同时含有丰富的锌，对胎宝宝脑部的发育十分重要，核桃中的磷脂对脑神经有良好的保健作用。这里介绍一款香甜美味的核桃酥。

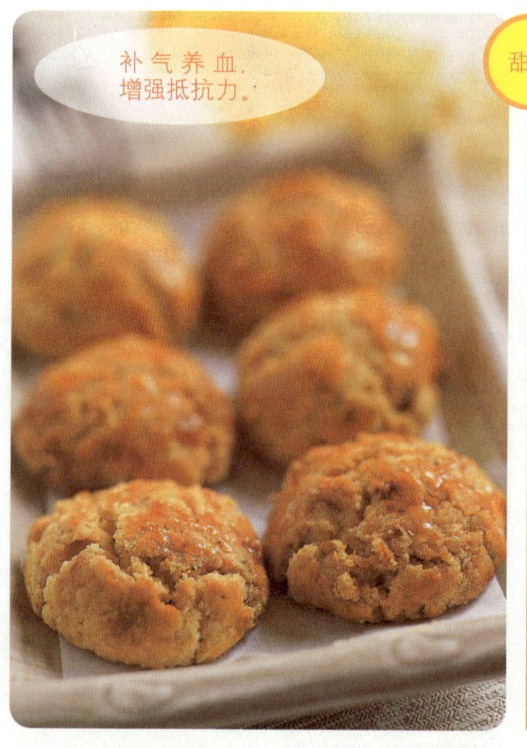

甜点

核桃酥

原料 核桃仁200克，糯米100克，白糖、水淀粉各适量。

做法

1. 核桃仁泡软，用竹签挑去里面的膜，洗净；糯米淘洗干净，浸泡2小时。
2. 炒锅置火上，放入适量花生油烧热，下核桃仁炸酥，捞出凉凉后和泡好的糯米一起加水磨成浆。
3. 炒锅置火上，放入适量清水和白糖烧沸，撇去浮沫，倒入糯米核桃浆搅开，烧沸后撇去浮沫，用水淀粉勾薄芡即成。

TIPS

核桃中的脂肪含量非常高，每天吃2～3个就可以了。

缓解妊娠水肿的饮食要点

准妈妈的水肿与饮食也有一定的关系，有些食物会加重水肿，也有些食物可以帮助缓解水肿，所以准妈妈要注意饮食。

会加重水肿的食物

1 过咸的食物。发生水肿时要吃清淡的食物，不要吃过咸的食物，尤其是咸菜。

2 难消化和易胀气的食物。吃油炸的糯米糕、白薯、洋葱、土豆等难消化和易胀气的食物，会引起腹胀，使血液回流不畅，加重水肿。

缓解水肿的食物

1 含蛋白质高的食物。增加饮食中蛋白质的摄入，可以提高血浆中白蛋白含量，改变胶体渗透压，能将组织里的水分带回到血液中。准妈妈每天一定要保证食入肉、鱼、蛋、奶等食物，特别是鲤鱼和鲫鱼，准妈妈可以多吃，不但消除水肿效果好，还有利胎宝宝大脑发育。

2 水果。水果中含有人体必需的多种维生素和微量元素，它们可以提高机体的抵抗力，加强新陈代谢，还具有解毒利尿等作用。

3 冬瓜。冬瓜具有清热泻火、利水渗湿、清热解暑的功效，可提供丰富的营养素和无机盐，既可养胎排毒，又可利水消肿，准妈妈可以常吃。

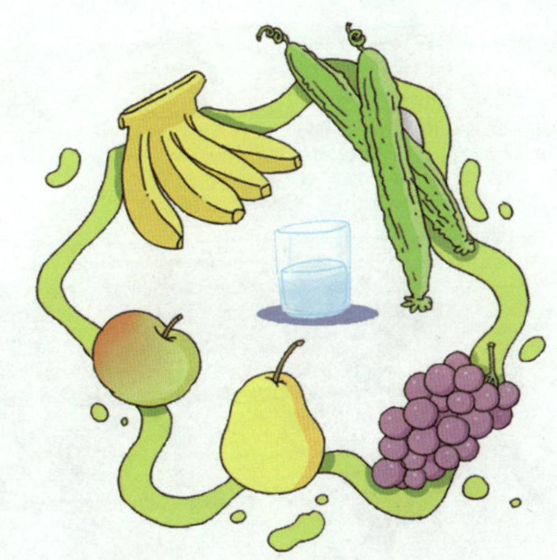

准妈妈放轻松

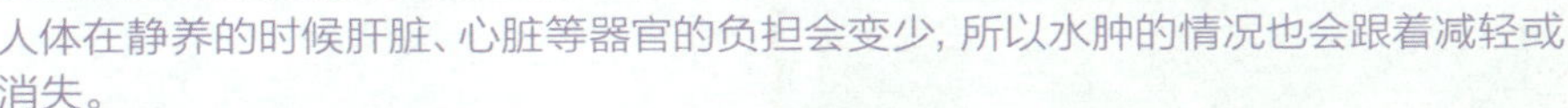

人体在静养的时候肝脏、心脏等器官的负担会变少，所以水肿的情况也会跟着减轻或消失。

几道缓解水肿的菜谱

红豆鲫鱼汤

汤品

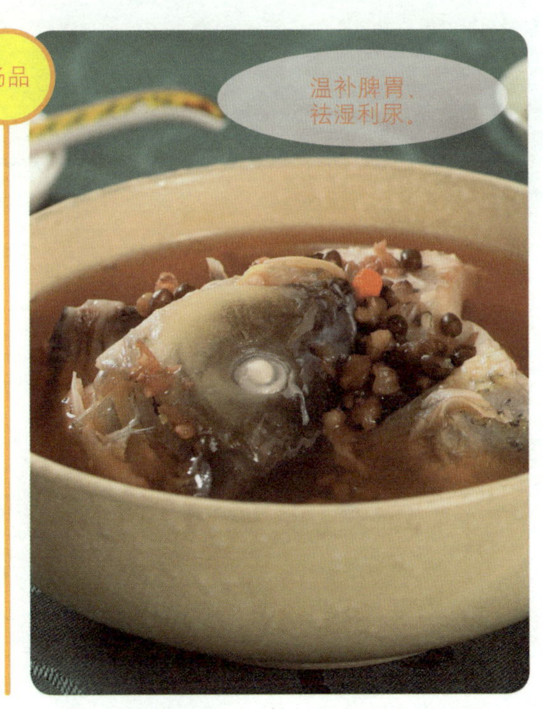

原料 鲫鱼1条，红豆100克，银耳2朵，姜片4片，盐适量。

做法

1. 红豆洗净后浸泡5个小时；银耳用水浸泡20分钟，洗净后剪碎；鲫鱼去鳞、内脏洗净。
2. 用油把鲫鱼略煎，盛起。
3. 砂锅煲置火上，烧滚适量水，下红豆、银耳、鲫鱼和姜片，水滚后改文火煲约90分钟，下少许盐调味即成。

TIPS

植物油不要太多，否则会太腻。

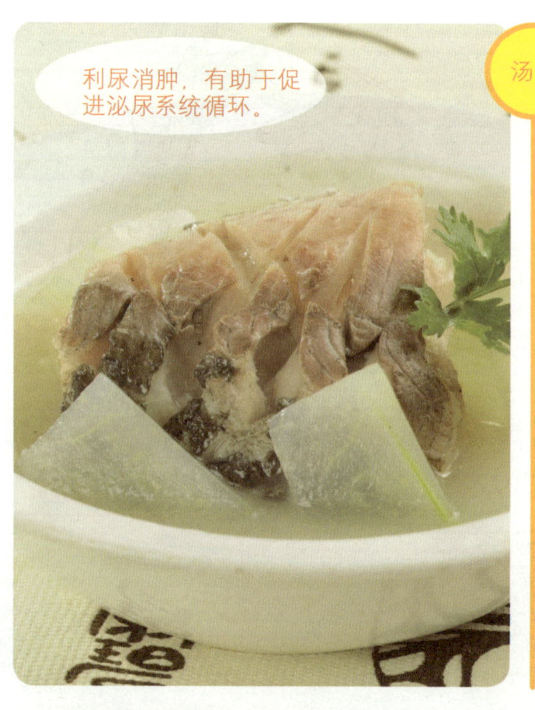

汤品

鲤鱼冬瓜汤

原 料 鲜鲤鱼 1 条，冬瓜 100 克，盐适量。

做 法

1. 鲤鱼洗净去鳞，切块；冬瓜去皮切成薄片。
2. 一起放入砂锅中加 3 小碗水，待鲤鱼熟透后即可吃鱼喝汤，加微量盐调味。

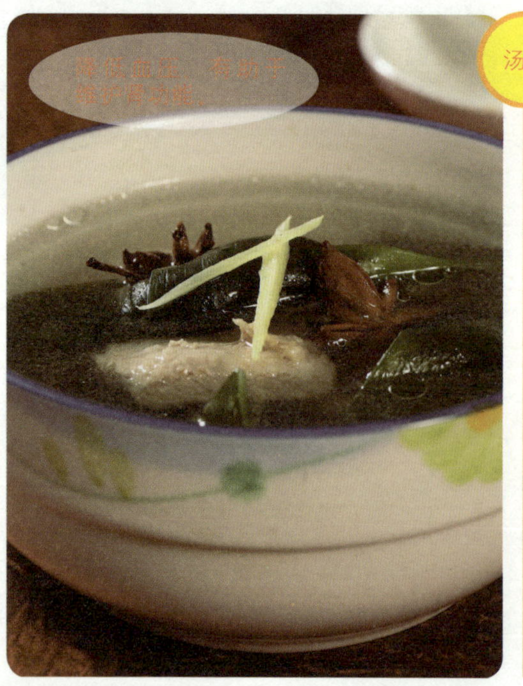

汤品

海带排骨汤

原 料 排骨 300 克，干海带 30 克，姜片、葱段、料酒、盐各适量。

做 法

1. 排骨剁块洗净，放入开水中去除血水后捞出；干海带浸泡开后洗净泥沙；海带切成 1 厘米宽的长条备用。
2. 在锅内放大半锅水，水烧开后加入排骨，少许葱段、姜片、料酒，用中火煮 20 分钟；把海带加入排骨汤中，改用小火煲 1 小时后，加入适量盐即可。

大米绿豆猪肝粥

粥类

原料 大米100克、绿豆50克、猪肝50克。

做法

1. 将大米、绿豆淘洗干净，加水适量，大火烧开后小火煮40分钟。
2. 待粥煮至快熟烂时，加入洗净、切碎的鲜猪肝50克，待猪肝熟透后即可食用，不宜加盐。

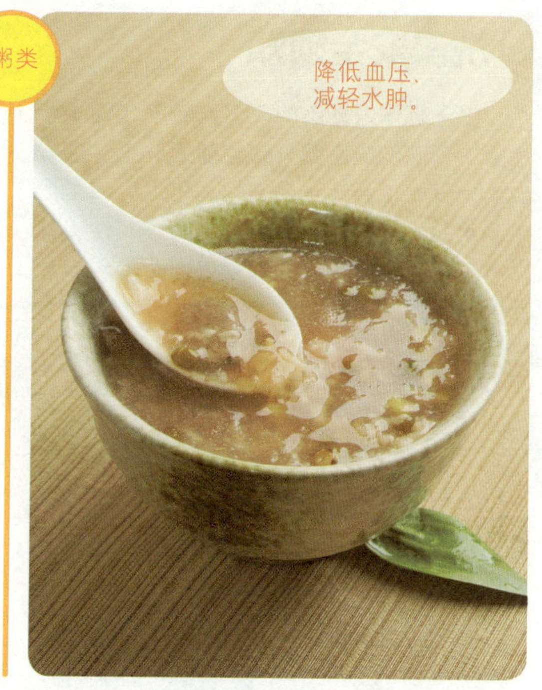

降低血压、减轻水肿。

玉米须煮水

汤品

原料 玉米须30克。

做法

1. 玉米须加水1碗半煎至1碗，喝水即可。
2. 也可以在煮鲜玉米时，不要将玉米须丢掉，与玉米一同煮。

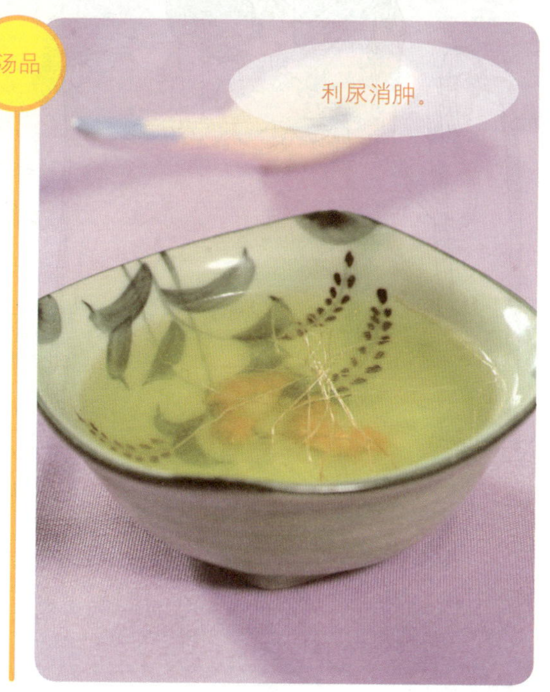

利尿消肿。

TIPS

准妈妈如果除四肢和面部水肿，还出现少气懒言、食欲不振、腰痛、大便溏薄、舌质淡、苔白等症状，多为病态水肿，需要及时治疗。

洗澡安全须知

由于机体内分泌的改变，新陈代谢逐步增强，汗腺及皮脂腺分泌也随之旺盛，准妈妈必须经常保持沐浴的习惯，但准妈妈的肚子越来越大，行动也越来越不方便，洗澡成了一件大工程。因此，在洗澡时，准妈妈一定要增强安全意识。

做好防滑措施

洗澡最容易发生的危险是滑倒，因此准妈妈要做好防滑措施。

1 在卫生间里铺设防滑垫，尤其是在会淋水的地方铺好，在卫生间装好手柄，洗澡和进出卫生间的时候尽量扶着走。

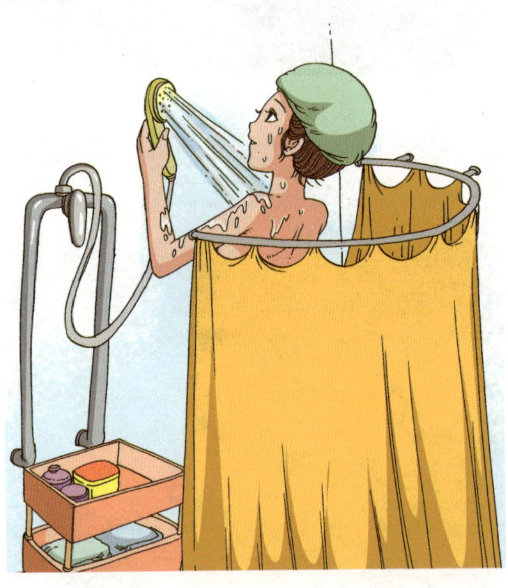

2 不要穿容易滑倒的鞋，购买防滑底的拖鞋穿着，洗澡时注意避免香皂水或沐浴露等滴落在地上。

3 洗澡的时候，可以带一张凳子进洗澡间，上面铺上干净的毛巾，坐在上面洗就会轻松很多。不过要提醒的是，凳子用完了一定要拿出来晾干，避免滋生细菌。

4 洗澡的时候，要告知家里人自己在洗澡，同时不要锁门，万一发生意外，家人可以及时进入救助。

其他注意事项

1 洗澡水的温度不能太高，不要超过38℃，高温会影响胎宝宝的稳定，另外高温容易让准妈妈发生昏厥。

2 不能空腹洗澡，容易出现低血糖；也不能饱腹洗澡，由于饱腹时消化道血流量较少，会妨碍食物的消化和吸收，引起肠胃道疾病，另外，心脏等部位供血不足，容易诱发心脑血管意外。

3 孕期要使用淋浴，不要盆浴，以免脏水倒灌，引起阴道炎。

4 洗澡的时间不能太长，浴室空气流通不畅，时间太长会导致缺氧，影响准妈妈和胎宝宝的健康。

准妈妈放轻松

大肚准妈妈洗澡最困难的是洗小腿、脚和后背，建议准妈妈不要勉强自己，如果每天都洗澡，就不用特别认真搓洗，简单将身体表面冲洗一下就干净了，如果需要搓洗小腿、脚、后背，可以请准爸爸帮忙。

失眠烦心的调理方法

怀孕后雌激素和孕激素的水平都会大大上升，这就会导致内分泌发生紊乱，引起失眠、烦心、头痛等问题。如果准妈妈恰好是思虑太多的性格，则更会导致睡眠质量差。所以，准妈妈要调整好自己的心态，并借助一些小技巧，来提高睡眠质量。

睡前不要吃太饱

睡前 2 小时内不要再吃一些难以消化的食物，否则肠胃消化食物产生的气体会滞留在体内，影响睡眠，而且睡前饱食容易使脂肪囤积，造成肥胖。晚饭最好安排在睡前 4 个小时左右，不要吃得太饱。

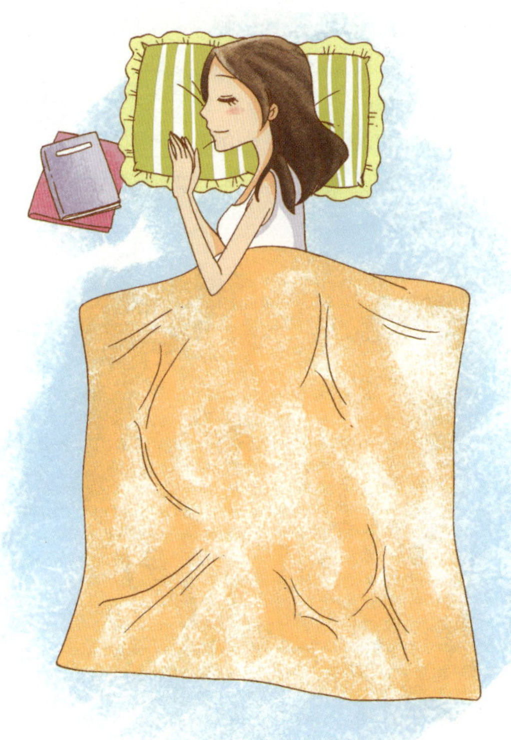

温牛奶可助睡眠

睡前半小时喝一杯温牛奶。牛奶具有很好的安眠作用，它含有色氨酸和肽类两种催眠物质，能够促进大脑细胞分泌出使人昏昏欲睡的神经递质——5- 羟色胺，并能调节人体生理功能，使人感到全身舒适，而且还能解除疲劳。

睡前让大脑放空

睡前精神要平稳、镇静，可以适当听听音乐、散散步，但不要做剧烈运动，也不要看惊悚、悲伤或搞笑类的影视剧或图书，这会刺激脑细胞，使准妈妈变得兴奋，不易入睡。缩短每晚看电视的时间，并定时上床睡觉。在睡觉前，准妈妈要强迫自己不要去想任何事情，让大脑保持放空状态。

放松身体

每天晚上洗个温水澡或用热水泡泡脚，还可以让准爸爸帮忙按摩，准妈妈的身体得到放松，自然就能轻松入眠。另外，睡觉时要注意调整睡姿，养成侧卧的习惯，以促进血液回流，减轻心脏负担，从而提高睡眠质量。

创造良好的睡眠氛围

选择家里比较安静的房间作为卧室，并将卧室布置得温馨舒适，创造良好的睡眠氛围。如果卧室的灯光太亮，就可以适当地调暗一些；如果噪声太大，则可以挂上厚厚的窗帘或贴上隔声壁纸来隔绝噪声。

准妈妈放轻松

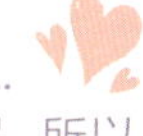

白天睡得太多也会导致晚上失眠，所以准妈妈要控制午睡的时间。

妊娠合并卵巢囊肿

妊娠合并卵巢囊肿一般是孕前就有卵巢的肿物，只不过不知道，当怀孕后进行检查时才发现。妊娠合并卵巢囊肿可能有如下危害：

- 怀孕早期时可嵌入盆腔引起流产。
- 怀孕中期时活动的囊肿容易发生蒂扭转，表现为腹痛。
- 怀孕晚期时如果肿瘤较大可导致胎位异常。
- 分娩时因肿瘤受压容易发生破裂，如果囊肿位置偏低，则会阻塞产道影响分娩。

孕早期的良性卵巢肿瘤，医生一般会建议在 12 ~ 24 周时考虑手术切除。妊娠晚期的良性卵巢肿瘤若不影响足月妊娠及分娩的话，原则上不立即手术，可密切观察，待分娩后再做手术。恶性卵巢囊肿原则上均应终止妊娠，治疗肿瘤。

有这种病症的准妈妈如果出现腹痛，特别是一侧腹痛明显加剧要立刻去医院急诊治疗。平时的生活起居也要严格遵照医生的叮嘱行事，切不可大意。

妊娠合并子宫肌瘤

子宫肌瘤是女性生殖器官中最常见的一种良性肿瘤，妊娠合并子宫肌瘤在临床上并不少见。肌瘤可以随着孕周而增大。因为肌瘤增长迅速，可以出现肌瘤局部供血不足，出现红色退行性变；有些部位的肌瘤如浆膜下肌瘤，可发生子宫肌瘤的蒂扭转。这些情况都可表现为腹部疼痛、发热呕吐、局部压痛及血白细胞增高等急腹症状，继发产生子宫收缩，出现阴道出血。

妊娠早期合并子宫肌瘤者容易出现流产，而且出血较多。大的肌瘤会影响胎宝宝在宫腔内的生长，可能出现胎位不正，手术率提高。巨大子宫肌瘤可能会阻塞产道，造成难产。分娩后，由于肌瘤影响子宫正常的收缩，易出现子宫收缩乏力和产后出血。

妊娠期的子宫肌瘤以保守治疗，积极观察为原则，具体根据妊娠的月份、肌瘤的大小、临床表现等因素而定，准妈妈一定要听从医生的建议和决定。

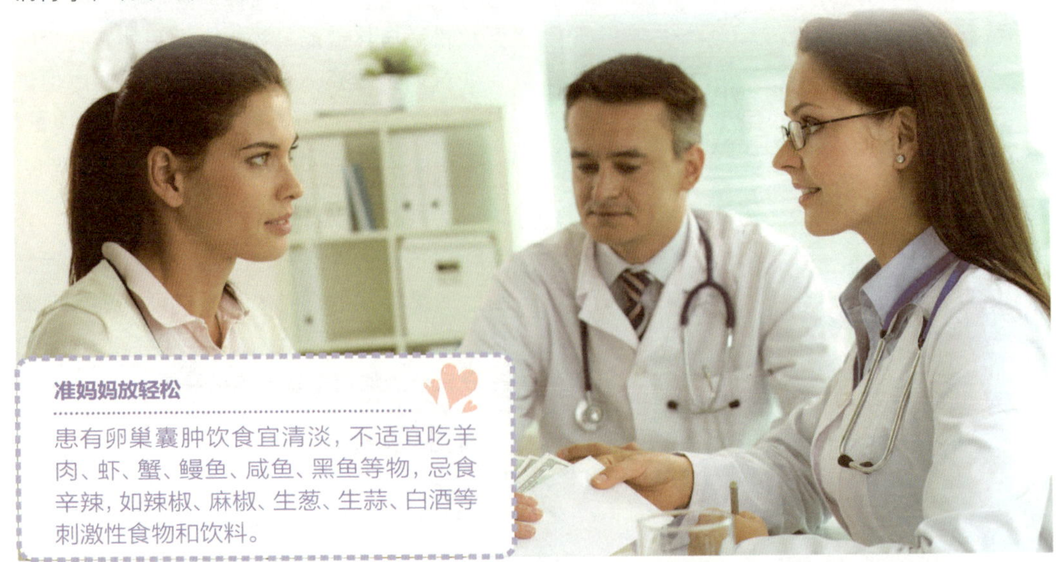

准妈妈放轻松

患有卵巢囊肿饮食宜清淡，不适宜吃羊肉、虾、蟹、鳗鱼、咸鱼、黑鱼等物，忌食辛辣，如辣椒、麻椒、生葱、生蒜、白酒等刺激性食物和饮料。

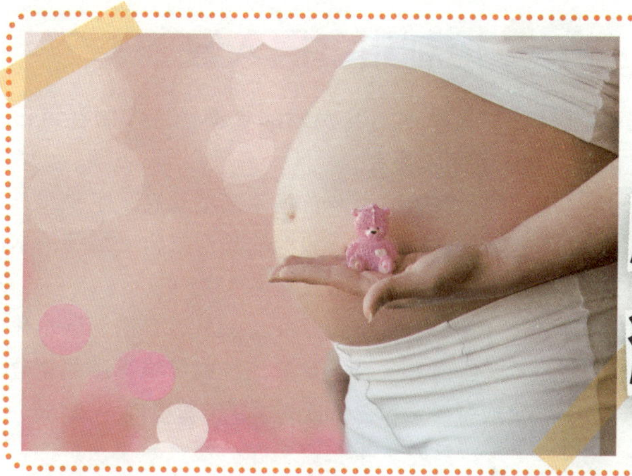

第21周 准妈妈的身体渐渐变得沉重

胎宝宝发育与母体变化

胎宝宝本周变化

胎宝宝现在的体重达到300～350克，将近26.6厘米长。胎宝宝身体的基本构造进入最后完成阶段，他的眉毛和眼睑都已经发育完全，手指甲已经覆盖住手指了，从外观上看，已经像一个小儿了。

胎宝宝的脑部发育仍然很快速，大脑沟回出现，小脑后叶发育，出现海马。胎宝宝的心跳声现在可以通过听诊器清晰地听到，而且胎宝宝也在时刻注意着外界的声音。

准妈妈本周变化

准妈妈现在的体重已经增加了4～6千克，可能常常会觉得呼吸急促，特别是上楼梯的时候，走不了几级台阶就会气喘吁吁的。这是因为日益增大的子宫压迫了肺部，而且随着子宫的增大，这种状况将更加明显。

生活中常见的铅污染

研究发现，铅对怀孕的威胁非常大，血铅水平越高，不仅流产风险越大，而且会使血压升高，降低铁的吸收率，此外，铅可以毫无障碍地进入胎盘，蓄积在胎宝宝的肝脏中，影响其生长发育、神经发育等，所以准妈妈一定要远离铅污染。

日常生活中的铅污染

- 汽车尾气中含有大量铅，准妈妈要少在公路旁逗留，自己也不要过多开车，如果家中有以开车为职业或者长时间与汽车接触的人，每天要清洗或更换工作服。
- 不使用含铅超标的化妆品。
- 在室内，要采取有效净化空气的措施，选用效果上佳的空气净化器或种植植物调节湿度，可降低悬浮颗粒物，进而减少铅尘。此外，准妈妈要远离吸烟人群。

警惕饮食中的铅污染

1 餐具：带漆的筷子和内壁色彩鲜艳的餐具都含有一定量的铅，最好用天然竹筷子和没有装饰的餐具，所有餐具都尽量少在高温情况下使用，以免有害物质释出。

2 罐装食品如各种罐头、听装饮料，方便食品如方便面、薯片、牛肉干等，近海海产品如各种贝类、鱼类产品以及爆米花、皮蛋等都含有一定量的铅。

3 长时间不流动的自来水也容易被铅污染，再次打开水龙头，最好待水放出 3 ~ 5 分钟后再用，如果有条件可以在管道上安装除铅过滤器。

准妈妈放轻松

当身体里缺少钙铁锌时，铅更容易进入并留存在体内，而当体内铅过多时，反过来又会影响钙铁锌的吸收。因此，准妈妈要重视足够的优质蛋白和多种维生素的摄入，避免机体出现钙铁锌的缺乏。饮食上可以选择能净化机体内环境的食物，如绿豆、血制品、海带、海藻、葡萄等食物。

准妈妈放轻松

在必须用糖的时候，可考虑用红糖代替白糖。因为红糖是未经提纯的蔗糖，其中保存了许多对准妈妈有益的成分。

控制甜食摄入量

在孕期，准妈妈的食糖量应控制在每日 50 克之内为宜。

1 少食用糖类及含糖量高的蛋糕、水果派、饼干、果酱、加糖的起泡饮料、加糖的水果汁、巧克力、冰淇淋等食物。

2 大米、面粉、豆类、土豆等非精制碳水化合物中含有一定量的植物纤维可避免糖分摄取过量，在日常饮食中可适量摄取。

3 适量吃水果，避免糖分高。水果虽好，但并非可以无限制地吃，水果的补充最好是在两餐之间，每日控制在 500 克以内，并且选择水果时应尽量选择含糖量低的水果，或以蔬菜代替，如番茄、黄瓜等，千万不要无限量地吃高糖分水果。

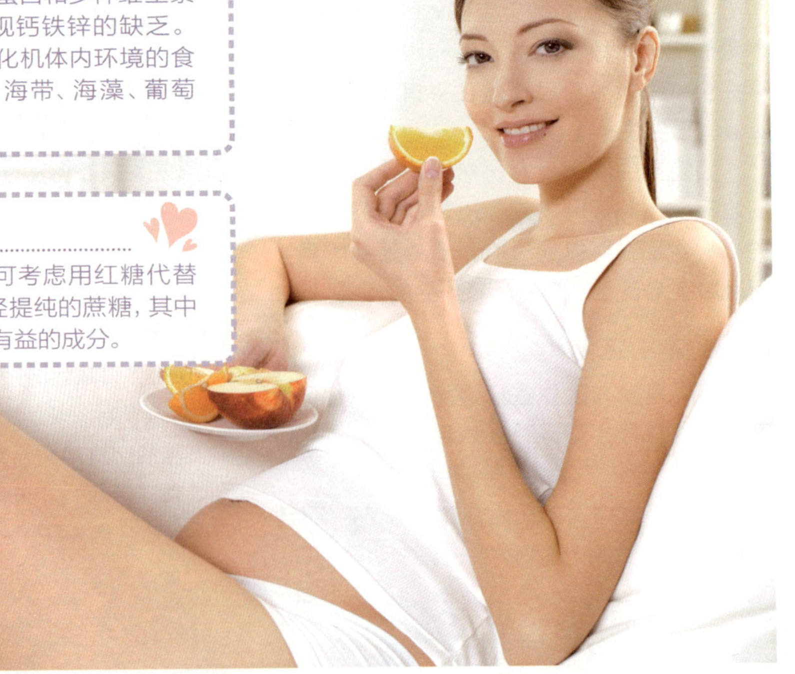

夏季吃西瓜的注意事项

西瓜是传统的消夏水果，准妈妈夏天适量吃些西瓜，不仅可以补充体内的营养消耗，还会更好地满足胎宝宝营养摄取的需要。但是为了自身和胎宝宝的健康，一定要有讲究地吃西瓜。

吃西瓜要适量

准妈妈每天吃西瓜最多不超过 200 克。因为如果吃西瓜太多，就会摄入过量糖分，造成糖在血液中的浓度高，可能引发妊娠糖尿病。

患有感冒或肾病最好少吃西瓜，因为这样会加重病情。尤其是患糖尿病的准妈妈，吃西瓜一定要在医生指导下进行，切不可随心所欲，以免病情加重，影响准妈妈及胎宝宝的身体健康。

不要吃“冰西瓜”

在冰箱内冷藏的西瓜虽然可口，但由于温度过低，吃了可能会引起肠胃疾病，严重的甚至会引发宫缩，导致早产。

饭前或饭后别吃瓜

西瓜中大量的水分会冲淡胃液，在饭前及饭后吃都会影响食物的消化吸收，而且饭前吃大量西瓜又会占据胃的容积，使就餐中摄入的多种营养素大打折扣。

准妈妈放轻松

分娩过程中，许多准妈妈有精神紧张、周身疲劳、胃肠蠕动减弱、食欲不振、大便秘结等现象，这时吃些西瓜不但可以补充营养，还可刺激肠蠕动、促进大便通畅。

静脉曲张的预防

很多准妈妈在孕期会出现静脉曲张，并在接近皮肤表面的地方凸出来，有时呈蓝色或紫色，看起来弯弯曲曲，准妈妈会感觉发痒或疼痛，而且也不美观，但是在短期内通常是无害的，准妈妈不必过于担心，做好预防静脉曲张加重即可。通常在分娩后的 3 ~ 4 个月内，静脉曲张就会出现好转。

静脉曲张的原因

怀孕给腿部的静脉带来了更多的压力，而且孕期血容量增加，子宫增加了对下腔静脉的压力。不仅如此，孕酮的增加也会导致血管壁松弛，所以随着胎宝宝的发育和子宫的增大，准妈妈的静脉可能会变得越来越突出。

静脉曲张往往会随着怀孕的次数增加而越来越严重，它们大多会出现在准妈妈的腿上，也可能会出现在准妈妈的外阴部。在孕晚期，静脉曲张通常会加重。如果刚开始怀孕时就超重、胎宝宝偏大或者怀有双胞胎或多胞胎，站立时间过长等，静脉曲张可能会特别严重。而有过静脉曲张史的准妈妈，可能更容易受到困扰。

静脉曲张的预防

1 控制体重。如果超重，会增加身体的负担，使静脉曲张更加严重。

2 坚持适度温和的运动。适度的活动有助于促进准妈妈的血液循环，但要注意避免过度的有氧运动，比如慢跑等，因为过度运动会增强腿部静脉的压力，使问题加重。

3 尽量避免长期坐姿、站姿或双腿交叉压迫，每隔一段时间要活动活动，随时垫高脚部。

坐着的时候，用一个凳子或盒子垫起双腿；躺着的时候，则用一个枕头垫高双脚，帮助血液回流至心脏。

4 不要穿紧身的衣服。腰带、鞋子都不可过紧，短袜不能紧箍，而且最好穿低跟鞋，不要穿太紧或鞋跟太高的鞋子，以免过度拉伸小腿肌肉。

5 睡觉时采取左侧卧位。因为下腔静脉在右侧，向左躺着，可以减轻子宫对静脉的压迫，从而降低对腿及脚部的静脉压力。准妈妈还可以在背后塞个枕头，使自己向左侧倾斜。

6 避免高温。高温易使血管扩张，加重静脉曲张现象。

腿部放松运动

以下腿部放松运动可以放松腿部肌肉，防治静脉曲张。

第一步，双腿前后张开，前腿弯曲，后腿伸直，后腿脚跟着地，后腿脚尖往前，身体不要弯曲，臀部不要翘起，练习时注意保持平衡；如此反复数次后，再弯曲膝盖，慢慢将腿放回成原来姿势，然后换另一条腿，反复练习。

第二步，仰卧在床上，收起双膝，一条腿伸直并向上高举，保持此姿势，脚尖绷紧后放松，再绷紧，再放松，如此反复数次后，再弯曲膝盖，慢慢将腿放回成原来姿势。然后换另一条腿，练习5次，适合在孕中期锻炼。

第三步，膝盖并拢，左右翻倒。两腿轮换，屈腿、向外翻倒。早、晚各做5～10次。可加强骨盆关节和腰部。

准妈妈放轻松

如果已经出现静脉曲张症状，就可以穿上专门的孕妇静脉曲张弹性袜。

通过饮食改善静脉曲张

准妈妈如果患静脉曲张，要注意均衡营养，增强血管机能，在此基础上再适当吃一些可改善静脉曲张的食物。

1 浆果。树莓、黑莓、蓝莓和覆盆子等红色浆果里含有一种可能会强韧静脉壁的色素，有助于防止静脉曲张形成。

2 新鲜菠萝。菠萝里含的菠萝蛋白酶能分散引起静脉曲张的血纤维蛋白，从而防止血液凝块。但大量菠萝蛋白酶会引起早产，要注意适量摄取。

3 富含维生素E的食物。维生素E不足也会导致静脉曲张，富含维生素E的食物有葵花子、小麦胚芽、绿叶蔬菜、蛋黄、坚果、肉及乳制品等。

4 大蒜。大蒜能增强血管韧度，准妈妈可以在做饭的时候用整个蒜瓣或服用含有丰富蒜素的大蒜胶囊。

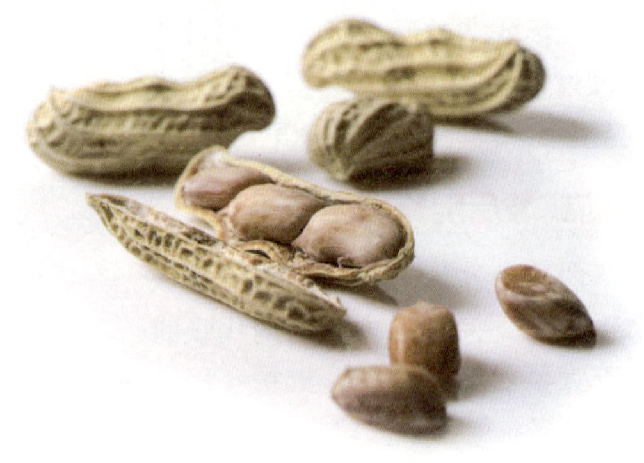

准妈妈放轻松

坚持每天喝8杯水可有效缓解静脉曲张，但最好不要喝茶、咖啡、可乐和太多牛奶，否则会让静脉曲张加重，还会导致便秘，使痔疮加重。

坐飞机时注意安全

准妈妈由于工作或异地生产等原因，有时候需要搭乘飞机出行，那么，准妈妈到底能不能乘坐飞机呢？

孕中期可适当乘飞机

怀孕中期属相对稳定时期，一般可以乘飞机。但为防患于未然，最好征求妇产科医生意见，进行孕期各项检查，并将自己的体检报告随身携带。

准妈妈乘飞机注意事项

1 搭乘飞机前，最好先打电话问清楚航空公司的规定。各航空公司对准妈妈乘坐飞机都有一定的规定，一般来讲都允许孕 27 周以前的准妈妈乘坐，孕 28 ~ 36 周的准妈妈要有医生证明才能乘坐，怀孕 36 周以后就会被拒绝乘坐了。

2 为保证旅途更安全舒适，准妈妈可以选择靠近过道的座位，方便起身活动；在飞机上每隔 1 小时走动一下，让下肢血液循环畅通；穿宽松、柔软的衣服，注意保暖；在背后放个小枕头，以缓冲颠簸。

3 在旅途中一旦发生产科急症，如不明原因的腹痛、阴道出血、宫缩、阴道大量排出水样液体（羊膜破裂）、阴道排出组织或血块，应及时报告乘务员，请求帮助。

准妈妈放轻松

安检门和手持金属探测器所发射的是磁力线，对人体没有明显危害。检查行李用的X射线，已经用铅板做了隔离，对胎宝宝几乎不会产生不良影响。如果准妈妈着实有疑虑，可以要求安检人员贴身检查，这样就可以不用仪器了。

后背发麻要多休息

怀孕后，脊柱神经根受到压迫，有的准妈妈会时不时有后背发麻或发紧的感觉，这是孕期正常的生理现象，一般会在经过充分休息后缓解。

平时，准妈妈还需要注意日常保健预防后背发麻，如站立坐卧时经常更换姿势，不要过长时间地保持同一个姿势，休息一段时间后要进行适当的运动，上班族准妈妈要避免长时间使用电脑等，适度的锻炼能使后背发麻的现象减轻。

如果经过休息没有减轻症状，反而越发加重，就需要及时就医检查。

准妈妈如何舒适度过炎炎夏日

炎炎夏日，可以说是准妈妈最辛苦的季节，不光酷热难当，容易上火，而且夏季蚊虫还多，那么，准妈妈该如何安度夏日呢？

注意避暑

根据准妈妈的生理特点，夏季在生活上应注意适当休息，防止忽冷忽热，应注意以下几个方面：

1 衣着凉爽宽大，选择透湿、吸汗的真丝或纯棉衣裤。衣着款式宜宽松，胸罩和腰带不宜过紧，衣服应勤洗勤换，保持清洁卫生，增加凉爽条件。

2 多用温水洗浴。因准妈妈皮肤的汗腺分泌旺盛，毛孔扩张，出汗较多，应经常用温水擦洗或淋浴，以保持皮肤清洁，预防生痱子，最好一日洗浴 2 次，不要用冷水，以防皮肤汗垢不易消除，而且易受凉感冒。

3 不要在冷气十足的房间待得过久，防止腹部受凉。

做好防晒工作

孕期的皮肤相对比较敏感，而且容易产生色素沉着，如果不注意防晒，容易留下色斑，甚至被晒伤。所以，准妈妈出门最好是避开上午10点到下午3点这一阳光强烈的时间段。出门时，一定要做好防晒准备工作。

阳光特别强烈的时候仅仅靠遮阳伞是无法完全阻挡紫外线的，还需要防晒霜的帮忙。准妈妈挑选防晒霜要特别注意，要选择含物理成分的防晒霜，天然、不含铅，对胎宝宝没有影响。而且一回到家中就应该立即将防晒霜洗掉。

如何安全驱蚊

据研究，一盘蚊香燃烧释放出的微粒相当于4～6包香烟的量。超细微粒一旦被吸进肺里，短期内可能引发哮喘，出现呼吸困难、头痛、眼睛痛、反胃等现象。

传统的花露水驱蚊法也不适合准妈妈，因为花露水的主要成分是樟脑、薄荷脑、桉叶油、冰片、丁香油。这些成分进入准妈妈体内，不容易排出，且可能穿过胎盘屏障，影响胎宝宝的正常发育。

建议准妈妈夏天使用蚊帐防蚊，也可选用专门适用于准妈妈的蚊香片（一般超市有出售）。同时可在卧室摆放一些可驱蚊虫的植物，如盛开的夜来香、茉莉花、米兰等。

准妈妈放轻松

穿深色衣服的人容易被叮咬，穿浅色衣服则可减少这种情况。

掌握正确的姿势减轻身体负担

随着怀孕周数的增加，准妈妈肚子逐渐向前突出，身体重心发生变化，准妈妈日常的行走坐卧等都要调整姿势，才能充分保证自己与胎宝宝的安全。

站立的姿势

准妈妈站立时，两腿平行，两脚稍微分开，把重心压在脚心附近，不容易疲劳。

行走的姿势

抬头，伸直脖子，挺直后背，绷紧臀部，使身体重心稍微前移，使较大的腹部抬起来，保持全身平衡行走。

坐姿

保持背挺直，背紧贴靠背，椅子的靠背可以支撑腰背部，也可以放一个小靠垫在腰背部，双腿不要交叉，将两脚放在小凳子上，有利于血液循环。

睡姿

在妊娠中期以后，由于肚子大起来，采取仰卧的姿势就会感到有点不舒服，这时候，侧卧位比较舒服。当腿脚疲劳或水肿，有静脉曲张时，把叠成两折的坐垫放在腿下，把腿垫高，这样睡眠效果会更好。

准妈妈放轻松

准妈妈上下楼梯也要注意安全，不要猫腰或是过于挺胸腆肚，只要伸直背就行。要手扶楼梯栏杆，不要被隆起的大肚子遮住视线，要使眼睛看清楚楼梯阶，将脚的全部放在楼梯阶上，一步一步地慢慢走，不要使用脚尖踩楼梯阶，这样容易摔跤。

给胎宝宝来点音乐

音乐胎教不光能使准妈妈心旷神怡，优美动听的音乐还能够激发胎宝宝的艺术潜能，为后天造诣打下基础。因此，准妈妈每天都要安排一定的时间进行音乐胎教。在胎教过程中，要注意下面的事项：

音乐的选择

平和、轻松的轻音乐和喜乐的民乐是最适合作为胎教音乐的。一套音乐准妈妈听了之后感觉呼吸通畅、身体放松，这就是好的胎教音乐，放给胎宝宝听不会有错，如果准妈妈听了之后感到特别兴奋或者特别悲伤，情绪有较大波动，就不适合胎教。

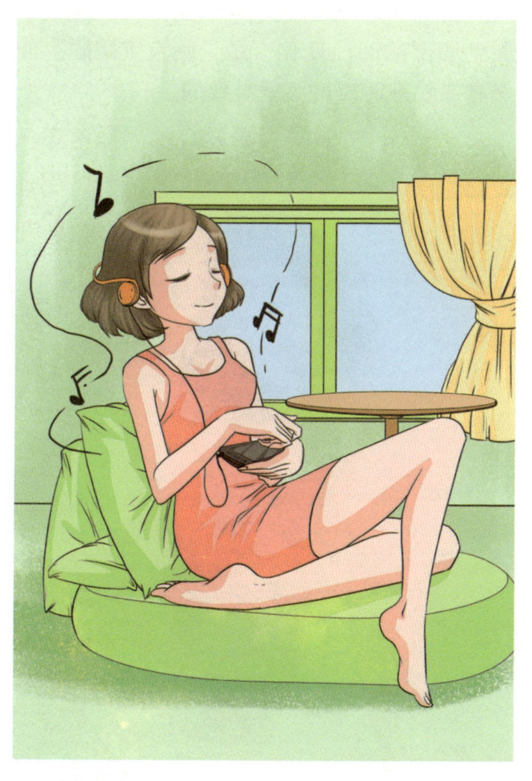

音量不要太大

注意给胎宝宝放音乐时，音量不要太大，跟正常说话声音差不多的分贝，大约60分贝就好，准妈妈离发声源也不要太近，离开1～2米为好，千万不要把放音机或耳麦直接放在肚子上，另外也不要用耳塞长时间听音乐，用耳塞听音乐，胎宝宝听到的声音要比准妈妈听到的还大，对他的听力很不利。

准妈妈的哼唱是最好的胎教音乐

其实，准妈妈唱歌比放音乐效果更好，因为唱歌时，准妈妈的声带会振动，声带振动带动内脏平滑肌振动，并传导到子宫，传递给胎宝宝，促进他触觉能力和运动能力发展。而且唱歌是一种主动活动，不会出现听音乐时的心不在焉，能够优化准妈妈的心情，进而让胎宝宝感觉愉快。唱歌时小声哼唱配合轻轻的摇摆效果最好，最好不要太大声。

准妈妈放轻松

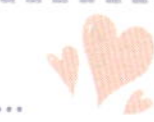

这一时期胎宝宝的特质会有所显现，比如有的胎宝宝“淘气”，有的“调皮”，也有的“文静”，准妈妈可以根据胎宝宝表现的不同“性格”来挑选胎教歌曲。比如胎动频繁的胎宝宝可以经常听一些节奏缓慢、旋律柔和的乐曲；胎动不是十分明显的文静、不爱活动的胎宝宝则可多听一些轻松活泼、跳跃性强的儿童乐曲、歌曲等。

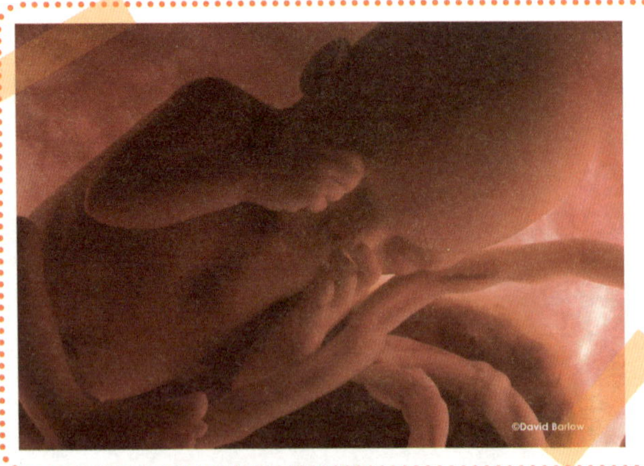

第22周 恒牙和乳牙开始发育

胎宝宝发育与母体变化

胎宝宝本周变化

胎宝宝体重有350～450克了，身长达到了28厘米，身体各部分比例协调。胎宝宝的眼睛已发育，但是虹膜（眼中的有色部分）仍缺乏颜色。胎儿的嘴唇越来越清晰，长牙的准备已经做好，恒牙牙胚也逐渐发育，小牙尖也出现在牙龈内，显露出长牙的最初迹象。

胎宝宝的生殖系统逐渐发育。胎宝宝的内脏器官一直都在井然有序的工作中不断完善，一切都很完美。产生激素的重要器官——胰腺，也在稳步发育。

准妈妈本周变化

准妈妈体重增长比较明显，子宫进一步增大上升，子宫底逐渐升高，腹部明显突出，使得肚脐可能会凸出来。

本周进入了“胎动期”，胎动变得规律起来，肢体活动增加，而且很有力，动作也都是大幅度的，腹壁较薄的准妈妈经常可以看到腹部的凹凸变化，那是胎宝宝踢腿、伸胳膊或跳跃时碰触腹壁导致的。

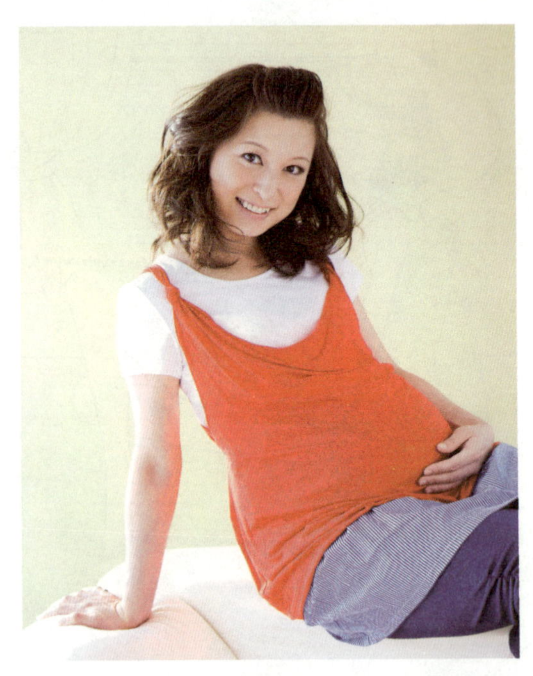

补充膳食纤维，防治便秘

怀孕后，由于胃酸减少，胃肠蠕动缓慢，再加上胎宝宝的压迫，不少准妈妈都受到便秘的困扰。如果能及时调整饮食结构，摄入一定量的膳食纤维，对准妈妈顺利排便，减轻便秘和腹胀的痛苦有很大的帮助。

膳食纤维的来源

糙米、胚芽精米、玉米、小米、大麦、小麦皮（米糠）和麦粉（黑面包的材料）等杂粮，牛蒡、胡萝卜、四季豆、红豆、豌豆、薯类、裙带菜等蔬菜中的膳食纤维含量都比较高。其他新鲜蔬菜、水果、菌藻类食物中的膳食纤维含量也比较丰富。

要注意的是，膳食纤维并非补得越多越好，吃太多含膳食纤维的食物容易引起胀气和腹痛，建议每天摄入 25 ~ 35 克食物纤维就足够了。以下推荐两款防便秘食谱：

准妈妈放轻松

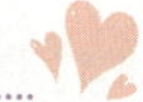

孕期便秘是准妈妈常遇到的难题，很多人认为香蕉是润肠的，可缓解便秘症状，但其实只有熟透的香蕉才有缓解便秘的功能，生的香蕉吃得太多反而会加重便秘。因为，没有熟透的香蕉多含鞣酸，会起到阻碍消化的作用，抑制胃肠蠕动。另外，香蕉吃多了也容易引起准妈妈血糖升高，增加妊娠糖尿病的概率。

香干炒芹菜

素菜

原料 香干 3 块，芹菜 300 克，红柿椒 1 只，小葱 1 根，料酒、盐、味精各适量。

做法

1. 将芹菜去根、去叶、去筋，洗净，切成寸段，粗茎切成两半，后入沸水锅中汆烫片刻，捞起沥干；香干洗净，切成干丝；小葱洗净切成葱末；椒去籽，切丝。
2. 锅置火上，放油烧热，放入葱花、椒丝煸炒，放入芹菜炒半分钟，再倒入香干，滴料酒，加适量盐、味精，翻炒几下，出锅装盘。

TIPS

芹菜中含有丰富的植物纤维，并且芹菜中含有的芳香油，可以帮助准妈妈增进食欲。

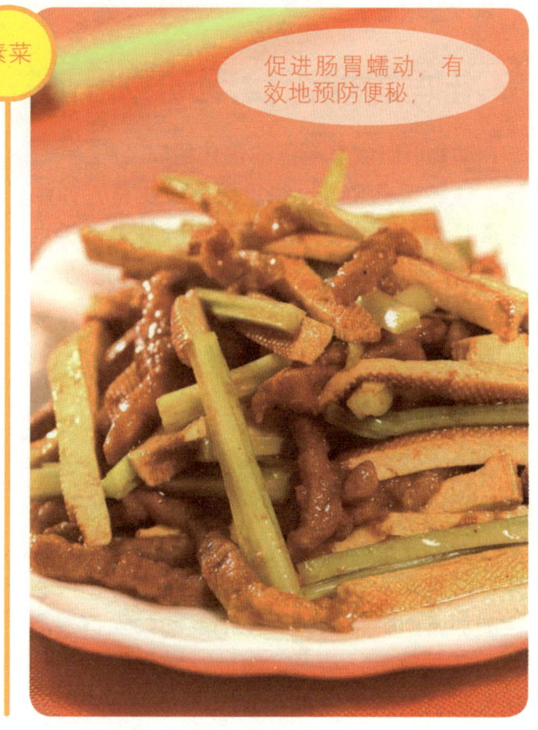

促进肠胃蠕动，有效地预防便秘，

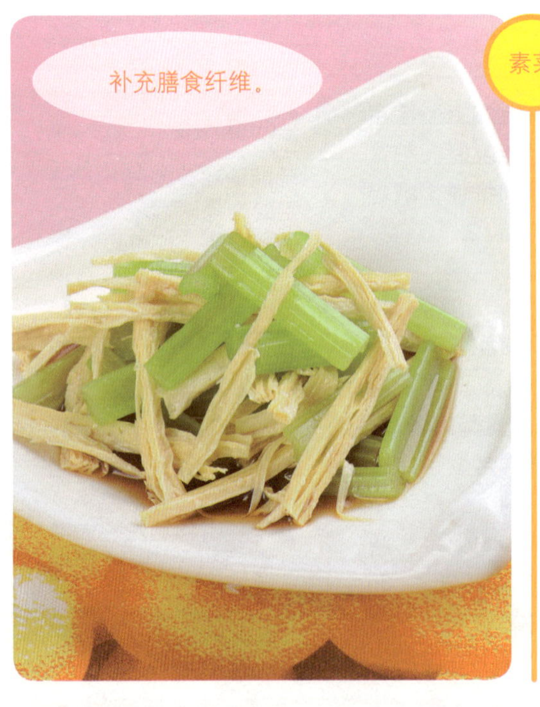

素菜

芹菜拌腐竹

原 料 芹菜 300 克，水发腐竹 200 克，酱油 1 勺，味精、盐、香油各适量。

做 法

1. 芹菜择洗干净，放入沸水锅焯一下，投凉沥水，装入盘内；腐竹切丝，码在芹菜上。
2. 味精、酱油、盐一起调匀，浇在腐竹上，淋上香油拌匀即可。

TIPS

用热水泡发的腐竹美观洁净，不易碎。

准妈妈能否食用动物肝脏

动物肝脏含有丰富的消化酶以及钙、铁、锌、镁等无机盐，一些重要的维生素，如维生素 D、A、B_1、B_2、B_{12} 等在肝脏中含量也很丰富，因此准妈妈平时应吃一些动物肝脏。但是，食用动物肝脏要有讲究，否则也会导致副作用。

食用动物肝脏不可过量

由于现在饲料中过多添加催肥剂，造成维生素 A 在动物肝脏中大量蓄积，过多食用动物肝脏，容易造成准妈妈体内维生素 A 超标。维生素 A 虽然对准妈妈也很重要，但超标的危害同样很大，可能危及胎儿发育，严重的会导致胎儿畸形。因此，准妈妈食用动物肝脏一般一周最好不要超过一次，一次不宜过多，不要超过 50 克，仅仅将其作为一个配菜为宜。

要选择健康肝脏

准妈妈在选择猪肝时要注意观其颜色、闻其气味。正常猪肝应新鲜清洁，无异味，呈红褐色或淡棕色，无胆汁，无水泡，表面光洁润滑，略带血腥味。

烹调时要煮熟炒透

烹调时切忌“快炒急渗”，更不可为求鲜嫩而“下锅即起”。要做到煮熟炒透，以确保食用安全。

注意食物搭配

动物肝脏内含有丰富的锌、锰、铜等微

量元素，若与维生素C片同食，会发生化学反应，导致维生素C被氧化生成脱氢抗坏血酸而失去正常功效。

准妈妈放轻松

动物肝脏切成片以后，要放在清水中浸泡，反复换水。也可以切开后，在开水里焯一遍，然后再烹调。

孕妇营养新主张

小心糖分摄取过量

怀孕后味觉可能会变得较迟钝，进食时对糖分容易失去警觉，所以即使不喝饮料，也可能摄取过多糖类，例如糖分较高的水果，或果汁中添加太多糖，过量一样会有害，这是孕妇要特别小心的。

多吃全谷根茎类

建议每日最少要有一餐改吃糙米、杂粮或全麦食物，补充B族维生素，尤其是全谷米类，因为三餐如果都以面或面包当主食，其实很容易额外摄取过多油脂和糖。

优先选择植物性蛋白质

摄取植物性蛋白质豆类排在第一位，以降低热量和胆固醇，尤其黄豆、黑豆、毛豆不含胆固醇，可增加摄取比率；鱼类因为含有不饱和脂肪酸，也是孕妇很好的选择；肉类当中以鸡肉的脂肪最低；至于蛋类会排在最后，主要还是考虑胆固醇普遍偏高。

每日一茶匙坚果

坚果类包括芝麻、花生、腰果等，也都是非常好的食物，建议每日可摄取1茶匙，但是绝不能将坚果类视为额外增加的食物。三餐中可以有一餐以坚果类取代其他油脂类，例如一天要摄取8360千焦（2000千卡）热量，其中6份油脂中，有1份建议以坚果取代；所以，如果下午点心吃了坚果，晚餐就要减少油脂的摄取。

孕妇如果有妊娠糖尿病，吃东西更要懂得从营养成分表中算出各类营养的摄取量，并学习如何换算。此外，油脂部分要避免反式脂肪酸，很多女性爱吃的巧克力，其实都有反式脂肪酸。

每日一餐或每周一日改吃素

由于饮食普遍太油、太咸，蔬果摄取太少，所以建议每日能有一餐，或每周有一日改吃素食，以植物性蛋白质取代动物性蛋白质。

有些孕妇怕胖而选择素食，这时候要特别注意很多素食常用到椰子油或棕榈油。它们其实含有大量饱和脂肪酸，容易使胆固醇升高，所以被称为“植物中的猪油”，孕妇在吃素的时候要注意避免过量，而且要有变化，最好选择蛋奶素，比较能够有均衡的营养摄取。

小腿抽筋的防治

很多准妈妈都会出现小腿抽筋的现象，一般都是由于缺钙导致的。此外，如果准妈妈受寒了或者休息不好，也会出现小腿抽筋的现象。

如何预防小腿抽筋

1 在饮食上多吃含钙质食物，如牛奶、孕妇奶粉、鱼骨等。五谷、果蔬、奶类、肉类食物都要吃，并合理搭配。适当进行户外活动，接受日光照射。必要时可在医生的指导下加服钙剂和维生素D。

2 若天气较冷则要注意腿部的保暖，临睡前可以用温水泡脚，睡觉时可以用热水袋来暖被褥，将腿部垫高可以防止抽筋的发生。

3 避免长时间的站立和走路，每走或者站一会儿要坐下来休息一下，以减轻双脚的负担，避免双脚过度劳累。平时走路可以有意识地让脚后跟先着地，小腿伸直时脚趾弯曲些不往前伸，能够减少抽筋。

小腿抽筋时的处理

发生抽筋时，准妈妈会感觉痛苦不已，这时应立即伸展小腿肚肌肉：伸直腿，从脚后跟开始，然后慢慢向胫骨（小腿内侧的长骨）的方向勾脚趾。虽然开始的时候可能会疼，但这样做可以减轻痉挛，疼痛也会逐渐消失。注意一定不要绷脚向下弯曲脚趾，那会让抽筋变得更糟糕。

准妈妈可以自己或让准爸爸帮忙轻轻按摩疼痛处的肌肉，也可以起到缓解疼痛、消除抽筋的作用。

如果拉伸小腿肌肉和按摩还不能奏效，还可以请准爸爸用热毛巾或者用热水袋热敷，以促进血液循环，缓解肌肉痉挛。

小心孕期便秘和痔疮

许多准妈妈在孕期都会遇到难言的苦恼，那就是便秘和痔疮。准妈妈要养成良好的习惯，来预防便秘和痔疮。

便秘的预防和护理

要防治便秘，首先要养成每天定时排便的良好习惯，同时适当增加身体的活动量；安排合理的饮食，多吃含纤维多的食物，如苹果、萝卜等蔬菜、水果、豆类等；多食含水分多的食品。

如果已经便秘，可尝试以下方法

1 扭腹运动：平躺在床上或软垫上，弯曲双腿，双脚打开与臀同宽，双臂伸平呈一条直线，吸气。呼气，双腿倒向右侧，头转向左侧，腹部轻微扭转。恢复原状，换方向做，可以加快胃肠蠕动，缓解便秘。

2 如果通过以上方法不能缓解便秘的话，必须在医生的指导下，使用药物解决。切不可自己使用通便药物，这是很不安全的。

预防孕期痔疮的方法

1 排便时不要太用力，不要在厕所蹲太长的时间，因为这会对直肠下端造成压力而出现或加重痔疮。

2 不要长时间地坐着或站着。坐办公室的准妈妈最好每隔一个小时就站起来活动几分钟。睡觉、看书或看电视时向左躺，这样能减轻直肠静脉的压力，有助于身体下半部的血液回流。

3 练习提肛运动。并拢大腿，吸气时收缩肛门，呼气时放松肛门，可改善局部血液循环，减少痔静脉丛的瘀血。每日早晚做2次，每次20～30次。

4 按摩肛门：排便后清洗局部，用热毛巾按压肛门，顺时针和逆时针方向各按摩15次，预防痔疮的出现。

出现痔疮时的日常护理

准妈妈已经出现痔疮时，可采取以下方法，缓解痔疮的症状：

1 每次大便后都要用柔软、无香味、清洁的卫生纸轻柔、彻底擦干净患处，避免痔疮出血。

2 用软毛巾包着冰块或冰袋给长痔疮的部位做几次冷敷，有助于消除肿胀和不舒服的感觉。

3 在医生的指导下用药。准妈妈可以在医生的指导下使用含有药用成分的栓剂或外敷药，缓解痔疮。

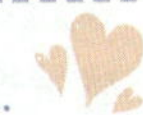

准妈妈放轻松

痔疮出血的准妈妈应立即去医院就诊，避免出现其他状况，危害胎宝宝的安全。

选择舒适的睡姿

随着子宫和胎宝宝不断长大，准妈妈的睡姿显得越来越重要，因为不良的睡姿不仅会影响到子宫的位置，而且会增加妊娠子宫对周围组织及器官的压迫，影响子宫和胎盘的血流量。胎宝宝是通过胎盘与母体进行气体及物质交换，获取氧气、营养物质，排出二氧化碳及废物。胎盘血流量的充足与否，对胎宝宝的生长发育是至关重要的。那么，准妈妈应该怎么睡才会既舒适又健康呢？

对胎宝宝不利的睡姿

仰卧位：巨大的子宫会压迫下腔静脉，使回心血量及心输出量减少，从而出现低血压，这时准妈妈会感觉头晕、心慌、恶心、憋气等，并伴有面色苍白、四肢无力、出冷汗等症状。

俯卧位：俯卧会压迫腹腔，使胎宝宝间接受压，同时影响腹腔血液循环和脐带血循环，导致宫内缺氧。

准妈妈的最佳睡姿

子宫是一个呈右旋转的器官，采取左侧卧的睡姿可以改善子宫的右旋程度，减轻子宫血管张力和对主动脉、髂动脉的压迫，增加胎盘血流量，改善子宫内的供氧状态，有利于胎宝宝的生长发育。特别是在胎宝宝发育迟缓时，采取左侧卧位可以收到很好的治疗效果。

此外，左侧卧位还可以减轻子宫对下腔静脉的压迫，增加回心血量。回心血量的增加，可使肾脏血流量增多，改善脑组织的血液供给，有利于避免和减轻妊娠高血压疾病的发生。

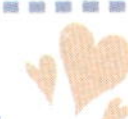

准妈妈放轻松

左侧卧往往会使大肚子下面没有支撑而悬空，让准妈妈感到非常不舒服，这时就可以用靠垫来帮忙了。侧卧时，将靠垫放置于肚子下，长度最好是能够包覆整个腹部，这样就可以分散腹部重量，减轻背部的负担，还可以在背后也放置一个靠垫，用来调整侧卧时不安定的睡姿。

锻炼骨盆底肌肉有益分娩

怀孕期间准妈妈的盆底肌肉的力量很可能被削弱，因此加强这些肌肉的力量，有助于防止漏尿，减轻便秘，还对顺利分娩及提高日后性生活的质量有一定帮助。具体练习的方法是：

1 找到骨盆底肌肉：紧闭并提拉阴道和肛门，感觉到收紧的那部分肌肉就是骨盆底肌肉。

2 找一个让自己舒服的姿势，收紧骨盆底肌肉，数8～10秒，放松几秒，然后再收紧，就这样重复同样的动作。

注意在练习的过程中，要保持身体其他部位的放松，不要收紧腹部、大腿和臀部。准妈妈可以将手放在肚子上，帮自己确认腹部肌肉是否处于放松状态。

刚开始时不要急于做太多，随着肌肉弹性的不断增强，可以逐渐增加每天练习的次数，并延长每次收紧骨盆底肌肉的时间。

自我监测——听胎心

听胎心即听胎儿心脏跳动的声音，是产前检查的重要内容之一。胎心与胎动一样，是胎儿存活的客观标志，产前检查听胎心，可了解胎儿在宫内的安危情况。利用仪器在胎儿10周或12周的时候，便可以听到胎心音。如果采用一般的听诊器，要到17～18周才能追踪到。妊娠初期，由于胎儿的位置关系或其他种种干扰因素，如母体的脂肪过厚等原因，即使用精密的仪器也无法听到心音。如果到了第18周还未听到胎心音，而准妈妈又非常担忧时，可到医院请医师进行超声波检查。如果基于某些原因，听诊器难以听到胎心音时，超声波可以探查到。

宝宝心脏刚刚形成时，心率的速度和周期还不稳定，到9周时心率每分钟大约160次，这是大人的两倍以上。随着发育心率逐渐减少，到出生时会变成140次／分左右。

正常胎心率为120～160次／分，低于120次/分和高于160次/分都是胎儿宫内缺氧的表现，胎心音的第一、二心音，强弱相差不大，胎心音呈嘀嗒的钟摆律。胎心音强弱的变化或节律不规则，也是胎儿缺氧的表现。因此听胎心是监测胎儿和胎盘功能的简便而重要的方法。

夫妻俩听胎心音时，妻子取仰卧位，两腿伸直，丈夫可直接用耳朵或木听筒贴在妻子腹壁上听胎心音，其声响是嘀嗒、嘀嗒的跳动。过快、过慢或不规则，均属异常现象。听胎心要注意辨别孕妇心跳声、腹鸣音和胎儿心音。现在也有胎心监测仪供准爸妈使用。

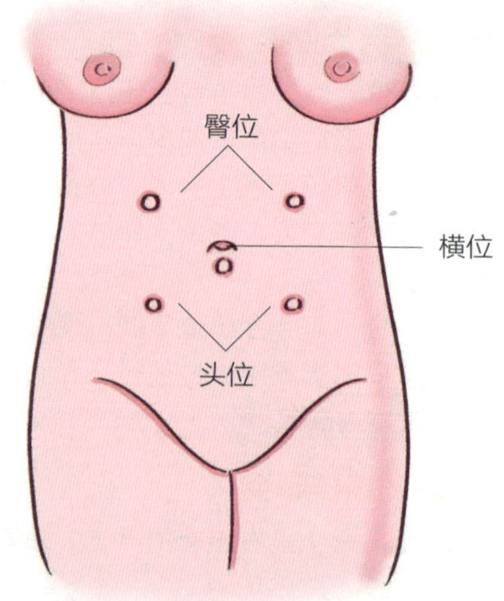

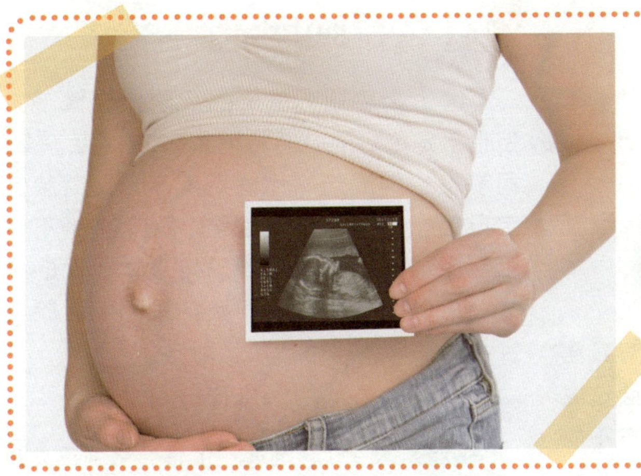

第23周 红而多皱的小老头

胎宝宝发育与母体变化

胎宝宝本周变化

胎宝宝的体重达到了450克左右，身长在24～30厘米。现在胎宝宝脂肪较少，只占到全身重量的1%，皮下脂肪也很薄，全身皮肤红而多皱，所以整个身体显得皱皱巴巴，像一个小老头。

胎宝宝肺部的组织及血管正在发育当中，呼吸系统正在快速建立，呼吸能力在不断的吞咽锻炼中进一步增强。

胎宝宝的视觉能力也在进步，视网膜逐渐形成，具有了微弱的视力，可以模糊地看见东西。胎宝宝的心跳每分钟有120～160次，非常有力。

准妈妈本周变化

这一周，准妈妈子宫底的高度将近脐上2指，体重增加了5～7千克，腹部隆起更加明显。子宫增大将胃肠向上推移，使胃肠蠕动速度降低，从而使胃的排空变慢，准妈妈会感觉到上腹饱足和胃灼热。子宫的增大还导致心率加快，还会让准妈妈感觉心慌气短。

随着胎宝宝的生长和肚子的增大，有的准妈妈肚皮上开始出现妊娠纹，并会伴有一阵阵的瘙痒感。可以用橄榄油或专门的孕妇润肤霜按摩，防止妊娠纹的出现或进一步扩大，也有助于止痒。

孕中期开车注意安全

孕中期，腹部还没有隆起到足够大的时候，如果身体健康，准妈妈是可以偶尔开车的，但一定要注意安全。

1 系好安全带。安全带的正确的系法是将安全带的肩带置于肩胛骨部位，而不是紧贴脖子，腰带部分跨过髋部，系在腹部以下的位置，让它舒舒服服地贴在骨盆上，千万不要让安全带压迫到腹部，那样的话，一旦发生碰撞，突然而来的摇晃可能会使胎盘从子宫壁上剥离。如果安全带正好勒在脖子上，准妈妈需要重新调节安全带的位置或是调整座位，好让带子能系得更加合身。天气寒冷时，准妈妈可以把车预热后再上车，这样就可以脱掉厚重的冬衣，以避免安全带滑上来时，压到腹部。

2 车速不可太快。准妈妈应该把速度控制在60千米/小时以内，这样才能保证在一般情况下不出现急刹车、急转弯等紧急制动。

3 不宜开“新车”。由于新购置的车中皮革、化学溶剂等气味很重，空气污染严重，不利于准妈妈及胎宝宝的健康。

4 开车时间不可太长。长时间驾车会导致准妈妈身体各部位的血液运行不畅，会造成胎盘和子宫供血不足，使胎宝宝所需营养不能及时跟上，导致胎宝宝发育过程中出现不良反应，造成很大的伤害。

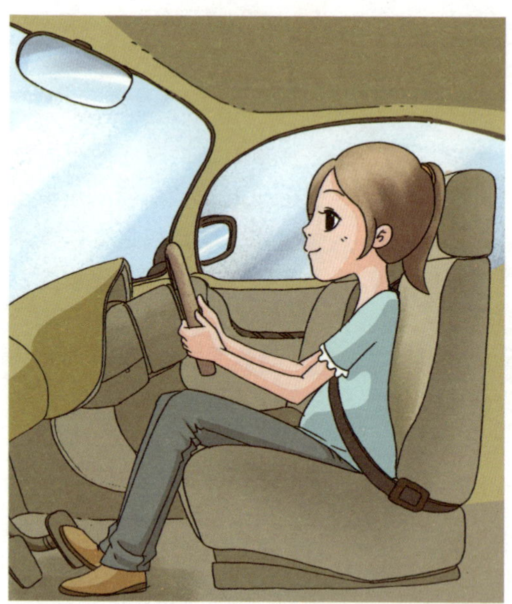

准妈妈放轻松

坐在副座上时，准妈妈也要系好安全带，并将座位适当后移，坐起来更舒服。当然，准妈妈也可以不坐在前排，司机后面的座位和后排中间的座位才是最安全的选择。

什么是晚期流产

过了孕早期，流产的风险大大降低，但也不是绝对的，通常把在孕12周后孕28周前发生的流产叫作晚期流产。此时胎宝宝已经相当大了，发生早产现象多半不是胎宝宝的问题，而是准妈妈身体状况的缘故，所以医生会采取安胎的策略，让胎宝宝尽量在母体内待到预产期满。

晚期流产的原因

1 情绪急骤变化。准妈妈的情绪受到重大刺激，过度悲伤、惊吓、恐惧及情绪过分激动，可引起体内环境失调，促使子宫收缩引起流产。

2 准妈妈患有某种疾病。如子宫宫颈机能不全，子宫畸形或有子宫肌瘤会引起流产；感染病原体如李斯特病菌、弓形虫等，病原体通过胎盘传播给了胎宝宝；其他疾病如自我免疫失调、糖尿病、高血压、癫痫病、肾病或镰状细胞贫血等，都会引发流产。

3 胎盘功能不佳，胎盘发育不良。胎宝宝在母体内生长发育，主要通过胎盘将母体的营养物质和氧输送给胎宝宝，如果胎盘发育不良或出现疾病，胎宝宝得不到营养物质和氧而停止生长引起流产。

4 胎宝宝发育有问题，比如染色体异常、神经管缺陷、Rh血型不合、先天性心脏病等。

5 准妈妈受到外伤。准妈妈的腹部受到外力的撞击、挤压，以及跌倒或参加重体力劳动、剧烈体育运动都容易引起晚期流产。

另外，当怀有双胞胎或多胞胎的时候，发生晚期流产的概率也较单胎大，而当准妈妈年龄超过35岁后，流产概率都会渐次提高。

晚期流产的征兆

晚期流产会有一定的征兆，如果准妈妈

有阴道出血、腹部绞痛、子宫收缩、腰酸、腹部下坠、早期破水、泌尿道感染及生殖道感染等，应及时就医。

准妈妈放轻松

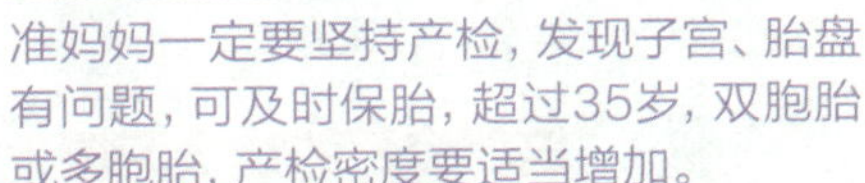

准妈妈一定要坚持产检，发现子宫、胎盘有问题，可及时保胎，超过35岁，双胞胎或多胞胎，产检密度要适当增加。

学会吃粗粮

有些准妈妈不爱吃粗粮，觉得口感粗糙，也有些准妈妈特别爱吃粗粮，拿粗粮当主食，这都是不对的。粗粮细粮营养成分各有不同，最好的方法是搭配着吃。

粗粮的营养成分

1 富含B族维生素。大米白面经过加工，B族维生素流失很多，而粗粮中含有较多的B族维生素，正是准妈妈所需要的。

2 粗粮的纤维素比较丰富，适当食用能有效预防便秘。研究还表明，进食粗粮后，人体血糖变化较小，有利于控制血糖，患有妊娠糖尿病的准妈妈合理食用尤其有好处。

吃粗粮并非多多益善

粗粮的种类很多，包括玉米、小米、杂豆、荞麦、燕麦、红小豆、绿豆等五谷杂粮，另外有些加工程度较低的米、面也算粗粮。

吃粗粮有好处，但并不是吃得越多就越有益，因为粗粮比较难消化，吃多了容易引起消化不良，而且摄入太多，人体对蛋白质、脂肪和微量元素的吸收都会受影响，容易导致营养不良。《中国居民膳食指南》建议，准妈妈吃粗粮每天要控制在50克以内，不要超量。

粗粮细粮搭配吃

准妈妈的饮食讲究营养均衡、粗细搭配、荤素搭配，比如把豆类和大米混合、小米和大米混合煮成粥，把牛奶加入麦片中做成麦片粥，把黄豆和玉米磨成粉熬成糊，或者跟面粉一起蒸馒头或者做面条等，就可以实现粗粮细吃，不但风味好，而且营养全。

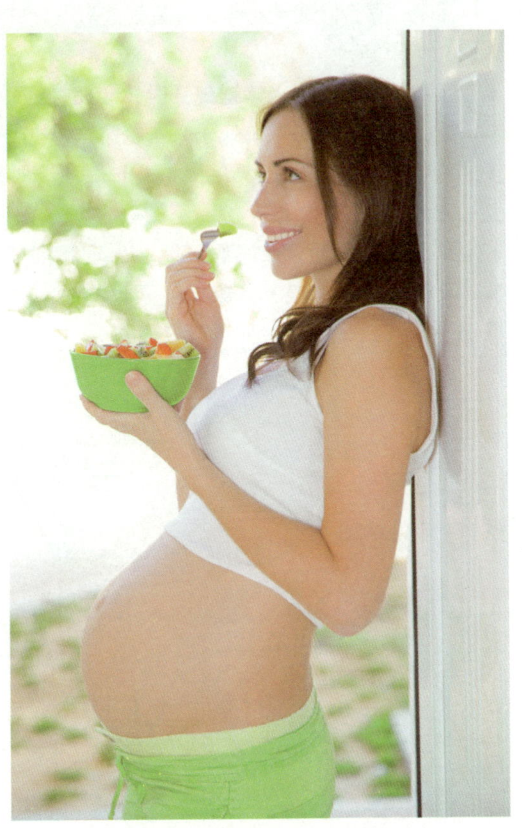

准妈妈放轻松

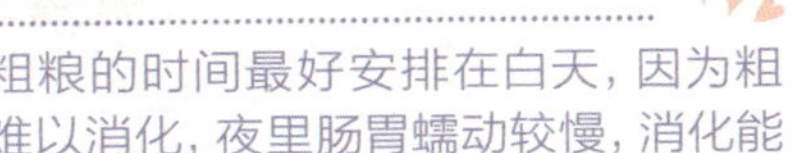

吃粗粮的时间最好安排在白天，因为粗粮难以消化，夜里肠胃蠕动较慢，消化能力弱，粗粮会增加肠胃负担。

睡眠不好的饮食调节法

准妈妈睡眠不好不仅影响自身的身心健康，还会给胎宝宝带来不利影响。所以，准妈妈要想办法调节睡眠，其中饮食调节法就是一个相当有效的办法。

有助睡眠的食物

1 经常食用一些具有定心安神的食物，如核桃、黑芝麻、小米、糯米、百合、莲子、花生、莴苣、南瓜、甘蓝、红枣、蜂蜜、牛奶、苹果等。

2 适当补充铜。当人体缺少铜时，会使神经系统的抑制过程失调，致使内分泌系统处于兴奋状态，从而导致失眠。含铜较多的食物有乌贼、鱿鱼、蛤蜊、蚶子、虾、动物肝肾、蚕豆、豌豆和玉米等。

3 到了妊娠后期，准妈妈可能会出现腿抽筋而影响睡眠。应及时补充钙、镁及B族维生素，如睡前喝些温牛奶可缓解抽筋。

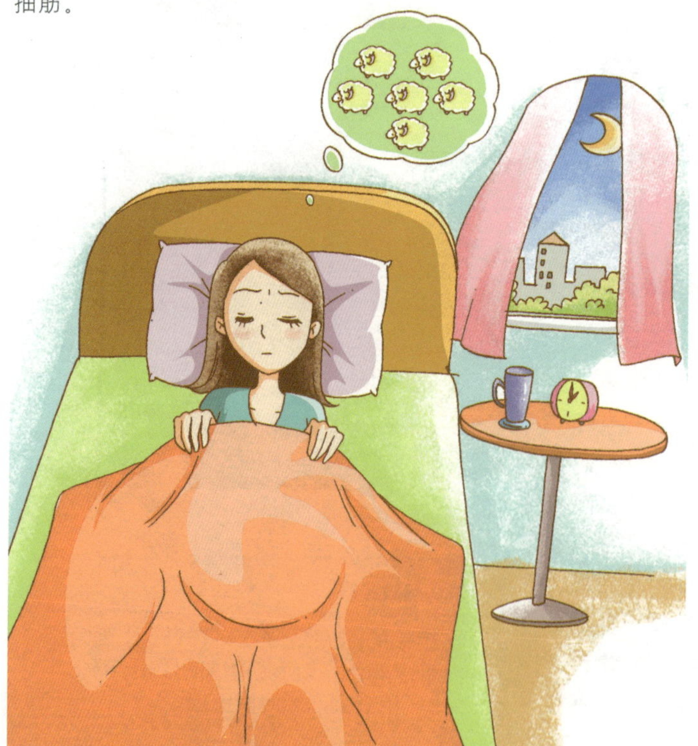

4 血虚极易引起失眠。建议准妈妈摄取含铁质的食物，如动物血、绿色蔬菜、贝类等，补铁补血。

培养良好的饮食习惯

1 晚饭不要吃得太饱，也不能饿，最好将晚餐安排在睡前4小时左右，然后在睡前半个小时如感觉饿的话可以吃点饼干或喝杯牛奶。

2 晚餐不要吃辛辣、油腻等刺激性食物，否则很容易导致消化不良，进而影响睡眠。另外，不要吃太多会产生较多气体的食物，如豆类、大白菜、洋葱、玉米、香蕉等，这类食物容易引起腹胀，影响睡眠。

准妈妈放轻松 

睡前洗一个热水澡，有一定的催眠作用。但如果实在睡不着，就不要强求自己睡了，可以看看报纸或书，听听音乐，慢慢地就睡着了。

皮肤奇痒时当心妊娠瘙痒症

准妈妈在孕 6 ~ 7 个月的时候，可能出现皮肤瘙痒的现象，大多数的皮肤瘙痒是正常的生理现象，跟体内激素水平的变化有关，这种情况下的瘙痒对胎宝宝没有太大的影响。但也有一种瘙痒叫妊娠胆汁淤积综合征，这时候准妈妈就应引起警惕了。

警惕妊娠性胆汁淤积综合征

妊娠胆汁淤积综合征首先出现的症状是皮肤瘙痒，大多发生在孕 28 ~ 30 周，但最早在孕 12 周即可发生。随着孕期的进展，皮肤愈来愈痒，以躯干及下肢为主，严重者可波及全身，夜间尤甚，影响睡眠，瘙痒难忍时抓痕累累。

另外，患“妊娠性胆汁淤积综合征”的准妈妈眼内或皮肤表层可见黄疸出现，并伴有呕吐、恶心等症状。

妊娠性胆汁淤积综合征对胎宝宝的威胁是很大的，严重时可导致胎死腹中。异常瘙痒和正常瘙痒有比较明显的区别，正常的妊娠瘙痒一般都集中在腹部，而异常瘙痒，瘙痒感觉可遍布全身皮肤。

普通瘙痒的护理

皮肤瘙痒虽不是病，痒起来却非常难受。准妈妈平时应做好防护工作，以减少瘙痒的困扰。

1 瘙痒出现时，准妈妈尽量不要抓挠，可能越抓越痒，一旦抓破，发生感染会更麻烦，如果实在无法忍受，可咨询医生用药。

2 不要刺激皮肤。洗澡时不要用热水，最好不要使用香皂或沐浴露，穿棉质透气的衣服，不要穿化纤类的，衣服不要太紧绷，洗完澡后应立即用干毛巾擦拭干净。

3 饮食清淡，少吃刺激性食物。不要吃辣椒、韭菜、大蒜、海鲜等，多吃新鲜蔬菜、水果，多喝水，并保持心情舒畅和排便通畅，这样皮肤瘙痒的症状就可以略微缓解。

准妈妈放轻松

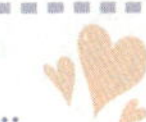

不管是否正常瘙痒，产检的时候，准妈妈都应该告诉医生，医生会判断是否需要做妊娠性胆汁淤积综合征的相关检查，如果结果异常，需要入院治疗。

适度日光浴有益健康

准妈妈适度日光浴可以促进钙的吸收，增强体质，还可以降低胎宝宝罹患多发性硬化症概率。但是，日光浴要适度，过多地贪图日光浴也会影响准妈妈和胎宝宝的健康。

准妈妈如何进行日光浴

准妈妈冬天晒太阳应选择阳光温和的地方，慢慢加长日晒时间，可由十几分钟逐渐增至半小时，每天不要超过半小时，最好晒一会儿就到阴凉处休息片刻，身体感觉暖和了就适可而止。

夏天的时候，准妈妈最好选择早晨或者傍晚出来活动活动，晒一晒太阳，并要穿宽松的衣服。阳光强烈的时候不要进行日光浴。

日光浴过度的危害

1 长斑、患皮肤癌风险增高。在怀孕时，体内刺激黑素细胞的激素含量要比平时高，使色素更容易沉着。长期暴露于紫外线辐射不但会加剧皮肤的老化，还会增加患上一种名为黑色素瘤的皮肤癌的危险。日光浴可使准妈妈脸上的色斑加深或增多，出现妊娠蝴蝶斑或使之加重。假如准妈妈脸上已经出现黄褐斑，就表示皮肤已经对日晒有了强烈的反应，需要多加注意了。如果此时再进行日光浴，黄褐斑会更多。

2 日光对血管的扩张作用，长时间的日光浴会加重准妈妈的静脉曲张。因此准妈妈在烈日下外出活动时，还要注意防护，如戴草帽、太阳镜和用伞具等遮挡紫外线。

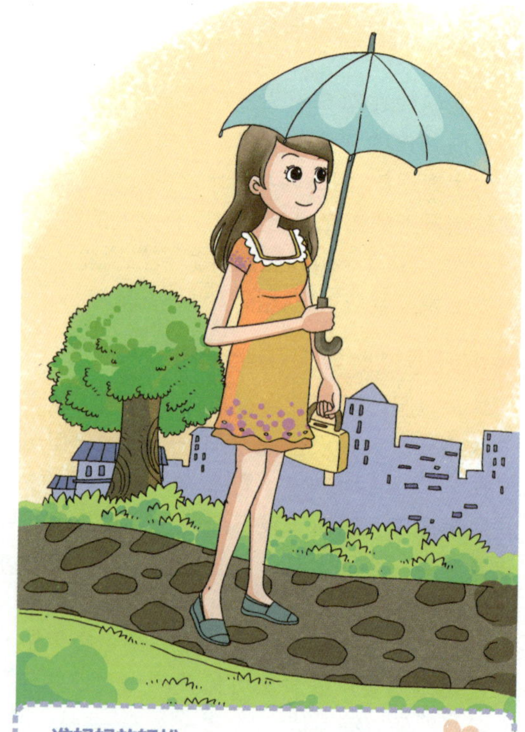

准妈妈放轻松

日光浴最好选择室外，因为室外空气比在室内好。如果在室内晒的话，应该把窗户打开，才能让紫外线进来照射皮肤，隔着玻璃和窗帘是没有效果的。

帮助放松心情的对数儿歌

对数儿歌非常有特点，塑造了很多生动的动物形象，能通过准妈妈激发起胎宝宝丰富的想象，对于智力发育特别有好处。

准妈妈放轻松

对数儿歌很多自然重复，重复是胎教儿歌特别重要的一点，胎宝宝喜欢重复，这样能加深印象，获得认同感。

对数儿歌

我说一，谁对一，哪个最爱把脸洗？
你说一，我对一，小猫最爱把脸洗。
我说二，谁对二，哪个尾巴像扇子？
你说二，我对二，孔雀尾巴像扇子。
我说三，谁对三，哪个跑路一溜烟？
你说三，我对三，兔子跑路一溜烟。
我对四，谁对四，哪个圆圆满身刺？
你说四，我对四，刺猬圆圆满身刺。
我说五，谁对五，哪个蹦跳上大树？
你说五，我对五，猴子蹦跳上大树。
我说六，谁对六，哪个扁嘴水里游？
你说六，我对六，鸭子扁嘴水里游。
我说七，谁对七，哪个叫人早早起？
你说七，我对七，公鸡叫人早早起。
我说八，谁对八，哪个鼻子长又大？
你说八，我对八，大象鼻子长又大。
我说九，谁对九，哪个天天沙漠里走？
你说九，我对九，骆驼天天沙漠里走。
我说十，谁对十，哪个耕地有本事？
你说十，我对十，黄牛耕地有本事。

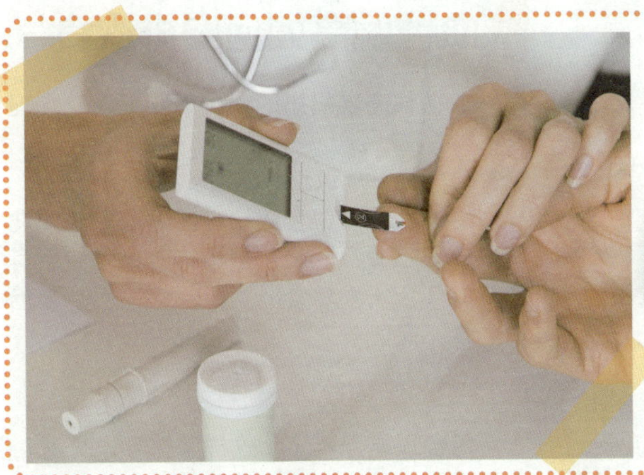

第24周 控制血糖水平

胎宝宝发育与母体变化

胎宝宝本周变化

胎宝宝的体重达到500～580克，身长达到25～30厘米，他正在稳定、协调地生长，但是看上去仍然很瘦。胎宝宝的肺里面正在发育着呼吸“树”的“分枝”，和负责分泌表面活性剂（一种有助于肺部肺泡更易膨胀的物质）的肺部细胞，呼吸功能越来越完善。

胎宝宝的大脑持续发育，大脑内部数百万神经数目已经接近成人，并且连接成形。随着大脑的发育，胎宝宝的味蕾也在发挥作用，能够区别苦味、甜味了。

胎宝宝的活动越来越有规律，当手漂浮到嘴边的时候，甚至会含住手指头吮吸了。

准妈妈本周变化

准妈妈的腹围更大了，子宫高度已经超过肚脐的位置了，身体越来越沉重，如果走得快了些，腹部有可能会忽然感到一阵剧痛，这是子宫肌肉伸缩引起的，是这个阶段常见的症状。

由于孕期激素使准妈妈的身体很难利用胰岛素，但当准妈妈的胰腺功能不能满足身体对胰岛素的需求，并且血糖水平又太高时，就会出现妊娠期糖尿病。准妈妈在饮食中需控制糖量的摄入，并在孕24～28周时做一次糖筛查，谨防妊娠糖尿病。

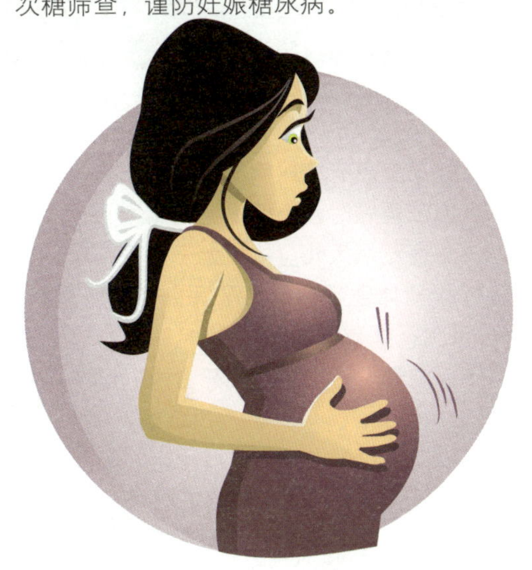

了解妊娠糖尿病

妊娠糖尿病的危害

患妊娠糖尿病的准妈妈属于高危妊娠，容易并发妊高征、乳腺炎、肾盂肾炎，胎宝宝可能会出现先天畸形、巨大儿、宫内发育迟缓、死亡等，应引起准妈妈足够的重视。

妊娠糖尿病症状

有些血糖高的准妈妈可能会注意到自己比平时觉得更口渴、饥饿、疲乏或排尿频繁，不过，这些在正常怀孕的时候也是很常见的表现。多数妊娠糖尿病本身通常没有什么特殊的症状，因此，所有的准妈妈都应该在怀孕 24 ~ 28 周时进行 50 克葡萄糖的筛查。

哪些人易患妊娠糖尿病

很多没有任何危险因素的女性一样有可能发展成妊娠糖尿病，但以下准妈妈患妊娠糖尿病的风险更高一些。

- 高龄准妈妈（超过 30 岁）。
- 直系亲属中有人患糖尿病或妊娠糖尿病。
- 孕前就患有糖尿病。
- 以往妊娠时曾患妊娠糖尿病。
- 生育过巨大儿（体重大于 4 千克）。
- 孕前体重超标或怀孕后盲目增加营养，食多动少，体重增加太多。
- 以前怀孕时出现过胎死宫内，但不知道是什么原因。
- 以前生过的宝宝有某些出生缺陷。
- 血压偏高。
- 患有多囊卵巢综合征。

血糖偏高如何安排饮食

血糖偏高准妈妈的饮食需要更注意合理营养，并在饮食上一定要尽量控制血糖升高：饮食要多样，确保正餐和零食的比例合理。

中国的营养学会建议，妊娠糖尿病的准妈妈一日三餐只吃较少到中等的量，然后再每天吃 2 ~ 4 次零食，其中包括一次晚餐后的零食，保证全天需要的能量。

坚持定时定量吃饭

每餐饭量差不多，这样坚持平均分配每天需要摄入的食物，准妈妈的血糖水平会更加稳定。多吃高纤维食物（例如新鲜蔬菜）、全麦面包、谷类和豆类食物。

这些食物比普通碳水化合物消化和吸收得更慢，可以帮助准妈妈的血糖在饭后不会升得太高。蔬菜中魔芋、芹菜、竹笋、木耳、各种菌类膳食纤维都很丰富。

谨慎挑选水果

尽量选择低升糖指数的水果，如青苹果、梨、桃、草莓、柚子、橘子等。而西瓜、香蕉相对而言，血糖生成指数较高，尽量少吃。水果最好在餐间食用，每天一份的量。若妊娠糖尿病期间的血糖控制不理想，可考虑用黄瓜、西红柿等代替水果。

少吃或不吃含有单糖的食物和饮料

少吃或不吃加有蔗糖、砂糖、果糖、葡萄糖、冰糖、蜂蜜、麦芽糖之含糖饮料及甜食，因为这些食物会迅速升高血糖水平。

准妈妈放轻松

患妊娠糖尿病的准妈妈要适量控制碳水化合物（包括面包、谷类、水果和牛奶）的摄入，增加蛋白质的摄入量，水果含糖量高，尽可能不要吃水果、喝果汁。

控制血糖的营养菜谱

芝麻粳米粥

粥类

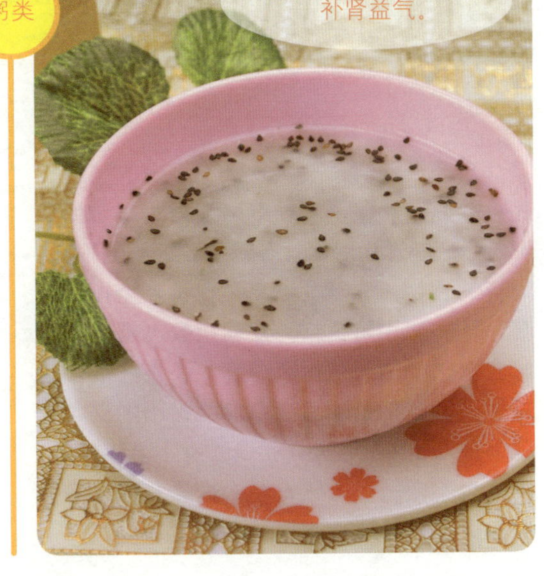

原料 芝麻 30 克，粳米 100 克。

做法

1 将芝麻炒熟研成末。
2 同粳米一起煮粥即可。

TIPS

此粥对降血糖也具有很好的疗效。孕妈妈多食可以润泽肌肤，拥有一头乌黑秀发。

白萝卜煲羊肉

主菜

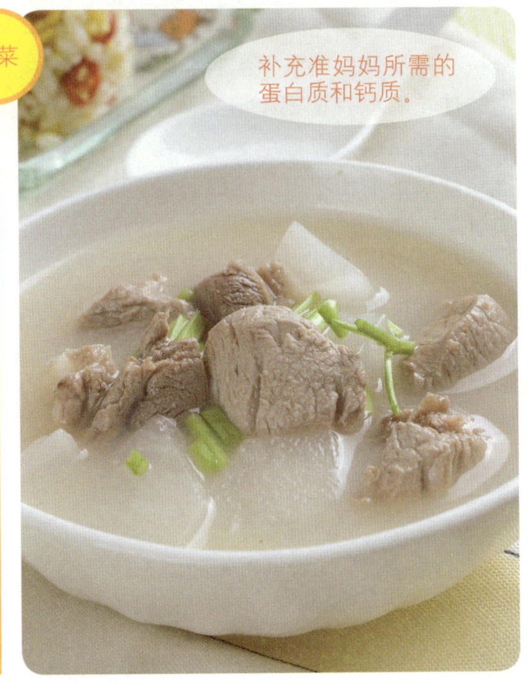

原料 羊肉 200 克，猪脊骨 150 克，猪瘦肉 100 克，白萝卜 1 根，葱姜适量，枸杞、盐各适量。

做法

1 将羊肉、猪脊骨、猪瘦肉洗净切块，入沸水中焯净血水，捞出洗净；白萝卜去皮洗净，切菱形块。
2 砂锅中加入适量清水，大火煮开，放入猪脊骨、猪瘦肉、白萝卜、羊肉、姜、枸杞，烧开后转小火煲 3 小时，调入盐、撒上葱花即可食用。

TIPS

萝卜中含香豆酸等活性成分，具有降血糖作用，对妊娠糖尿病有不错的食疗效果。

控制血糖水平的小技巧

患有妊娠糖尿病的准妈妈，除了采用饮食调养以外，还需采取多种方法进行调整，才能更有效地控制血糖水平。

烹饪方式对血糖的影响

烹饪是我们日常饮食必不可少的一道程序，准妈妈需要了解一下烹饪方式对血糖的影响，烹饪方式对食物升糖指数的影响很大，同样的食物，成熟度越高，食物升糖指数越高；食物加工越精细，升糖指数也越高；水分含量越少，升糖指数越高；膳食纤维含量越少，升糖指数越高；削皮的比不削皮的升糖指数高。由此可知，平日饮食不要太精细，菜品也不要做得太熟太烂，这样对糖尿病的准妈妈是有好处的。

适当运动，控制血糖

适当的运动可降低妊娠期的基础胰岛素抵抗，对维持血糖水平的稳定、减少降糖药物的使用等均有重要作用，是妊娠期糖尿病的预防和综合治疗措施之一。在充分评估和排除禁忌证的情况下，准妈妈需要开展相应的孕期运动。

孕期运动应以业余运动或者娱乐性运动为主，常用的一些简单可用的有氧运动包括游泳、散步、慢跑、骑车、孕妇体操、瑜伽、爬楼梯运动等，这些都是患有妊娠糖尿病的准妈妈可以选择的运动形式。

学习腹式呼吸法

腹式呼吸可更好地发挥肺的呼吸功能，增加吸氧量，并有稳定情绪的作用。

腹式呼吸怎么做

准妈妈坐在沙发上或地板上，背后靠个靠垫，让身体放松，尽量深呼吸，在吸气时腹部膨大，在呼气时腹部收缩，把注意力集中在呼吸上，也可以将手放在腹部，感觉腹部变化，或者用眼睛看着腹部起伏，只要腹部变化符合腹式呼吸特点即可。

练习腹式呼吸的时候准妈妈的呼吸节奏要缓慢而深沉，用鼻子慢慢吸气，边吸气边在心里数数，数到5以后，用嘴小口呼气，数10个数后开始下一轮呼吸。吸气的时候，让自己感觉气体被储存在腹中，呼气时感觉气体从腹中缓缓溢出。

练习腹式呼吸的注意事项

1 练习腹式呼吸时，一定要注意呼气的节奏，呼气的速度要比吸气慢，就像上面方法中所述，呼气时间是吸气时间的2倍，这样做可以提高呼吸功能。

2 练习腹式呼吸的时候要形成规律，最好每天早中晚各做1次，一天共3次。在感觉到肚子已经大到无法进行腹式呼吸的时候，就可以不做了，转而去做扩张胸部呼吸功能练习。

准妈妈放轻松

如果感觉心情烦躁，准妈妈除了尝试腹式呼吸法来平复情绪，也可以听一首轻柔的乐曲。

容易昏厥的原因和应对方法

不少准妈妈在睡醒、久坐、久蹲之后要起身站立时，会突然感到一阵晕眩，状况轻微者可能只会短暂地晕几秒钟就恢复了，但严重者则可能会严重晕眩而失去知觉，导致摔倒可能造成脑部或身体受伤。

准妈妈放轻松

容易发生眩晕的准妈妈要注意避免单独一人外出，为安全起见，身边要有家人或者朋友陪伴。

准妈妈容易发生昏厥的原因和应对办法

准妈妈容易发生昏厥的原因	表现症状	应对办法
供血不足，血压偏低。准妈妈常常会发生供血不足、大脑缺血的情况，妊娠早中期，由于胎盘形成，血压会有一定程度的下降。	血压下降，流至大脑的血流量就会减少，造成脑血供应不足，使脑缺血、缺氧，从而引起头晕。一般在突然站立或乘坐电梯时会晕倒。	准妈妈要避免久蹲久坐后突然站立。这种一时性的脑供血不足，一般孕7月时即可恢复正常。
进食过少，血糖偏低。运输到脑组织的糖就相对减少，而脑组织不能进行无氧糖酵解，随之发生缺血反应，导致脑活动受影响，出现低血糖昏厥。	有时发作性头晕，伴有心悸、乏力、冷汗，一般多在进食少的情况下发生。	早餐应多吃牛奶、鸡蛋等食物，随身带些奶糖，一旦头晕发作时，马上吃糖，可使头晕得以缓解。
体位不妥，压迫血管。这类准妈妈的头晕属于仰卧综合征，是孕晚期由于子宫增大压迫下腔静脉导致心脑供血减少引起的。	一般在仰卧或躺坐于沙发中看电视时容易头晕昏厥。	避免仰卧或半躺坐位，即可防止头晕发生。如发生头晕，应马上侧卧。

糖筛查与糖耐量测试

妊娠糖尿病如果得不到及时有效的控制，可导致母婴死亡，因此做“糖筛”是非常必要的，尤其对于本身就属于高危人群的准妈妈来说更是如此。

一般的糖筛安排在孕24～28周，此时体内各种导致糖尿病的因素最活跃，不容易漏诊。高危的要早一些，在孕20周左右。

糖耐量测试怎么做

葡萄糖耐量测试的时间比较长，一般按照以下步骤进行：

糖筛或糖耐前一天，最好以吃清淡的素食为主，米饭也最好少吃。做个清炒苦瓜，降血糖。

空腹 8 ~ 14 小时。即如果准妈妈早上 9 点钟做葡萄糖耐量试验，最好从前一天晚上 11 点后就不要再进食。

第一次血液检验。称为基础测试，是通过血液抽样来检测准妈妈血液中的含糖水平。

口服葡萄糖水。将 75 克葡萄糖溶于 300 毫升水中（有时是 50 克葡萄糖溶于 200 毫升水中），在 5 分钟内服完。

再次血液检验。在口服葡萄糖后的 1、2、3 小时分别抽取静脉血，查血浆葡萄糖值，并将检测结果与正常范围进行对比。

大多数在产检时发现尿中含有糖分的准妈妈，在葡萄糖耐量测试中检测出的血糖水平都是正常的。但如果准妈妈的 4 项葡萄糖耐量试验结果（包括空腹时的血糖值）中有 2 项达到或超过标准；或者 2 次或 2 次以上的空腹血糖超过标准；或者 50 克糖筛查血糖值和空腹血糖值都超过标准，那准妈妈就会被诊断为妊娠期糖尿病。如果准妈妈这 4 项结果中，有任何一项达到或超过标准，则会被诊断为妊娠期糖耐量减低，准妈妈需注意日常生活保健，防止转为妊娠糖尿病。一般在孕 24 ~ 28 周糖筛过了，就不需要再次做糖筛，但如果出现了总是感觉饿，体重增加较快、羊水较多、胎儿偏大时，应怀疑糖代谢可能出了问题，需要医生结合其他情况判断。

准妈妈放轻松

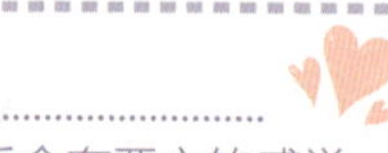

有些准妈妈喝完糖水后会有恶心的感觉，有少数人甚至还会呕吐，这是正常现象，准妈妈不要过于担心。但如果准妈妈喝完糖水后很快就吐了，就得改天再来做一次。

准爸爸的语言胎教

科学家通过对胎宝宝的听觉功能试验得出结论：胎宝宝最容易接受类似男子声的低频声音，出生前如果经常听到这样的声音，出生后胎宝宝再听时便会停止哭闹，露出笑容。

胎宝宝爱听准爸爸的声音

很多准妈妈会发现，胎宝宝似乎更青睐于与准爸爸交流，每次胎宝宝听到准爸爸的声音都会显得特别活泼。胎宝宝对准爸爸的声音总能有积极的反应，主要是由于准爸爸特有的低沉、宽厚、粗犷的声音更容易传递到羊水中，更适合胎宝宝的听觉功能，因此胎宝宝会对准爸爸的声音更敏感，做语言胎教的话，准爸爸是一个很合适的人选。

准爸爸进行语言胎教的要点

对胎宝宝来说，相比准妈妈，准爸爸是一个较为陌生的存在，因此，准爸爸如果想取得与胎宝宝间的亲密感，就要经常与他说说话，而使胎宝宝很快熟悉自己的声音，并深深烙印在脑海中，这也对他的发育很有帮助。

1 从心理上重视语言胎教。有些准爸爸压根不相信胎宝宝能听见自己的话，也有些准爸爸本身就不擅长温柔地表达，因此对胎教不重视。要提醒准爸爸的是，不要觉得这是可有可无的，尤其是不要抱着应付一下的心态，在与胎宝宝说话的时候，要充满爱心，富于感情。

2 不管是准爸爸对胎宝宝的独白还是和老婆一起与胎宝宝对话，都要记得面带笑容，洋溢着欢笑的声音会变得更加动听，而且还能营造一个温暖舒心的氛围。

3 如果对话的时候，胎宝宝跟准爸爸互动，比如他在妈妈的肚皮上顶起了一个小鼓包，那准爸爸一定不要忘了夸赞一下他，赞美会让他更高兴，胎教效果会更好。

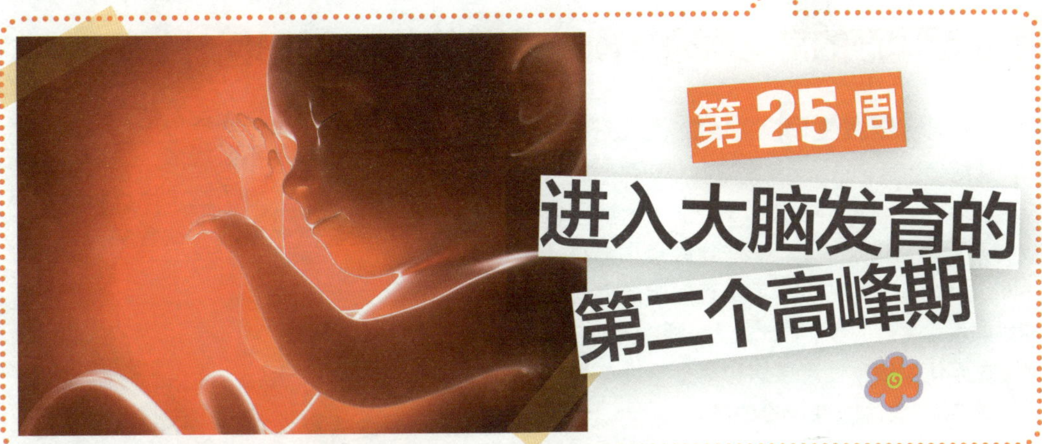

第25周 进入大脑发育的第二个高峰期

胎宝宝发育与母体变化

胎宝宝本周变化

胎宝宝的体重可以达到600～700克，身长则有30～34厘米了，随着胎宝宝体重的增加，他皱皱的皮肤也开始舒展开来，看起来更加饱满，越来越像个新生儿。

从本周开始，胎宝宝的大脑发育进入新的高峰期，在接下来的4周时间里，他的脑沟回逐渐增多，脑皮质面积也逐渐增大，胎宝宝的意识越来越清晰，对外界刺激也越来越敏感，准妈妈可以多给他一些锻炼，各种胎教都要坚持不懈地进行，以便促进他大脑的快速发育。胎宝宝的四肢继续发育，运动能力更强了，他会在准妈妈精神好时胎动更加频繁。

准妈妈本周变化

准妈妈腹部更加沉重，行动变得笨拙，脸上的妊娠斑可能更加明显，面积增大，而腹部的妊娠纹更深刻，颜色也有加重。此时的准妈妈还会有眼睛发干、畏光的现象，小腿有时会抽筋，这些都是正常现象，不必担心。

留心早产征兆

在怀孕未满37周时，如果出现了下面的情况时一定要及早就医检查：

1 在1小时之内出现4次或4次以上的宫缩，频繁而有规律，并伴有疼痛。当宫缩频繁且规律时，即使没有疼痛感也要上医院。

2 阴道有出血现象或者分泌物形状有变化，无论分泌物变稀、变黏稠或带血，即使只是稍微有一点点血丝或颜色仅仅是粉红色也要看医生。

3 腹部有一种下坠感，感觉就像胎宝宝在用力向下推一样，同时后腰有疼痛感觉，以前没有腰痛的准妈妈此时可以更明显地感觉到，这个时候要前往医院。

准妈妈放轻松

假性宫缩很难与早产的初期宫缩相区别。为了安全起见，准妈妈应请医生判断是假性宫缩还是早产征兆。

引起早产的常见原因及预防

什么情况容易发生早产

1 从前发生过早产、怀的是双胞胎或多胞胎、年龄在 17 岁以下或 35 岁以上、体重过轻或者孕期体重增加不足、个子比较矮小、在过去 6 个月内有妊娠史、孕期出现过阴道出血的准妈妈发生早产的可能性比较大。

2 衣原体、细菌性阴道病和滴虫感染等生殖道感染会增加发生早产的风险。

3 准妈妈胎盘或子宫异常容易发生早产。准妈妈胎盘异常，如前置胎盘或胎盘早剥，子宫或宫颈存在结构异常，如宫颈短于 25 毫米，并在没有宫缩的情况下变薄或张开（称为宫颈机能不全），羊水过多导致子宫体积过大也会引起早产。

4 慢性疾病诱发早产。糖尿病、镰状细胞性贫血、严重的哮喘、狼疮、肠炎，以及活动性慢性肝炎；子宫外的感染性疾病，诸如肾炎或肺炎；腹部手术，比如阑尾切除；腹部外伤；严重的牙龈炎（牙龈疾病）和牙周炎（牙龈感染侵入支持牙齿的骨骼和其他组织中）。

怎样预防早产

如果准妈妈具备早产的高危因素，就要更加当心，在日常生活中防微杜渐来预防早产。

1 做好孕期保健。准妈妈注意孕期营养饮食，注意充分休息，尽早开始产前保健，定期到医院检查，不要让自己的压力太大，注意个人卫生和疾病防治，可以在很大程度上预防早产。

2 了解孕期身体上的变化。准妈妈可以按照本书上提及的内容，了解自己和胎宝宝的变化，并记录下任何异常的疼痛或压力。

妊娠中期如何补铁

随着胎宝宝不断生长发育的需要，以及准妈妈自身血容量的不断增加，对矿物质铁的需求量日渐增加，为了避免出现缺铁性贫血，准妈妈应注意多摄取含铁食物，必要的情况下补充铁剂。

经常食用富铁食物

适当多吃瘦肉、家禽、动物肝及血（鸭血、猪血）、蛋类等富铁食物。豆制品含铁量也较多，肠道的吸收率也较高，要注意摄取。主食多吃面食，面食较大米含铁多，肠道吸收也比大米好。

新鲜果蔬有助于铁吸收

新鲜的水果和蔬菜不仅能够补铁，所含的维生素 C 还可以促进铁在肠道内的吸收。因此，在吃富铁食物的同时，准妈妈最好多吃一些水果和蔬菜，也有很好的补铁作用。

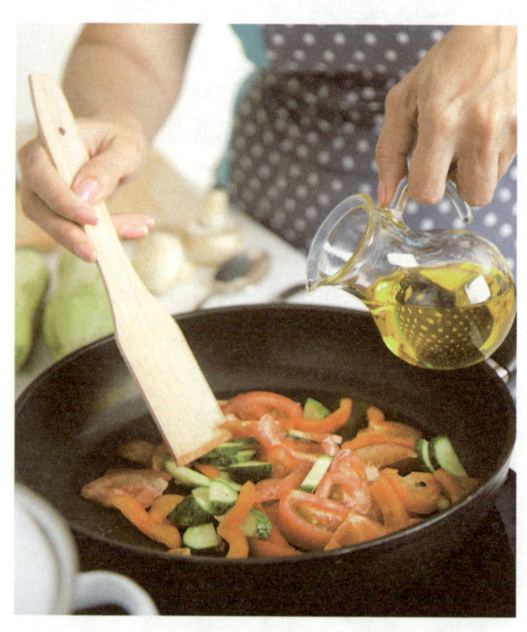

铁锅炒菜可帮助补铁

做菜时尽量使用铁锅、铁铲，这些传统的炊具在烹制食物时会产生一些小碎铁屑溶解于食物中，形成可溶性铁盐，容易让肠道吸收铁。

正确选择补铁剂

如果准妈妈贫血比较严重时，需要在专业医生的指导下服用补铁剂。准妈妈最好选择硫酸亚铁、葡萄糖酸亚铁，这些铁剂属二价铁，容易被人体吸收。铁剂对胃肠道有刺激作用，常引起恶心、呕吐、腹痛等，应在饭后服用为宜。反应严重者可停服数天后，再由小量开始，直至所需剂量。若仍不能耐受，可改用注射剂。

吃坚果有助于改善记忆力

很多准妈妈都会发现，在怀孕后，自己的记忆力变差，做事情经常丢三落四，准妈妈可以坚持适量吃一些对提升记忆力有益的坚果，不但能帮助提升自己的记忆力，还能帮助胎宝宝大脑发育。

对准妈妈的记忆力有益的坚果

1 核桃。核桃是公认的补脑“神奇”，核桃仁富含蛋白质和多种人体必需的不饱和脂肪酸，这些成分都是大脑组织细胞代谢的重要物质，能滋养脑细胞，增强脑功能。另外，核桃仁还可以防止动脉硬化、降低胆固醇和保护肝脏。其中所含的大量维生素E还具有养颜润发的作用。

2 葵花子。葵花子含有丰富的铁、钾、镁、锌等微量元素，具有预防贫血的作用；亚油酸可以促进大脑发育；葵花子中含有的维生素E还有增强孕酮的作用，可以养颜安胎。

3 榛子。榛子含有多种不饱和脂肪酸、磷、铁、钾、维生素 B_1、胡萝卜素等营养元素，经常吃可以明目健脑，丰富的纤维素还有帮助消化和防治便秘的作用。

4 腰果。腰果含丰富的蛋白质和脂肪，能够迅速补充体力和消除疲劳，还能润泽干燥的肌肤，也是准妈妈补充铁、锌的良好食物来源。

吃坚果注意点

1 坚果含油脂较多，每天吃数粒即可，吃多了影响消化，容易导致腹泻。最好作为早餐或两餐之间的加餐，这样营养才能被身体充分利用。

2 坚果容易上火，过多的钠盐摄入也会导致水肿和高血压，以生吃或者入菜为佳。

3 吃坚果时最好不要剥掉果仁表面那层皮，否则会损失一部分营养。

4 如果吃了坚果之后出现面部红斑、瘙痒、眼角充血、耳根部溢液等，则说明对坚果过敏，以后应尽量少吃坚果及其制品。

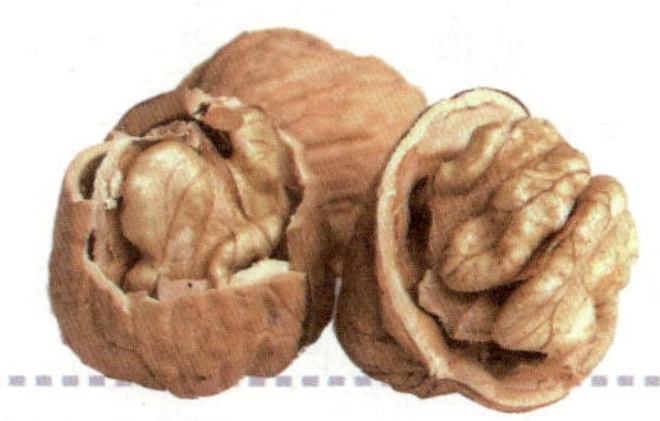

准妈妈放轻松

准妈妈可以用坚果自制一些小点心，如面包、饼干、冰激凌等，在上面撒一点坚果碎，既能开胃解馋，又能补充营养。

双胞胎准妈妈需要特别注意的

准妈妈要意识到怀双胞胎的身体负担要比单胎重得多，而各种风险的概率也高一些，所以，如果准妈妈幸运地怀了双胞胎，在高兴之余，要特别注意保养。

营养要充足、合理，食物要易于消化

双胞胎需要的营养更多，所以怀双胞胎的准妈妈要比单胞胎的准妈妈更注意营养的补充。

注意休息，防止早产

双胞胎使子宫膨大过度，当子宫难以再继续拉长以适应胎宝宝的成长时，就会发生早产，双胞胎早产的概率较大，而休息是避免早产的最主要的方法。从孕 28 周起，怀双胞胎的准妈妈就可考虑休产假了，之后多卧床休息，每天睡眠时间以不少于 10 小时为宜。如有条件，准妈妈应及早住院待产，这可保证准妈妈休息和减少早产的发生，以保证顺利分娩。

认真及时做好产前检查

怀双胞胎容易发生前置胎盘，一旦发生胎盘早剥，就会出血，这种出血是渐进性的，先有小量出血，停止数天后出血量增加，最后发生大出血，如果在睡眠中发生大出血得不到救治是很危险的。准妈妈要密切注意产前出血，一旦发现少量出血就要到医院检查、治疗，必要时需要住院治疗，所以加大产检密度，遇到不适情况，早发现早治疗是必要的。

预防贫血

准妈妈一般都有生理性贫血，在双胎妊娠时更为突出。怀双胞胎的准妈妈患贫血的概率高达 40%，所以要特别注意营养的及时补充。含铁较多的动物性食物如猪肝和其他动物内脏，蔬菜中的白菜、芹菜等可多食。但不要多吃菠菜，因为菠菜中的鞣质会妨碍铁质的吸收。

早些入院待产

怀双胞胎的准妈妈患妊娠期疾病、难产和产后出血的概率要更高，所以还要遵医嘱，注意加大产检密度，并且早些入院待产。双胞胎在孕 34 ~ 38 周出生都算正常。

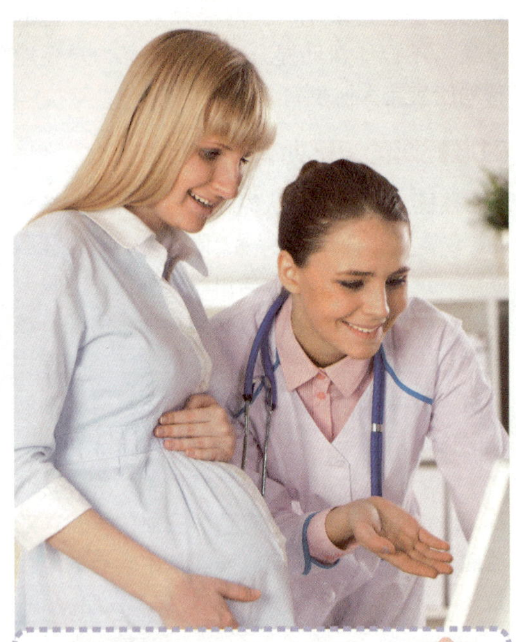

准妈妈放轻松

建议双胞胎准妈妈遵医生嘱咐选择分娩方式，双胞胎有不少顺产成功的案例，但是建立在身体条件允许的基础上，目前，剖宫产是多胞胎出生最安全和最简便的方式。

留心身体的各种疼痛

在漫长的怀孕过程中，准妈妈的身体难免会有各种疼痛和不适，对于有些疼痛必须引起重视，以免产生不良的后果。

手痛	主要是指拇指、食指、中指指端感觉异常或手指疼痛，夜间更为严重，主要原因是妊娠生理性水潴留造成的，疼痛的时候，轻轻按摩手指 5 分钟可缓解。另外，日常生活和工作中，注意减少使用电脑的时间，睡觉时在手和手腕下垫个枕头也有很好的缓解作用。
胸痛	孕期胸痛好发于肋骨之间，像神经痛，可能是因为缺钙导致，也可能是膈肌抬高所致，可咨询医生，通过补钙或服用少量镇静剂的方式来缓解。
臂痛	孕晚期，准妈妈把胳膊抬高时，有时会感到手臂疼痛，像蚂蚁在手臂上缓慢爬行一样，这是因为子宫增大，压迫脊柱神经导致的，平时注意避免做牵拉肩膀的运动和劳动，疼痛就可以减轻，分娩后就会自然消失。
头痛	在孕 5 月以后突然出现头痛，若同时伴有血压升高和水肿严重的情况时，要警惕先兆子痫，一定要及时去医院检查诊治，以免耽误病情。
腰背痛	孕期腰背痛大多是因为准妈妈为调节身体平衡，过分挺胸而引起的脊柱痛，在晚上及站立过久时疼痛更为严重，经常变换体位，适当减少直立体位可改善疼痛状况。
腿痛	孕期腿痛主要是因为缺钙或 B 族维生素缺乏所致，服用钙片或 B 族维生素或多吃含钙及 B 族维生素较高的食品后可起到良好的改善效果。
骨盆区痛	骨盆韧带在妊娠末期处于被压迫、牵拉状态，常会引起疼痛，稍用力或行走时疼痛会加重，卧床休息是最好的缓解方法。

准妈妈放轻松

在怀孕的时候，建议准爸爸花更多心思在准妈妈身上，在准妈妈感觉身体不适的时候，准爸爸可以爱心按摩，帮助准妈妈缓解疼痛。

预防尿路感染

怀孕期间准妈妈的私处会有更多的分泌物，这导致准妈妈孕期比平常更容易发生尿路感染，发生率高达 7% ~ 10%。严重的尿路感染对准妈妈和胎宝宝的危害很大，准妈妈要注意预防。

怎样预防尿路感染

1 准妈妈要养成多饮水的习惯，饮水多、排尿多，尿液可以不断冲刷泌尿道，使细菌不易生长繁殖。

2 要特别注意外阴部清洁，每次排尿后必须吸干外阴部残留的尿液，否则细菌很容易繁殖。

3 饮食宜清淡，可吃冬瓜、西瓜、青菜等清热利湿的食物，也可用莲子肉、赤豆、绿豆等煮汤喝，既有利于减少尿路感染的发生，还可以保胎养胎。

4 裤子要宽松，太紧的裤子会束压外阴部，使得细菌容易侵入尿道。最好每天换一次内裤，内裤要用纯棉制品，煮沸消毒，并经日晒最好。

5 保持大便通畅，以减少对输尿管的压迫。无论大小便，都要用流动水（最好是温开水）从前向后冲洗阴部，然后用煮沸过的干净毛巾从前向后擦干。

6 睡觉时应采取侧卧位，以减轻对输尿管的压迫，使尿流通畅。

准妈妈放轻松

如果确诊患了尿路感染，准妈妈一定要尽量彻底治愈，不要因为害怕用药影响胎儿，而任病情继续发展，治疗时准妈妈只需要注意跟医生说明怀孕的情况，以便医生选择对胎儿无害的药物即可。

如何缓解眼睛干涩和眼疲劳

准妈妈在孕期尤其要注意用眼卫生，因为怀孕期间，激素变化使泪液分泌减少，同时泪液中的黏液成分增多，这些变化会让准妈妈经常性地感觉到眼睛干涩、疲劳、不舒服，这在孕期及哺乳期相当常见。

眼睛的护理方法

1 孕期不要佩戴隐形眼镜；用电脑时，眼睛与屏幕的距离保持在 70 厘米，屏幕上端比视线低 10 ~ 15 度，屏幕的亮度适宜；连续用眼 50 分钟后，休息 10 分钟，做眼部放松，如闭目、远眺、转动眼球等。

2 避免接触强光、吹风、烟雾、干热等刺激眼睛的环境因素来减轻不适，出门时可以戴上太阳镜。

3 房间内放加湿器或身边放一盆水生植物，增加湿度。

4 眼睛干涩不适时，增加眨眼次数，千万不要用手用力揉，以免引起感染。

眼部按摩缓解眼疲劳

在眼睛干涩或者感觉到眼疲劳时，准妈妈可以按摩一下眼部的穴位，以缓解不适。

按压眉间。拇指腹部贴在眉毛根部下方凹处，轻轻按压或转动。重复做 3 次。眼睛看远处，眼球朝右—上—左—下的方向转动，头部不可晃动，可缓解眼睛干涩。

按压额头。双手的各 3 个手指从额头中央，向左右太阳穴的方向转动搓揉，再用力按压太阳穴，可用指尖施力。如此眼底部会有舒服的感觉。重复做 3 ~ 5 次。

按压眼球。闭着眼睛，用食指、中指、无名指的指端轻轻地按压眼球，也可以旋转轻揉。不可持续太久或用力揉压，20 秒钟左右就停止。

建议经常做眼保健操，在眼睛疲累的时候和睡前做一套，效果非常好。

准妈妈放轻松

鱼肝油、奶类、蛋类、胡萝卜等富含对眼睛有好处的维生素A，准妈妈可以适量摄取。

排畸检查——四维彩超

四维彩超的全称为四维彩色超声诊断仪，是世界上最先进的彩色超声设备，能自动为胎宝宝进行宫内拍“写真”和动态录像，为众多的准妈妈增添了安心和情趣，使得准妈妈不再是仅仅感觉胎宝宝的运动，而且可以亲眼看见他们的一举一动和乖巧的秀容。

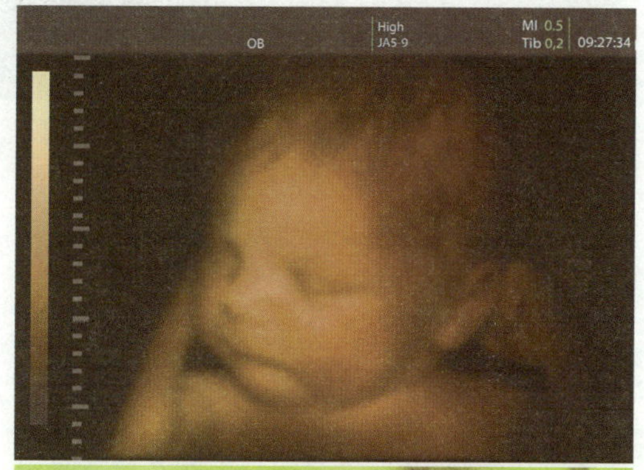

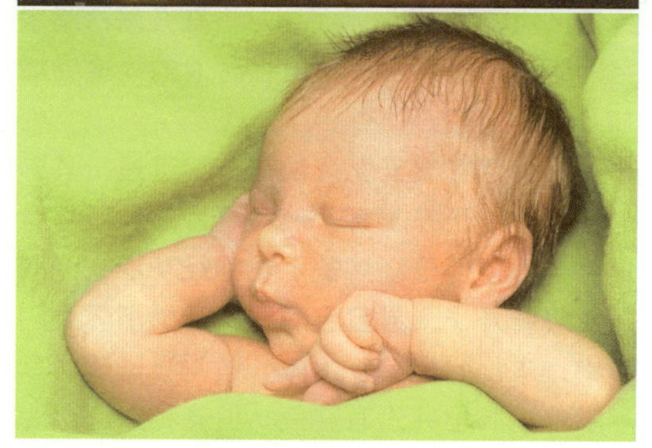

四维彩超的优点

1 普通的 B 超只能检查胎宝宝的生理指标，而四维彩超还能对胎宝宝的体表进行检查，如唇裂、脊柱裂，以及大脑、肾、心脏、骨骼发育不良等，便于尽早进行治疗。

2 四维彩超能够多方位、多角度地观察胎宝宝在子宫内的生长发育情况，为早期诊断胎宝宝先天性体表畸形和先天性心脏疾病提供准确的科学依据。

何时做四维彩超

如有需要，准妈妈可以在医生的建议下做四维彩超。时间上，一般在孕 16 周以后，最好在孕 24 ~ 28 周做，这时胎宝宝的肢体以及各主要脏器已经全部发育，可以使做出的效果形象最清晰，也最准确，而且羊水量也比较适合做畸形筛查。

准妈妈放轻松

准妈妈可以向医生要求将通过四维彩超观察到的胎宝宝的样子和动作制作成照片或光盘，这将是一份非常特殊的纪念品。如果医院没有这项服务，也可以去专门给胎宝宝拍四维彩超照片的照相馆。

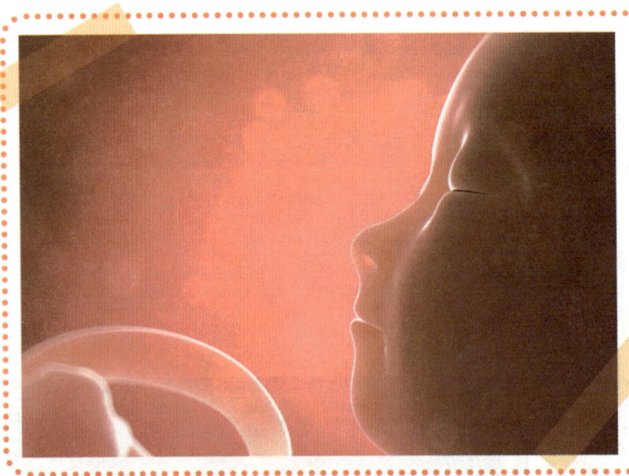

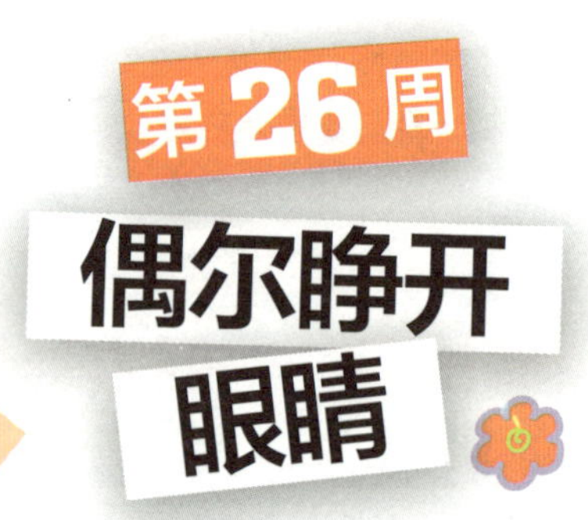

第26周 偶尔睁开眼睛

胎宝宝发育与母体变化

胎宝宝本周变化

本周胎宝宝的体重可达700～900克，身长平均约35.6厘米了。从现在开始，胎宝宝的脂肪迅速累积，到出生时他的体重会增加3倍以上。

胎宝宝的感官发育现在非常迅速，耳中的神经传导正在发育，他对声音的反应将会更为一致，他已经具备了视神经功能，眼睛已能够睁开了。男宝宝的睾丸开始下降到阴囊中。本周胎宝宝开始做一些呼吸动作了，尽管他的肺里并没有空气，但这种练习会为他出生后第一次呼吸打好基础。

准妈妈本周变化

准妈妈的腹部还在增大，子宫底高也在上升，在本周宫高约有26厘米，子宫的底部在肚脐上约6厘米处。体重现在增加了7～9千克。

准妈妈的血压可能在这个时候会略微升高，准妈妈应坚持测量血压，以防妊娠高血压。

拉梅兹呼吸法可缓解生产疼痛

为了减轻疼痛，人们尝试了各种办法，其中一种被称为拉梅兹的呼吸法学习起来既简单又容易掌握，成为准妈妈孕期与临产时的贴心选择。这种分娩呼吸方法，通过对神经肌肉控制、产前体操及呼吸技巧训练的学习过程，可以有效地让准妈妈在分娩时将注意力集中在对自己的呼吸控制上，从而转移疼痛，适度放松肌肉，能够充满信心地在分娩过程中发生疼痛时保持镇定，以达到加快产程并让胎宝宝顺利出生的目的。

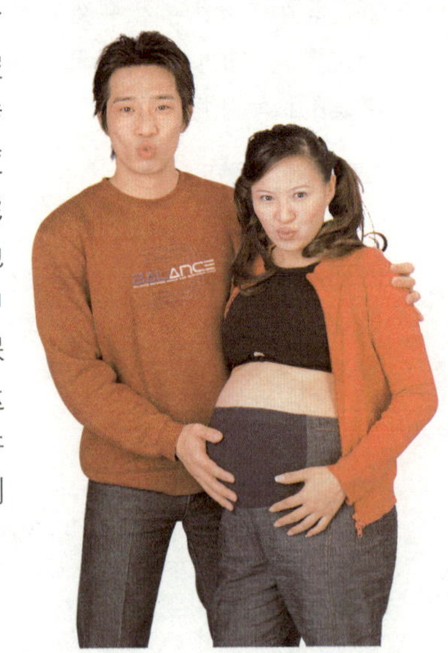

怎样练习拉梅兹呼吸法

准妈妈在客厅地板上铺一条毯子或在床上练习，室内可以播放一些优美的胎教音乐，准妈妈可以选择盘腿而坐，在音乐声中，首先让自己的身体完全放松，眼睛注视着同一点。

1 胸式呼吸法：用鼻子深深吸一口气，随着子宫收缩开始吸气、吐气，反复进行，直到阵痛停止。

2 嘻嘻轻浅呼吸法：用嘴吸入一小口空气，再从嘴中吐出，将呼吸高位保持在喉咙，让吸入和吐出的气量相等，就像发出“嘻嘻”的声音。子宫收缩加快，呼吸加快，子宫收缩减慢，呼吸放慢。开始练习时，一次呼吸连续 20 秒，此后慢慢延长，直到一次呼吸可以达到 60 秒。

3 喘息呼吸法：先将空气排出，深吸一口气，接着快速做 4 ～ 6 次短呼气，感觉像在吹气球，比嘻嘻轻浅呼吸还要浅，也可以根据子宫收缩的节奏调整。开始练习时，一次呼吸练习持续 45 秒，以后慢慢加长至 90 秒。

4 哈气运动法：在子宫收缩的时候深吸一口气，接着短而有力地哈气，浅吐几口气后大大吐出所有的气，就像在吹很费劲的东西一样。练习时，每次哈气要直到不想用力时为止，最少要达到 90 秒。

5 用力推法：长长吸一口气，然后憋气，马上用力，需要换气时，将气呼出，马上再吸满一口气，继续憋气和用力，直到生产结束。练习时，每次呼吸要持续 60 秒。

拉梅兹呼吸法的五阶段

练习拉梅兹呼吸法前要配合生产中身体的变化和胎宝宝的情况进行，因此，准妈妈要了解与此相关的生产过程：

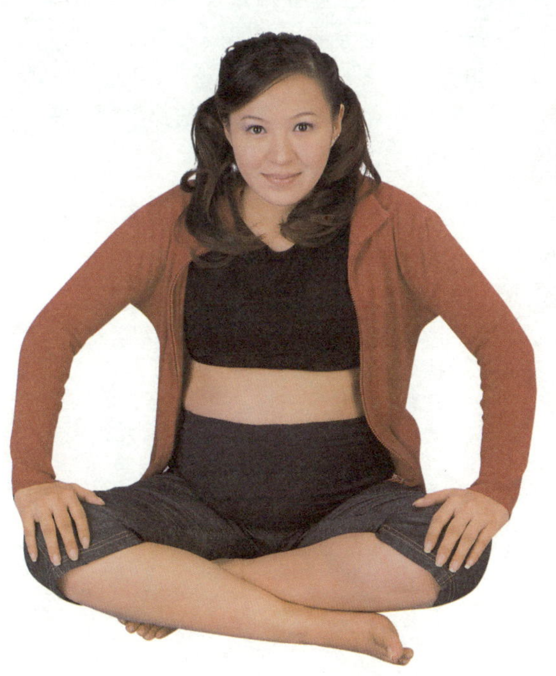

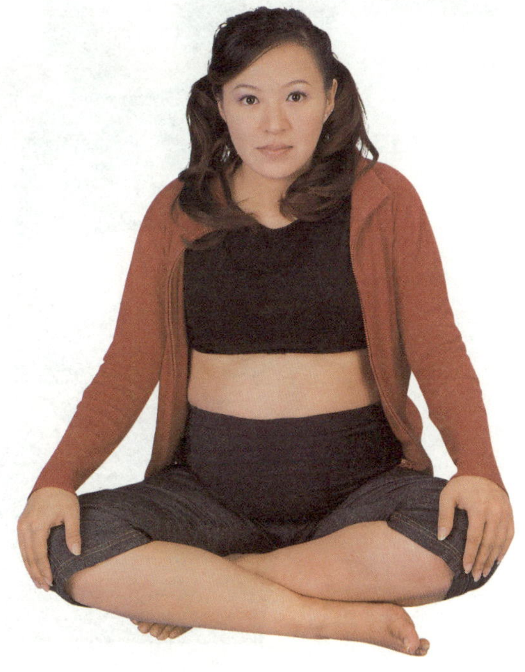

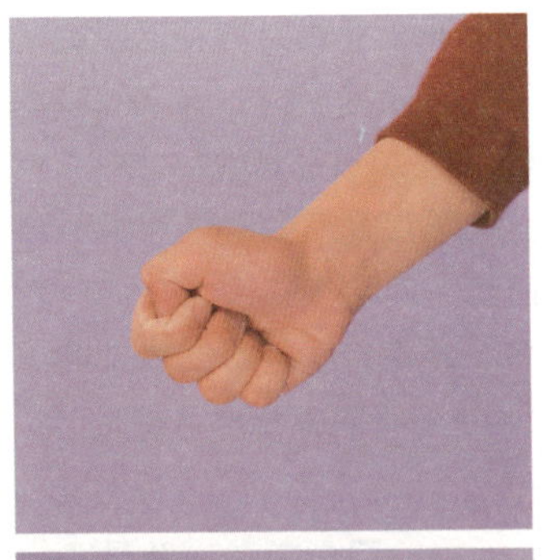

• 第一阶段

子宫每 5 ～ 20 分钟收缩 1 次，每次收缩时长 30 ～ 60 秒，此时宫颈开 3 厘米左右。此时用胸式呼吸法。

• 第二阶段

子宫收缩频繁，每 2 ～ 4 分钟就收缩一次，每次持续 45 ～ 60 秒，此时胎宝宝一面转动，一面慢慢由产道下来，宫颈开 7 厘米。此时用嘻嘻轻浅呼吸法。

• 第三阶段

子宫每 60 ～ 90 秒就收缩一次，每次收缩持续 30 ～ 90 秒，宫颈已经全开，胎宝宝马上就要临盆，到了生产最激烈的时候。此时用喘息呼吸法。

• 第四阶段

此时准妈妈能感觉到胎宝宝已经到了产道口，出于希望生产尽快结束的心理，准妈妈有强烈的想用力的感觉，但医生会叮嘱准妈妈不能用力，因为此时用力，容易撕裂会阴，最好让宝宝自己向外挤。此时做哈气运动。

• 第五阶段

生产马上就要结束了，胎头已经出产道，医生会要求准妈妈用力。此时做用力推。

每一个阶段，呼吸方法都不同，要配合好。

准妈妈放轻松

通常，准妈妈从怀孕7个月开始进行拉梅兹呼吸法的训练，坚持练习拉梅兹呼吸法，能让准妈妈在情绪、理智、心理及生理上都做好准备，最好每天都练习一遍，由准爸爸陪伴进行，效果将会更好。

有益胎宝宝大脑发育的食物

这个时期是胎宝宝大脑发育的高峰期，准妈妈可以有意识地增加补脑食物的摄取量。

补脑效果较好的几种食物

全麦制品和糙米	糙米中含有多种维生素，对于保持大脑的认知能力至关重要。
核桃和芝麻	这两种物质营养非常丰富，可为大脑提供充足的亚油酸、亚麻酸等分子较小的不饱和脂肪酸，以提高大脑的功能。另外，核桃中含有大量的维生素，对于治疗神经衰弱、松弛脑神经的紧张状态、消除大脑疲劳效果也很好。
鱼类	鱼肉中含有对神经系统具备保护作用的不饱和脂肪酸，有助于健脑。
鸡蛋	鸡蛋富含人体所需要的氨基酸，而蛋黄除富含卵磷脂外，还含有丰富的钙、磷、铁以及维生素A、维生素D、B族维生素等，对于脑部保健十分有益。

常见食物及对应营养素对大脑的作用

营养素	对大脑的作用	对应食物
维生素C、维生素D、维生素E	维生素C能够促进神经传导物质的合成，维生素D可使脑和神经细胞反应敏捷，维生素E让脑筋灵活、清醒。	柑橘类的水果（如橙子、蜜橘、金橘、柳丁）、猕猴桃、石榴。
维生素A	加强脑神经的联结。	鱼油、全脂奶或酸奶。深黄色的蔬果如红薯、木瓜、南瓜、胡萝卜。
钙	促进脑部骨骼的发育，有效抑制脑神经细胞的异常兴奋，使之保持正常状态。	牛奶、钙片、维生素D制剂。
铁质	脑神经细胞增生，帮助髓鞘化。	猪血、鸭血、肝脏。蔬菜类的苋菜、菠菜。水果中的葡萄、樱桃、苹果。

准妈妈放轻松

准妈妈休息好，对胎宝宝的发育是很重要的，不妨在每晚临睡前，先用温水泡脚20分钟，水温不要太高，38℃左右就可以了，让自己拥有一个舒缓的心情入睡。

如何通过食物获取DHA和EPA

随着胎宝宝大脑中枢的神经元分裂和成熟，对 DHA 和 EPA 的需求量非常大，从这个时候开始准妈妈需要专门补充一些富含 DHA 和 EPA 的食物。

DHA和EPA对身体的功效

DHA 和 EPA 这两种营养素能促进胎宝宝大脑和视网膜的发育。

宝宝在 6 岁之前脑神经元突触都在不断增长，需要 DHA 和 EPA 来提供能量。

含DHA和EPA丰富的食物

深海鱼类。深海鱼类和贝类的脂肪中含有大量的 DHA 和 EPA，且容易被身体吸收，准妈妈可以一周吃一些金枪鱼、鲑鱼、三文鱼等深海鱼。

海藻类。藻类 DHA 含量和纯度更高，准妈妈吃饭时可以用紫菜或天然烤海苔包米饭吃，美味又营养。

坚果类。核桃、榛子等坚果和橄榄油、亚麻油等植物油中所含的亚麻酸，能够在体内转化为 DHA 和 EPA，也可以作为间接补充来源。

富含叶黄素的食物。叶黄素能够促进大脑对 DHA 的吸收，富含叶黄素的食物有玉米、菠菜、甘蓝菜、绿花椰菜、蛋黄、南瓜、胡萝卜、猕猴桃、葡萄、橙子和橙汁、西红柿等。

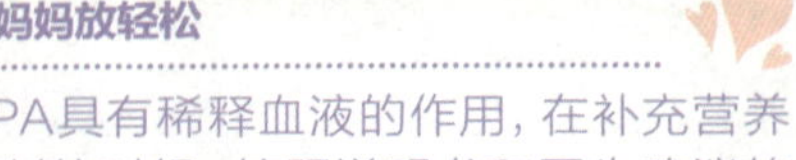

准妈妈放轻松

EPA具有稀释血液的作用，在补充营养制剂的时候，按照说明书和医生建议的量即可，不宜过多服用。

孕中后期宜多吃和少吃的食物

孕中后期建议准妈妈多吃下面几类食物:

豆类制品

大豆及制品中含丰富的蛋白质及不饱和脂肪酸，并且不含胆固醇。豆类食品为人体提供优质蛋白质的同时，也能避免动物类食品（譬如猪肉）中所含的饱和脂肪酸，有利于预防其并发症如心血管疾病。经过加工制成的豆腐、豆浆等食品，相对于大豆来说，消化率有明显提高。因此，糖尿病患者在日常饮食中，要尽量选用大豆制品来代替部分肉类等动物性食品。

粗杂粮

燕麦片、荞麦面等，富含微量元素及膳食纤维，这些物质对改善葡萄糖耐量、延缓血糖升高、降低血脂，都是非常有好处的。

绿色蔬菜

绿色蔬菜含有丰富的维生素、矿物质和膳食纤维，同时若在食物中增加了绿色蔬菜的食用量，对控制患者每日饮食总热量也大有帮助。

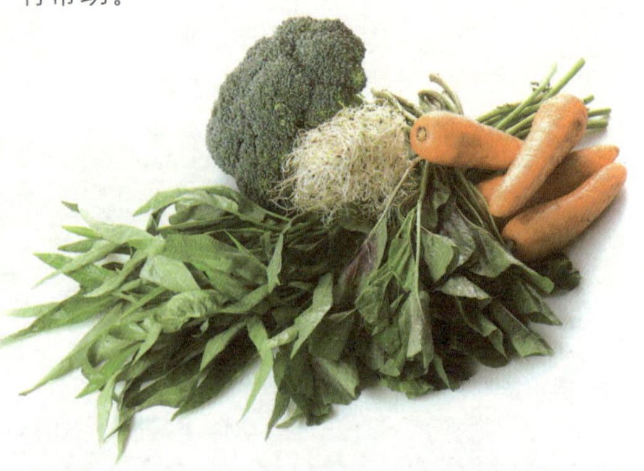

孕中后期建议准妈妈少吃下面几种食物:

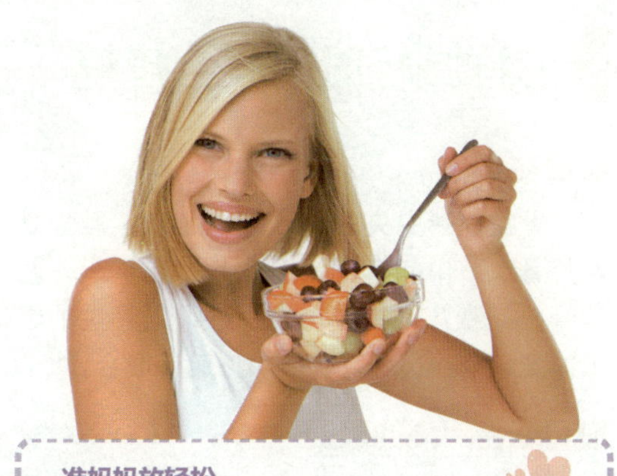

脂肪和淀粉含量较高的食物

糖尿病患者应注意这两类食物的分量，如果吃了淀粉类的东西，就要代换米饭的分量。譬如喝一碗不加糖的红豆汤，那餐的淀粉类食物就算足够了，因此要减掉当餐米饭的分量。此外，应少吃或不吃肥肉、动物内脏等富含胆固醇的食物。

含糖分高的食物

孕中后期，准妈妈容易罹患妊娠糖尿病，因此要注意少吃含糖分高的食物。

准妈妈放轻松

喜欢喝饮料的准妈妈最好选择喝新鲜现榨的果汁，因为市售饮料所含糖分都超高。

脐带绕颈怎么办

脐带的一端连于胎宝宝的腹壁脐轮处，另一端附着于胎盘。在空间并不大的子宫内，胎宝宝借助脐带悬浮于羊水中，胎宝宝会翻滚打转，经常活动。有的胎宝宝动作比较轻柔，有的胎宝宝特别喜爱运动，动作幅度较大时有可能会发生脐带缠绕。

脐带绕颈的危害

脐带绕颈的发生率比较高，如脐带绕颈松弛，准妈妈可不必担心，其实，胎宝宝是非常聪明的，当他感到不适时，会采取主动方式摆脱窘境。脐带缠绕较紧时，他就会向别的方向运动，寻找舒适的位置，左动动、右动动，当他转回来时，脐带缠绕就自然解除了。

当然，如果脐带绕颈圈数较多，胎宝宝自己运动出来的机会就会少一些。如果脐带绕颈过紧，可使脐血管受压，致血循环受阻或胎宝宝颈静脉受压，使胎宝宝脑组织缺血、缺氧，造成宫内窘迫甚至死胎、死产或新生儿窒息。

如何照顾脐带绕颈的胎宝宝

1 坚持数胎动，发现胎动过多或过少时，及时去医院检查。因为若脐带缠绕过紧，会导致胎宝宝缺氧，而胎宝宝缺氧最早期的表现是胎动异常，即胎动会明显减少或异常增加。

2 坚持做好产前检查，及时发现并处理胎宝宝可能出现的危险状况。

3 要注意的就是减少震动，保持睡眠左侧卧位。

准妈妈放轻松

有些准妈妈认为脐带绕颈的胎宝宝都需要剖宫产，其实是不一定的，在分娩过程中，如果脐带绕颈不紧，脐带有足够的长度，则不需要剖宫产。只有绕颈圈数多且紧，脐带相对过短，胎头不下降或胎心有明显异常时，才考虑是否需要手术。

怎样减轻耻骨联合疼痛

耻骨在哪里

骨盆前端中央的部分叫作耻骨。耻骨是两片骨头，中间有空隙而非紧靠在一起，两片骨头间靠几个韧带构成的纤维软骨性的组织连接起来，这个区域就叫作耻骨联合。

耻骨联合疼痛的原因

在怀孕的时候，弛缓素和黄体素这两种激素可以帮助韧带松弛，使得骨盆的伸缩性变大，以给予胎宝宝更多的生长空间，并有利于分娩之进行。因此耻骨联合分离几乎会发生在所有准妈妈身上。

一位未怀孕的女性，其两片耻骨间的正常距离为 4 ~ 5 毫米，一旦怀孕，在激素的作用下，两者间的距离至少会增加2 ~ 3毫米，因此，若耻骨间宽度在 9 毫米以下，在妊娠的情况下属于正常的范围，通常没有症状，即便有疼痛也不太明显。一旦两者之间的距离超过 9 毫米，则属于耻骨联合过度分离，就会引起较严重的疼痛。

耻骨联合疼痛的症状

疼痛自臀部或髋部开始，向下沿大腿外侧、小腿至足背外侧，呈放射性疼痛或持续性钝痛，严重者下肢肌肉痉挛，活动受限，甚至走路都受影响。

如何减轻耻骨联合疼痛

1 适当休息，少活动，必要时可用托腹带托起增大的子宫，减少腰肌的受力。

2 坐姿时在背后放置腰枕，让腰部有一个着力点。避免双腿张开地跨坐。

3 睡觉时将一个枕头放置于两腿间。

4 站立或者移动时要尽量对称，避免一边用力。

准妈妈放轻松

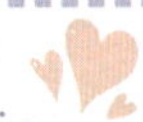

一般来说，耻骨联合分离所造成的骨盆腔不舒服，大多数会在几周内就有明显改善，若长期觉得不舒服，则需要请求医生帮助。

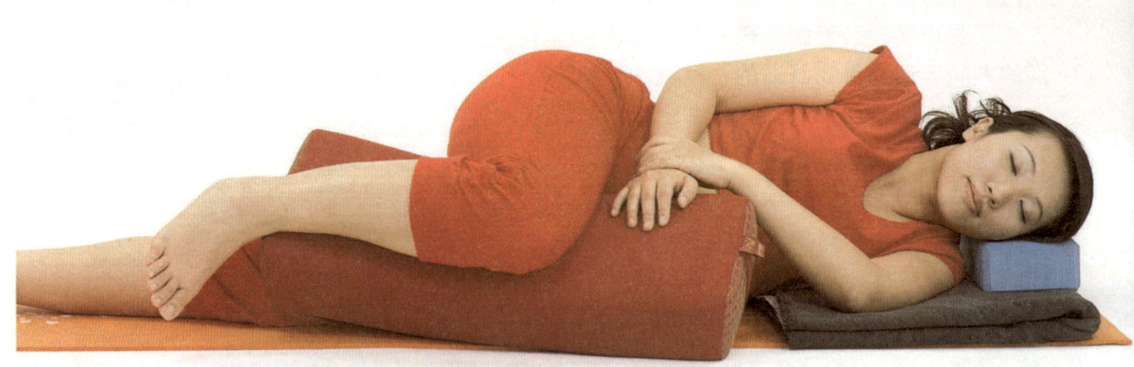

腰酸背痛的缓解方法

近来准妈妈可能出现背部疼痛，据统计，有50%～75%的准妈妈会出现背部疼痛。这种痛会持续到孕晚期，并有逐步加重的症状。

腰酸背痛的原因

1 怀孕期间会大量分泌雌激素、黄体酮和耻骨松弛激素，这些激素造成全身肌肉组织及韧带松弛，以便给胎宝宝足够的生长空间。这一变化也会造成身体关节支撑能力下降，容易引起腰酸背痛。

2 随着胎宝宝渐渐长大，子宫的重量也会导致准妈妈背部肌肉紧张，势必会导致腰背肌疲劳，而感觉疼痛。

去医院做检查很必要

准妈妈应注意预防，并采取措施缓解孕期背痛，防止其变成长期的问题。如果准妈妈感到疼得很严重或是身体的某个部位麻木了，要去医院做进一步的检查。

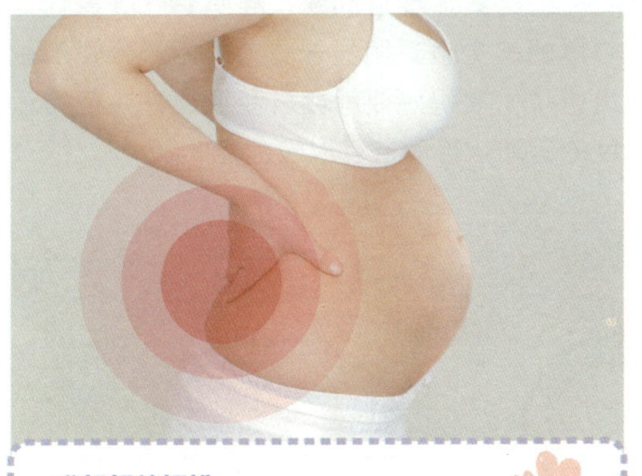

准妈妈放轻松

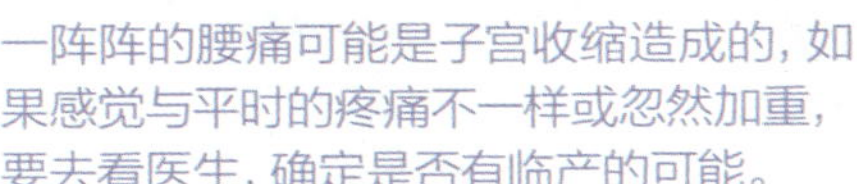

一阵阵的腰痛可能是子宫收缩造成的，如果感觉与平时的疼痛不一样或忽然加重，要去看医生，确定是否有临产的可能。

先兆子痫

先兆子痫是身体出现的一种严重紊乱，典型特征是高血压和尿蛋白，或者水肿突然变厉害。

如果准妈妈的脸或眼睛周围肿胀、手肿得厉害、双脚或脚踝肿胀严重或者突然肿胀，体重快速增加，就要警惕是先兆子痫了，需立即去医院就诊。

先兆子痫还会出现其他症状：严重或持续的头痛、看东西有变化（看东西有重影、模糊不清，眼前有点状物或冒金星，对光敏感或暂时丧失视力）、上腹部剧烈疼痛或触痛、呕吐等。以上不管出现哪一种情况，都要赶快上医院。

准妈妈放轻松

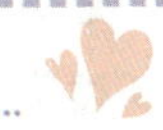

孕期水肿是正常的生理现象，一般有个循序渐进的过程，如果只是正常的水肿，准妈妈不要过分担忧，可以吃一些利水消肿的食物，如冬瓜、鲤鱼等。

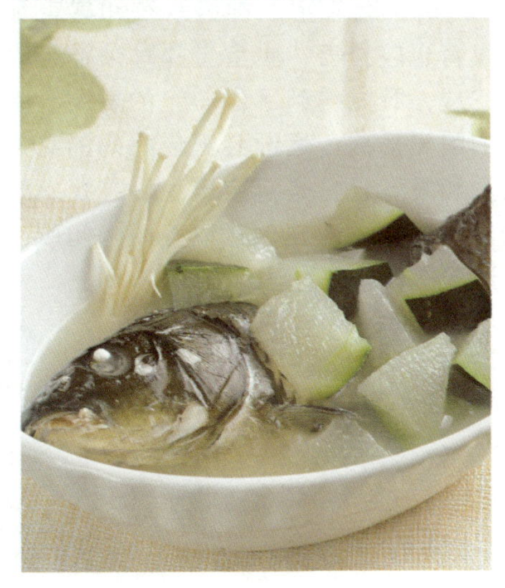

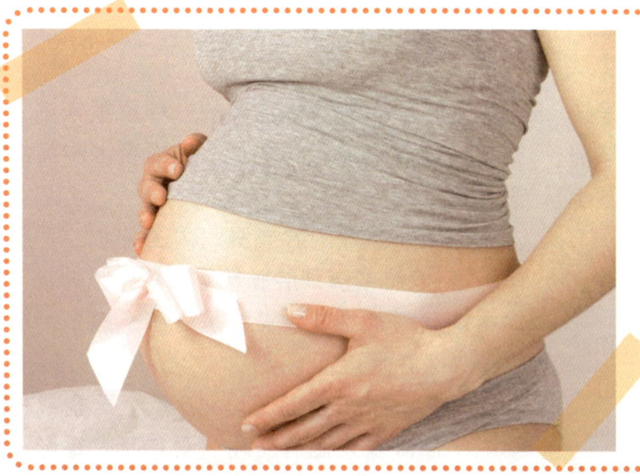

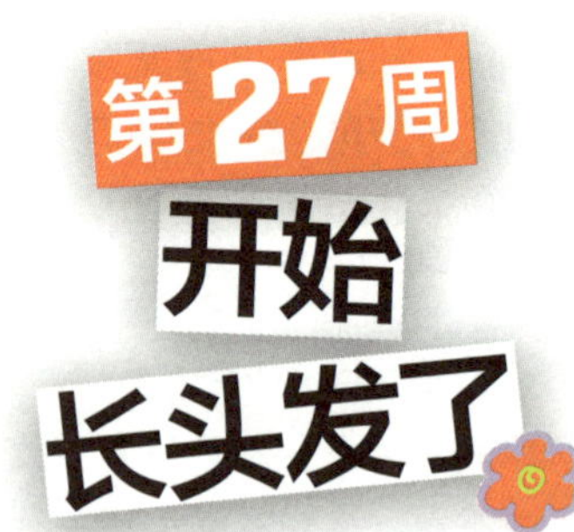

胎宝宝发育与母体变化

胎宝宝本周变化

本周胎宝宝体重 900 ～ 1000 克，头到脚的长度有 36 ～ 38 厘米了。随着更多大脑组织的发育，胎宝宝现在的大脑变得非常活跃了，并能发出命令控制全身机能的运作和身体的活动，甚至胎宝宝会吸吮自己的手指了。

同时，胎宝宝的神经系统和感官系统的发育也较显著。胎宝宝的耳朵神经网已经完成，听觉得到了进一步的发展，胎宝宝的嗅觉形成，逐渐会记住妈妈的味道。听觉和嗅觉记忆是宝宝出生后寻找妈妈的最基本依据。现在他可以睁眼、闭眼，并且形成了有规律的睡眠周期。

准妈妈本周变化

胎宝宝现在真的开始填满子宫了，准妈妈的身体负荷加重，身体重心前移，腰酸背痛的感觉会更加明显，甚至会经历骨盆区疼痛。乳房的胀痛感可能加剧。随着孕程的进展，腿抽筋可能会越来越严重。

子宫更加接近肋缘，准妈妈呼吸急促、心悸的感觉也更明显一些，可能对分娩产生焦虑了，准妈妈要学会自我调适，并坚持适度的运动，帮助自己放松。

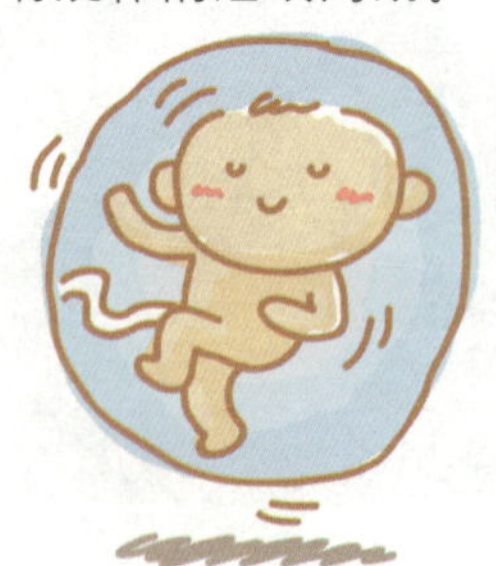

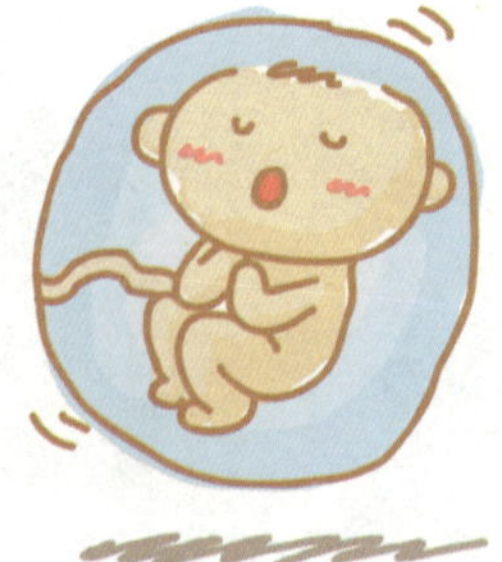

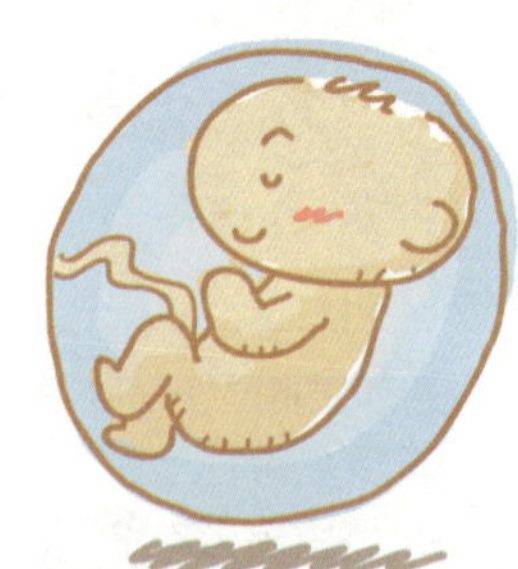

巨大儿会增加分娩风险

现在是胎宝宝迅速生长的时期，如果准妈妈营养过剩，会导致胎宝宝体重增长过快，甚至会出现巨大儿。

巨大儿的危害

胎宝宝体型过大是导致难产的重要原因之一，还会使得宝宝日后患肥胖、高血压、糖尿病等成年人疾病的概率大大增加。

控制体重防营养超标

在保证胎宝宝营养的同时，准妈妈应避免体重增长过快。在孕中期，准妈妈每一周都会增加 0.35 ~ 0.5 千克体重，如果体重增加超出平均值太多，就很可能是营养过剩。

准妈妈放轻松

如果准妈妈体重超标，需要注意均衡营养，并适度运动，如果体重严重超标，需要去医院就诊，在医生指导下进行调整。

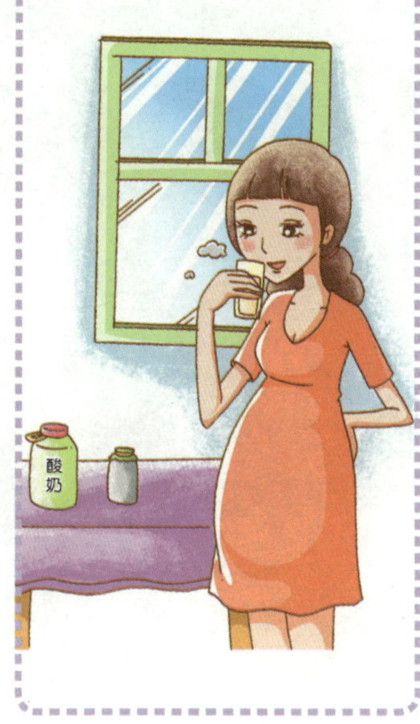

孕期小心过敏

遵守四原则，有效控制过敏

“及早诊断、找对医师、循序渐进、规则返诊”是过敏患者应遵循的四大原则。首先寻求过敏专科医师诊断，确定是否过敏引起；找出过敏原并尽量避免；已经有明显症状且影响到工作生活，则必须适当使用抗炎药物。

掌握四大要素，降低过敏发生

1 避开过敏原：不要因为无症状而忽视，大家多半会注意食物方面的过敏原，其实食物过敏的影响程度要比吸入性过

温度 18 ~ 20℃

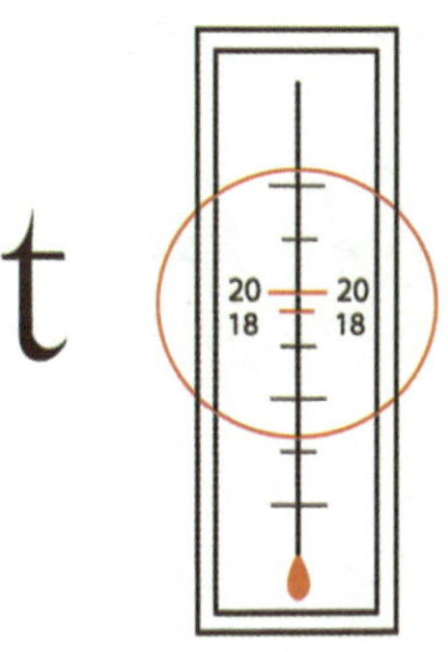

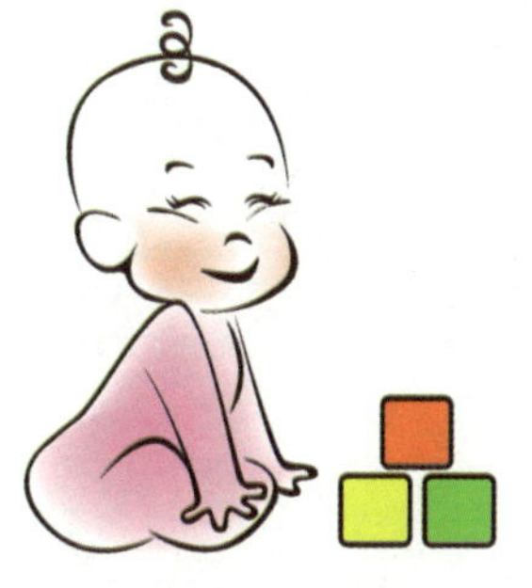

湿度 60 ~ 70%

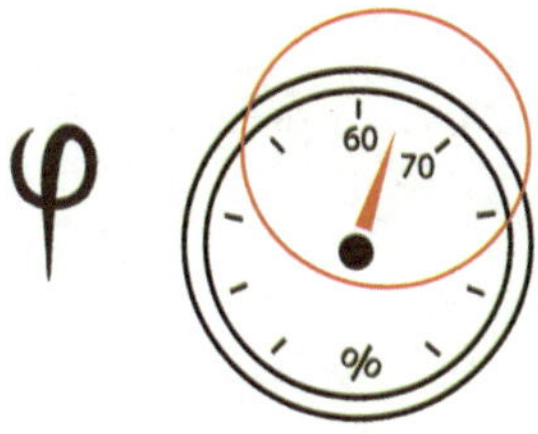

穴位按摩可增加免疫力，降低过敏发生

可以针对几个穴位做按压，以调节免疫力，降低过敏发生，包括足三里、合谷、曲池、三阴交、大椎、百会等，以针灸或按压都能达到效果，不过孕妇在按压时记得手法要轻。

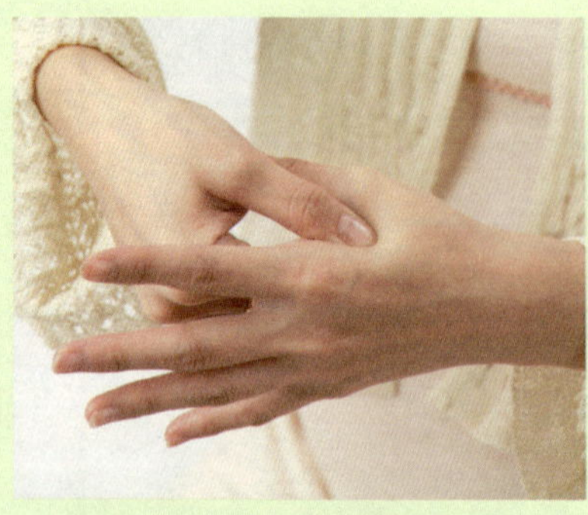

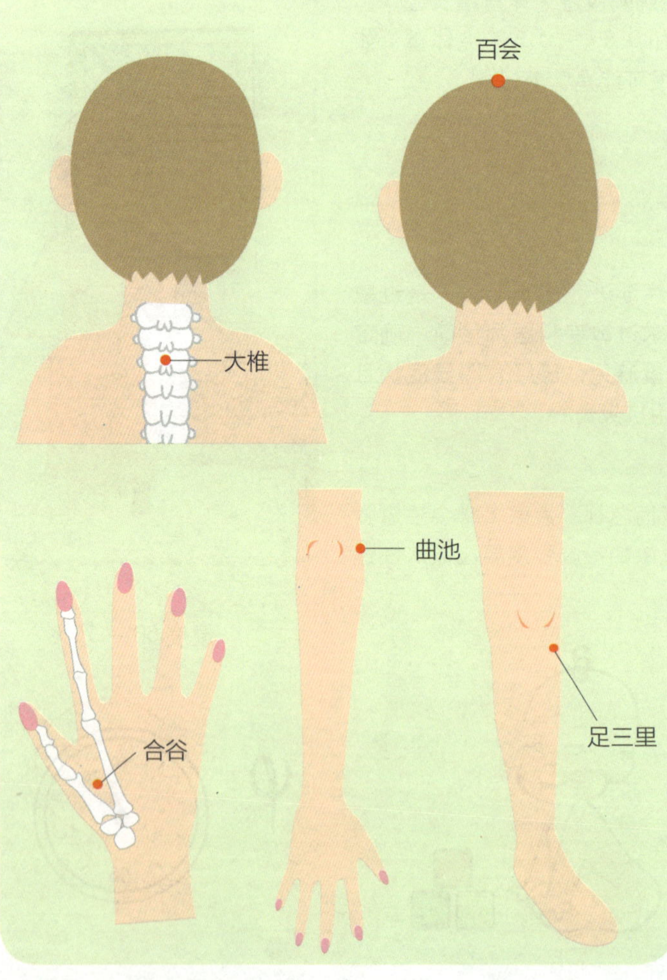

敏原来得小，过敏患者应特别重视家中尘螨、蟑螂等过敏原，做好居家清洁，保持湿度在60%以下，因为湿度太高会加重过敏的不适症状，所以必要时应使用除湿机。

2 有症状要用药：无论是用喷剂或吸入剂，有症状应该在医师评估下，依指示按时使用抗炎药，而且不可症状消失而自行停药。

3 保持适当运动。

4 适当使用保健食品：如益生菌、鱼油等，都能提高身体抵抗力的效果。

利用中药材，有效改善过敏

中医有很多药材对过敏的改善和预防有不错功效，依不同部位的过敏，可在平时使用简单中药材熬煮饮用，例如：

1 皮肤容易过敏的患者，可取土茯苓、红枣加水熬煮喝，能达到抑制发炎的效果，孕妇也可饮用。

2 鼻子过敏可用葛根、黑枣加水煮。

3 气管过敏建议用杏仁、百合、红枣加水熬煮，能缓解咳嗽。

4 肠道过敏则用藿香、山药、红枣加水炖煮饮用。

孕妇过敏要诊治

孕妇对于过敏要比一般人更加注意，由于怀孕后免疫系统会改变，有1/3过敏可得到改善，1/3没有差别，1/3怀孕后反而加重。有些孕妇出现过敏症状，却一直拖延不愿吃药。其实孕妇过敏，容易增加宝宝将来过敏的机会，所以要提醒孕妇，不要担心药物影响胎儿，只要在医师指导下使用合乎安全等级的药物，对胎儿不会有伤害。

孕妇积极防过敏

过敏妈妈最晚在怀孕第4个月就要开始防范过敏，做法包括：

1 调整饮食，尽量避免摄取容易过敏的食物，例如草莓、巧克力、带壳海鲜等，并尽量避免吃加工食品。

2 居家环境应保持清洁，避免蟑螂、尘螨滋生，必要时室内可使用空气清净机，并且要远离二手烟的危害。

3 怀孕期间应尽量食用平时已习惯的食物，饮食习惯不要有太大改变。

4 平时也可适当饮用以下两种药膳：Ⅰ黄芪、防风、白术煮水喝；Ⅱ紫苏、冰糖煮水饮用，以降低过敏发生的机会。

早上喷嚏不断怎么办

过敏体质者在换季季节，应少吃白萝卜、梨等寒性食物。如果清晨特别容易打喷嚏、眼睛痒，可在起床后用冷水洗脸，经过一段时间，体质会慢慢适应外面环境，降低过敏程度；孕妇则建议用温水洗脸，而在洗脸后，可用吹风机微风、维持一段距离往大椎、百会两处穴位吹到有温热感，就能减少起床后的过敏症状。

吃海鲜要注意什么

海洋食物被营养学家称为高价营养品，富含脂肪、胆固醇、蛋白质、维生素A和维生素D，还可以提供丰富的矿物质，如镁、铁、碘等元素，有利于胎宝宝的发育。准妈妈吃海鲜要注意以下几点：

1 海鲜不宜过多地食用。海鲜多为寒性，肠胃虚弱的准妈妈要少吃。尤其是螃蟹，其性寒凉，有活血祛瘀的功效，容易诱发早产，应少吃或不吃。

2 食用海鲜的前后2个小时内，不要吃维生素C片，最好也不要大量吃水果等富含维生素C的食物。尤其要少吃寒凉食物，以免引起腹泻。

3 不要吃被污染的海鲜，在吃海鲜时搭配蔬菜和粗粮，其中的纤维可以促进可能存在的重金属排出。假如对产品的环境质量不能十分放心的话，吃海鲜河鲜不要超过每天一种，数量不要超过100克。

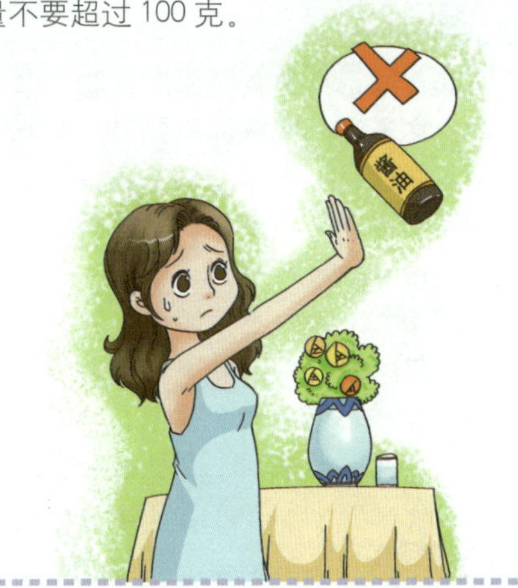

准妈妈放轻松

准妈妈在吃海鲜的时候，搭配姜末和醋汁一起食用，可以中和海鲜的寒性，这样可以起到保护肠胃的作用。

胃灼热的缓解法

胃灼热多出现在孕中期和孕晚期，由于到了孕中期，随着胎宝宝的不断增大，子宫不断压迫胃部，使胃的压力过大而无法承受，再加上黄体素浓度变高，降低肠胃蠕动的速度，让食物停留在胃部的时间变长，使得胃部的食物刺激到食道，从而导致准妈妈常常有胃灼热的感觉，也就是我们俗称的“烧心”。

胃部灼热如何缓解

1 减少加重胃灼热的生活因素。避免饮食过饱，饱食可增加胃内压，促使胃酸反流；避免烟酒刺激，烟酒可使食管松弛，咖啡、巧克力、浓茶等也有相似作用；少食产酸过多的食物，如甘薯、南瓜等食物含糖分较多，食后可加重胃灼热，也要少吃水果，避免肥胖。

2 通过药物抑制胃内酸度。避免某些药物，如阿托品、普鲁本辛、氨茶碱等抗胆碱药和茶碱衍生物会使食管下段括约肌松弛，诱发和加重胃灼热。未经医生同意不要服用治疗消化不良的药物。

3 避免饮食过饱，少食高脂肪食物。白天应尽量少食多餐，使胃部不要过度膨胀，即可减少胃酸的反流。不要吃口味重或油煎的食品，这些都会加重胃的负担。临睡前喝一杯热牛奶，也有很好的效果。

4 进餐后3个小时内避免躺着。进食两三个小时后避免躺着，当躺下来的时候，胃内容物随身体体位容易反流到食管。睡觉时，尽量以枕头垫高头部15厘米，防止发生反流。

准妈妈放轻松

胃灼热的准妈妈除了饮食习惯要做一些调整外，还要注意放松心情，感到胃部不舒服的时候，可以转移一下注意力，不要太过集中于胃部的不适应，这种不适感不会持续太长时间，在生产后即可恢复正常。

使用托腹带来分担腹部重量

托腹带的作用主要是帮助准妈妈托起腹部，为那些感觉肚子比较大、走路的时候都需要用手托着肚子的人提供帮助，尤其是对连接骨盆的各条韧带发生松弛性疼痛的准妈妈，托腹带可以对背部起到支撑作用。

只要使用方法正确，托腹带不会对胎宝宝产生不良影响。佩戴方法正确的话，准妈妈的感觉是像有一双手轻轻从下腹部托起，很轻松，没有压迫感。

腹部很大、很沉重以及双胎、多胎妊娠的准妈妈可以早些使用。另外，托腹带不需要时时刻刻穿着，睡觉时一定要记得将托腹带解下来，让腹部尽情放松。

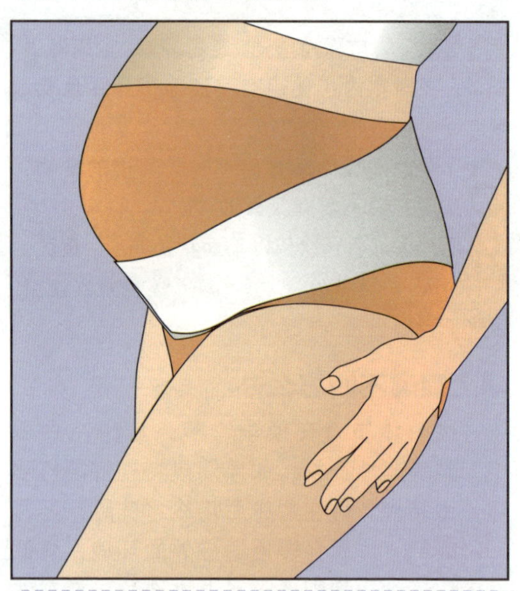

准妈妈放轻松

准妈妈腹部不是很沉重，可用托腹裤，托腹裤相对于托腹带来讲，托腹能力不是很强，准妈妈如果腹部不是很大、很沉重，可以考虑用托腹裤。

小心腹泻诱发早产

怎样预防孕期腹泻

1 准妈妈要避免容易导致腹泻的因素。着凉、辛辣食物、海产品及高脂肪产品会引起腹泻，乳糖不耐受者喝牛奶也会出现腹泻，准妈妈应注意避免。

2 准妈妈如果正在补充铁制剂，要记住只在饭后服用，因为空腹服用铁制剂容易导致腹泻。

3 冷热食品不要混着吃，吃完热食，间隔 1 个小时再吃冷食，并注意不要吃太冰的食物。

腹泻后要怎么护理

1 出现腹泻后，一定要注意充分休息，吃些清淡的食物，比如大米粥、小米粥等。

2 腹泻时保持体内水分平衡十分重要，准妈妈需要摄入足够的水分，如果觉得自己连喝水都有困难，可以试试用吸管一口一口地吸着喝。

3 腹泻超过一天，就要去看医生。

4 如果准妈妈在腹泻的同时还伴有腹部疼痛或发烧等症状，或者喷射状腹泻、腹泻物中有血或黏液、开始出现脱水等情况，也要及时去医院就诊。

准妈妈放轻松

短时间的轻微腹泻通常不会对胎宝宝造成伤害，不过应该避免腹泻加重，以免刺激子宫，诱发早产。

日常保健防治胀气

在孕中期以后，准妈妈可能会经常胀气，也就是肚子发胀、排气多，这都是孕中期的正常现象。

孕中期胀气的原因

1 怀孕中后期，子宫不断扩大压迫肠道，使肠道蠕动变缓，造成肠道内食物残渣在体内发酵，也易形成体内气体增多。

2 怀孕以后，准妈妈摄取过多的高蛋白、高脂肪食物，而维生素、纤维素摄取不足，也会造成肠道蠕动减慢，发生便秘、胀气。

怎样缓解胀气

准妈妈可以从注意饮食、加强运动等方面着手，来改善胀气的问题。

1 少量多餐的饮食可以减轻肠胃负担，有效减轻腹部饱胀的感觉。膳食纤维能帮助准妈妈的肠胃蠕动，在日常饮食中，准妈妈可以多吃含丰富膳食纤维的蔬菜和水果，如茭白笋、韭菜、菠菜、芹菜、丝瓜、莲藕、苹果、香蕉、猕猴桃等食物，避免吃一些豆类、蛋类及其制品、油炸食物、马铃薯等容易引起胀气的食物。吃饭时，养成细嚼慢咽、进食时不要说话的习惯，此外还要避免用吸管吸吮饮料，饭后不要长时间咀嚼口香糖等，避免让不必要的气体进入腹部，引起胀气。同时，保证每天喝 6 ~ 8 杯水，促进胃肠蠕动。

2 适当运动能促进肠蠕动，舒缓胀气情况。准妈妈可以在饭后 30 分钟或 1 小时，到外面散步 20 ~ 30 分钟，帮助排便和排气，但不要过度激烈地运动。

3 在出现胀气时，准妈妈还可以通过按摩胃部来增强胃动力。但千万不要按摩子宫，否则会造成子宫收缩，诱发早产。

妊娠高血压疾病

妊娠高血压多发于怀孕后期，发生率约为6%。在怀孕20周以后，如果有血压升高，伴有水肿，但小便中没有发现尿蛋白，即可以诊断为妊娠高血压疾病。

容易患妊娠高血压的准妈妈

一般而言，超过35岁的初产妇，体重增长过快，先前患有高血压、心脏病、糖尿病的人，心理压力大的人，有肥胖和贫血症状的人，怀双胞胎的准妈妈，是妊娠高血压的高发人群。

妊娠高血压的危害

准妈妈患有妊娠高血压疾病后，会导致血液流通不畅，母体也就不能顺利向胎盘供给营养，致使胎盘功能低下，造成胎宝宝所需的营养和氧气供应不足，严重者甚至危及胎宝宝和准妈妈的生命安全。

怎样预防妊娠高血压

为预防妊娠高血压，准妈妈应注意不过度劳累、作息有规律，每天的睡眠时间达到8小时左右。另外，精神放松，保持平和的心态对防止血压升高也大有帮助。在整个孕期，准妈妈不要错过任何一次产前检查。在产检时，注意测量血压并验尿。如果血压升高，建议遵循医生安排，进行额外检查或住院一段时间，确保孕期安全。

准妈妈放轻松

孕前没有妊娠高血压疾病的准妈妈，如果孕期患上高血压，不必过于忧虑，在生完宝宝后，只要注意饮食和作息，血压一般会恢复正常。

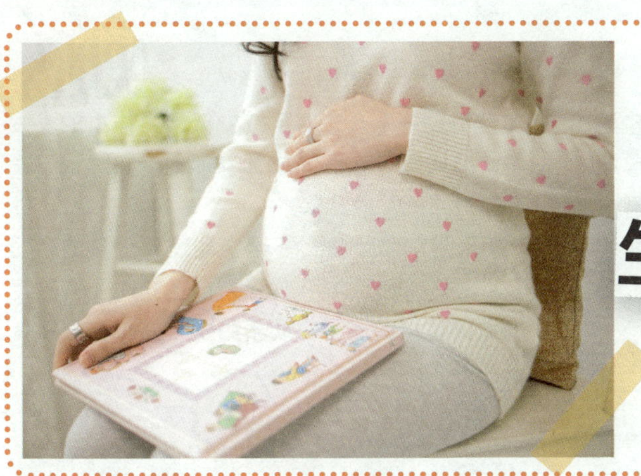

第28周 生活变得更有规律了

胎宝宝发育与母体变化

胎宝宝本周变化

胎宝宝的体重可以达到1000～1200克，头到脚约为37.6厘米长，他的脂肪层在继续积累，为出生后在子宫外的生活做准备。

胎宝宝的大脑更为复杂，脑组织数量继续增长。眼睛既能睁开也能闭上了，他睡着的时候也许还能做梦呢。胎宝宝的内脏系统构造已经几乎与新生儿无异，功能也在快速发育，但肺叶尚未发育完全，如果现在早产，还需要借助一些医疗设备进行呼吸。

胎宝宝的运动能力持续增强，醒着的时候会不停活动，也经常将手指放到嘴里吮吸或用手抓脐带，但随着胎宝宝的生长，他在子宫中活动的空间将越来越小。

准妈妈本周变化

本周子宫顶部大概超过肚脐7.6厘米或更多了，体重也比孕前增加了8～11千克。进入孕晚期，准妈妈会更容易疲劳，脚肿、腿肿、便秘、静脉曲张、腰酸背痛等不适也将持续，坚强点，胜利就在眼前。

随着胎宝宝“填满”子宫，他的活动空间少了，胎动的次数也会随之减少，准妈妈坚持数胎动即可。此时准妈妈轻按腹部，可以感觉到胎宝宝的动作，甚至可以摸出小脚、小手、小屁股。

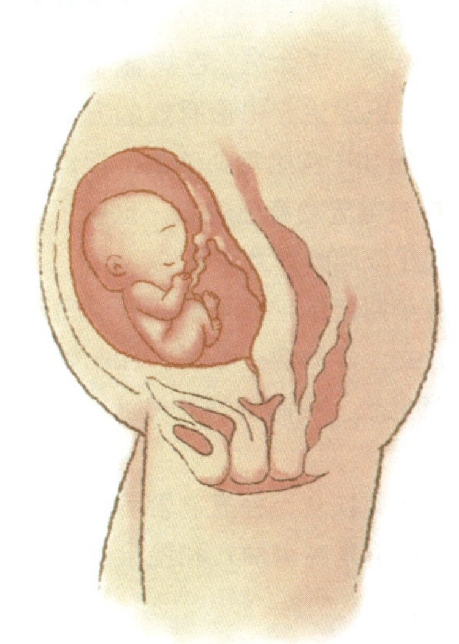

胎宝宝生长停滞

胎宝宝在子宫内如果生长迟滞，容易出现很多并发症，危险性较高。因此，定期产检掌握胎宝宝生长状况，及早发现和治疗胎宝宝生长迟滞非常重要。

引起胎宝宝生长停滞的原因

造成胎宝宝生长迟滞的原因相当多，一般可分为 3 大类：

1 子宫胎盘功能异常。一般认为与胎盘功能不足，使得血流在子宫体和胎盘减少有关系。

2 母体疾病。一般与准妈妈年龄较大、早期发生母体体重增加不良、营养不良、先天性疾病等有关。

3 胎宝宝自身问题。多胞胎、染色体异常、侏儒症、先天性成骨不全症、先天心脏病、生殖泌尿道异常、中枢神经系统异常等。

如何预防胎宝宝生长停滞

为了避免胎宝宝有生长迟滞的情形，准妈妈应该尽量远离危险因素，做好产前的预防或治疗工作。

1 避免劳累，多休息。卧床休息可能是胎宝宝生长迟滞治疗中最有效的方法，因为适度休息可增加子宫胎盘血流量，促进胎盘血流畅通，使胎宝宝发育更健康，也可预防早产，特别是对于双胞胎更为重要。

2 注意孕期健康。怀孕期间要避免有害的生活方式，如抽烟、喝酒，且准妈妈本身要随时注意健康，控制各种并发症，如毒血症、肾脏疾病等。

3 注意营养饮食。补充高营养、高热量的饭食（但不是高蛋白）和胎宝宝出生体重增加有明显关系，有助于减少低出生体重的发生率，准妈妈可在医师或营养师的专业建议下，补充适当的营养需求。

4 采用药物疗法。怀孕早期使用少量的阿司匹林，可预防小血管的栓塞，使子宫胎盘的血流保持畅通，有助于胎宝宝获得充分氧气及营养。

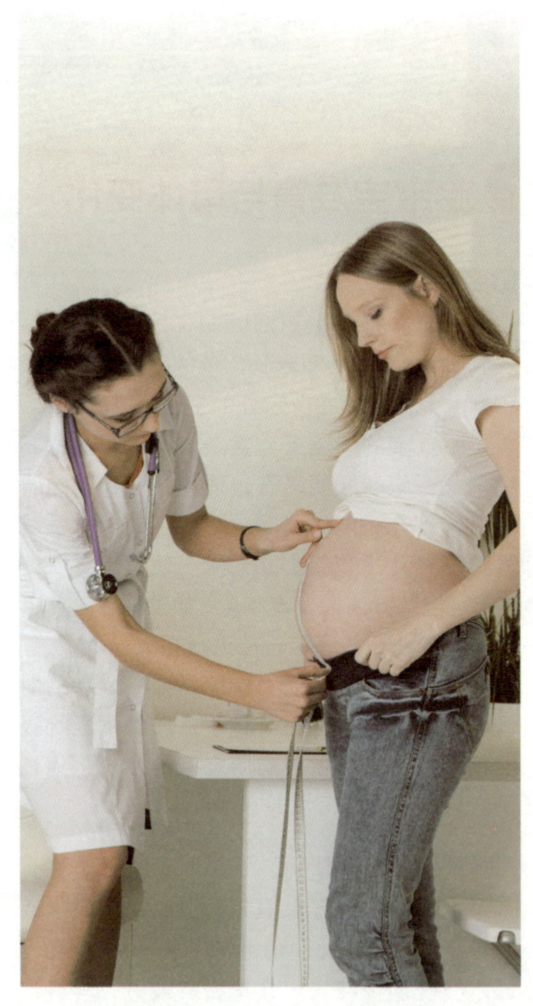

什么是假性宫缩

分娩前数周，子宫肌肉较敏感，容易出现不规则的子宫收缩，持续的时间短，力量弱，或只限于子宫下部。经数小时后又停止，不能使子宫颈口张开，故并非临产，称为假性宫缩。临产前，由于子宫下段受胎头下降所致的牵拉刺激，“假性宫缩”的情况会越来越频繁。

假性宫缩会有什么表现

一般从孕 28 周开始出现，一直到真正分娩前，会连续发生多天。最明显的表现就是腹部发硬、发紧，有下坠感，一般在睡觉时或走路时就突然出现宫缩。

假性宫缩时不会疼痛，也没有阴道流血或流水的情况出现，不会影响准妈妈的正常生活和工作。

如何缓解假性宫缩

1 尝试放松练习，或做缓慢的深呼吸。虽然这样做并不能使假性宫缩停止，但能帮助应对不舒适的感觉。

2 无论是工作还是生活，都不要使自己过分劳累，如走太远的路，长时间坐着或者站着，这些情况都比较容易引起宫缩，所以改变活动或姿势，可以缓解假性宫缩。

3 不要经常摸肚子，因为不断地刺激腹肌和子宫，也会引起宫缩。虽然适当的抚摸对腹中的胎宝宝有好处，但是一天中摸的次数太多就会适得其反了。因此，准妈妈要改掉动不动就摸肚子的习惯，要和“抚摸胎教”区分开。

4 洗个热水澡，放松身体，喝几杯水，能缓解假性宫缩。因为假性宫缩有时可能是由脱水引起的，所以适当补充水分，可以缓解假性宫缩。

孕晚期的饮食安排

此时准妈妈基础代谢率增至最高峰，而且胎宝宝生长速度也达到最高峰，准妈妈需要保证充足的营养。

一般情况下，准妈妈可以增加主粮的摄入，适量吃一些粗粮，保证热量的供给，需要每天摄入以下量的食物：

主粮（米、面）400 ~ 500 克，粗粮 100 克，新鲜蔬菜（绿叶蔬菜为主）500 ~ 750 克，植物油 25 ~ 30 克，畜、禽、鱼、肉类 200 克，豆类及豆制品 50 ~ 100 克，水果 200 克，蛋类 50 ~ 100 克，奶类 250 克等。体重增加较快的准妈妈可以用玉米、土豆、白薯、山药、南瓜、板栗、莲藕代替米面作为主食。反之，可以多吃一些米、面、巧克力、甜点及核桃、松子、瓜子、肉类等食物，促进体重增长。

同时，准妈妈要特别注意预防糖尿病、妊娠高血压、下肢水肿等现象，因此，准妈妈在保证营养供应的前提下，应坚持低盐、低糖、低脂饮食。

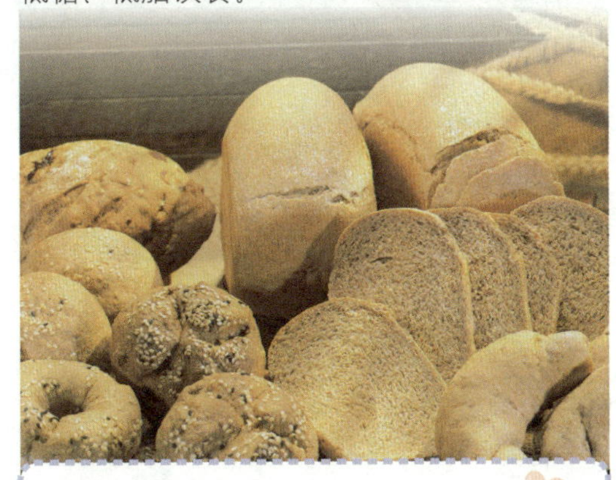

准妈妈放轻松

如果胎宝宝比较小，现在是给他补充养分的最后冲刺阶段，准妈妈要加油吃。但如果胎宝宝增长过快，就需要控制饮食。

尽早预防腰椎间盘突出

孕期激素让准妈妈的各种韧带都比较松弛，胎宝宝持续不断地给准妈妈的腰椎增加负担，这些使准妈妈患腰椎间盘突出症的风险大大增加。因此，在孕期，特别是孕晚期一定要注意保护腰部。

1 注意腰部保暖，并充分休息来缓解腰部压力。

2 左侧卧睡姿最有利于保护腰部，睡觉时准妈妈还可以用垫子支撑腹部，减轻腰部负担。

3 平时的生活中，坚决避免穿高跟鞋，以免加剧原有的挺腰姿势，增加腰骶部的负担。

4 为避免腹部增长过快，准妈妈在维持正常增长的基础上，一定要注意控制体重，必要时使用托腹带，以免身体不堪重负，罹患腰椎间盘突出症。

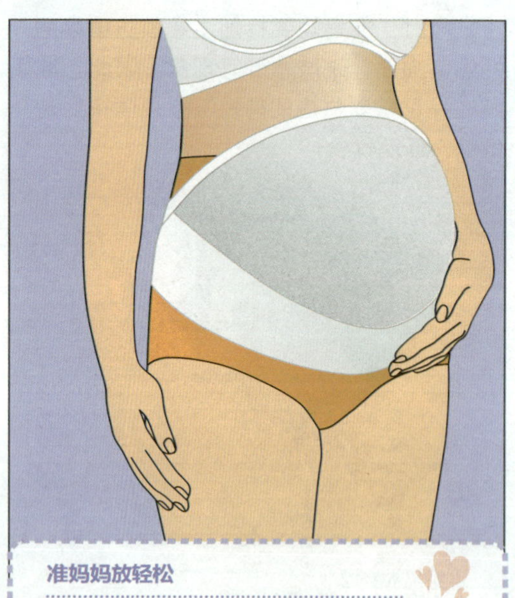

准妈妈放轻松

靠垫是孕晚期生活的好帮手，坐在沙发上看书的时候，晚上睡觉的时候都可以用到，准妈妈不妨多准备几个。

上下楼梯安全须知

临近分娩的准妈妈行动不便，要相应减少运动量，尤其是爬楼梯。

孕晚期要减少爬楼梯

爬楼梯时，准妈妈的膝关节要负担体重的 3 ~ 4 倍，身体越重，对膝关节的压力越大。由于爬楼梯时膝关节弯曲度增加，髌骨与股骨之间的压力也相应增加，会加重膝关节疼痛。

必须爬楼梯时要注意什么

如果准妈妈住在没有电梯的楼房，每天必须爬楼梯的话，上下楼梯要多注意：

1 上楼梯时一定要注意脚下踩稳当，不要着急，上下楼梯都要慢一点，上楼梯相对来说要吃力一些，可以手扶楼梯扶手，将向身体的一部分重量转嫁给扶手，每上一步都要踏实了再移动另外一条腿。

2 下楼梯时，为了防止膝关节承受压力增大，应前脚掌先着地，再过渡到全脚掌着地，以缓冲膝关节的压力。此外，隆起的腹部会挡到视线，所以一定要确定是否踩实，手仍需攀着扶手，但不要过于弯腰或挺胸凸肚，看准阶梯再跨步，看得准自然就走得稳。

准妈妈放轻松 

爬楼梯后准妈妈可对膝关节进行局部按摩，防止其僵硬强直。

胎心监护要注意些什么

胎心监护是胎心胎动宫缩图的简称，是应用胎心率电子监护仪将胎心率曲线和宫缩压力波形记下来供临床分析的图形，是正确评估胎儿宫内状况的主要检测手段。

检查时间

准妈妈应该从怀孕第 37 周开始每周做一次胎心监护，如有并发症，可以从怀孕第 28 ~ 30 周开始做。应注意胎心音的节律性是否忽快忽慢等，正常胎心音 120 ~ 160 次／分，如果胎心音 160 次／分以上或持续 100 次／分都表示胎儿宫内缺氧，应及时治疗。

怎样读懂胎心仪器

胎心监护仪上主要是两条线，上面一条是胎心率，正常情况下波动在 120 ~ 160，一般表现为基础心率线呈一条波形直线，出现胎动时心率会上升，出现一个向上突起的曲线，胎动结束后会慢慢下降，胎动计数大于 30 次／12 小时为正常，小于 20 次／12 小时提示胎儿缺氧。下面一条表示宫内压力，只要在子宫收缩时会增高，随后会保持在 20mmHg 上下。

胎心监护要做哪些准备

胎心监护不用特别准备，准妈妈只要保证胎宝宝在做胎心监护时处于清醒状态就好了。但对胎宝宝而言，如果他睡着了，是不能进行胎心监护的，否则结果会不准确。

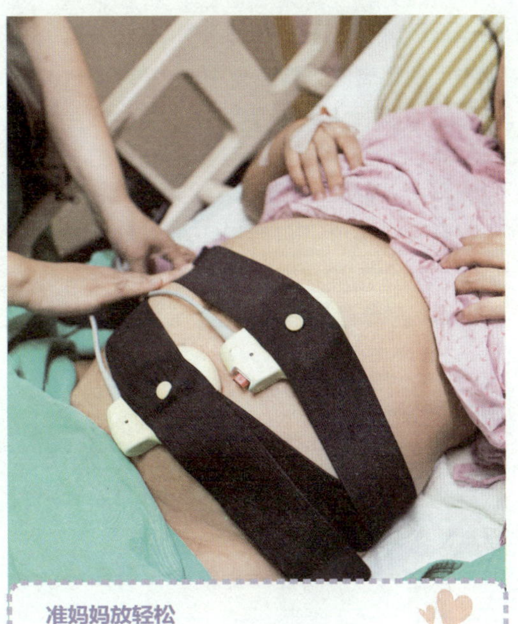

准妈妈放轻松

如果做一次胎心监护的结果不太理想，可以适当延长检测时间，或者让准妈妈吸一下氧后再做一次。另外，做胎心监护前准妈妈一定要适当吃点东西，这样才能保持体力，以维持正常的胎动。

测量骨盆

孕晚期，医生会对准妈妈的骨盆进行测量，作为分娩方式的考虑之一。因为自然分娩时，胎宝宝必须经过骨盆，骨盆的大小和形态对分娩的快慢和顺利与否起着至关重要的作用。狭小或畸形骨盆均可引起难产，如果经骨盆分娩异常困难，则只能进行剖宫产。

骨盆测量时首先进行骨盆外测，如果骨盆外测量各径线或某径线异常，在临产时应进行骨盆内测量。

骨盆外测量

髂棘间径：取伸腿仰卧位，测量两髂前上棘外缘间的距离，正常值为 23 ~ 26 厘米。

髂脊间径：取伸腿仰卧位，测量两髂脊外缘最宽的距离，正常值为 25 ~ 28 厘米。

骶耻外径：取左侧卧位，右腿伸直，左腿屈曲，测量第 5 腰椎棘突下至耻骨联合上缘中点的距离，正常值为 18 ~ 20 厘米。

出口横径（骨结节间径）：取仰卧位，两腿屈曲，双手抱膝，测量两坐骨结节内缘间的距离，正常值为 8.5 ~ 9.5 厘米。

耻骨弓角度：用两拇指尖斜着对拢，置于耻骨联合下缘，左右两拇指平放在耻骨降支上面，测量两拇指的角度，正常值为 90 度，小于 80 度为异常。

骨盆内测量

对角径（骶耻内径）：耻骨联合下缘至骶岬上缘中点的距离，正常值为 12.5 ~ 13 厘米。

骨盆入口前后径：正常值为对角径的数值减去 1.5 ~ 2 厘米。

坐骨棘间径：两坐骨棘间的距离，正常值约为 10 厘米。

骨盆测量的时间每个医院都不同，多数医院在孕 28 ~ 38 周进行，也有医院在初次产检时就测量。

准妈妈放轻松

准妈妈不要强行要求自然分娩或者剖宫产，一般情况下，经过各项检查，综合考虑，医生会给出最合理的分娩方式，准妈妈只需要配合即可。

脐带异常情况

脐带是连接胎宝宝与准妈妈的纽带，胎宝宝需要通过脐带来吸收养分，新生命在孕育过程中所需的一切，只能靠胎盘吸附在母体上摄取，通过脐带输送到胎宝宝体内。如果脐带异常，那么胎宝宝摄取养分的过程自然也受到阻碍。所以，脐带是否正常，对胎宝宝能否正常发育至关重要，说脐带是胎宝宝的生命线一点也不为过。

脐带异常有哪些

1 脐带绕颈。胎宝宝在准妈妈肚子里是不断运动的，有时甚至在准妈妈肚子里翻滚打转，或是踢腿伸胳膊等。在这些活动的过程中，由于胎宝宝运动的无序性，有可能会一不小心被脐带缠绕住。如果缠住了颈部，就是脐带绕颈了。根据产检数据，医生可视情况而决定是否采取措施解决绕颈问题。

2 脐带打结。一般在进入孕中期后，胎宝宝的活动量就会变大，而如果刚好胎宝宝的脐带比较长，在宫腔内形成环套，当胎宝宝拿脐带当玩具，或者在准妈妈肚子里动来动去时，一不小心就会弄得脐带打结了。如果脐带打结后，胎宝宝在宫内继续活动的话，就容易把脐带结拉得更紧，影响供氧。目前主要通过彩超检查和胎心监护等手段来判断脐带打结情况。

3 脐带脱垂。脐带脱垂主要发生在分娩的时候。如果胎位不正或胎宝宝过小，脐带就很容易从空隙处滑落到胎宝宝先露部分的下面。这时一旦胎膜早破，脐带就会首先滑落，这样一来胎宝宝的血液供应就会急剧减少，在短时间内就容易出现严重窒息，后果不堪设想。

胎儿宫内发育迟缓

胎儿宫内发育迟缓，是指孕 37 周后，胎儿出生体重小于 2500 克，或低于同孕平均体重的两个标准差。胎儿宫内发育迟缓不仅影响胎儿的正常发育，还影响儿童期及青春期的体能与智能发育。

胎儿宫内发育迟缓的主要原因

1 遗传因素。40%的胎儿宫内发育迟缓来自双亲遗传因素，尤以母亲遗传影响较大。

2 妊娠并发症。严重贫血、多胎妊娠、严重心脏病、产前出血等并发症状可导致胎儿宫内发育迟缓。

3 准妈妈孕期接触有害化学物品、X 线照射、生活及工作周围环境污染等，也有一定的影响。

4 慢性血管疾病。如妊娠期高血压疾病，可影响子宫胎盘血流及其功能，胎儿因长期缺血和营养不良，造成宫内发育迟缓。

5 营养因素。准妈妈营养不良，尤其是蛋白质和能量不足，或缺乏微量元素等。

6 胎盘因素。如胎盘发育不良、胎盘功能下降、脐带过长或扭转打结等。

胎儿宫内发育迟缓诊断检查

1 产前检查。在孕 28 周后每周测量宫高，连续 2 次小于正常的第 10 百分位数，或准妈妈体重连续 3 次不增长者，应怀疑胎儿宫内发育迟缓。

2 B 超检测胎儿的双顶径、胸围、腹围、股骨长度等指标，小于正常值则应该怀疑胎儿宫内发育迟缓。

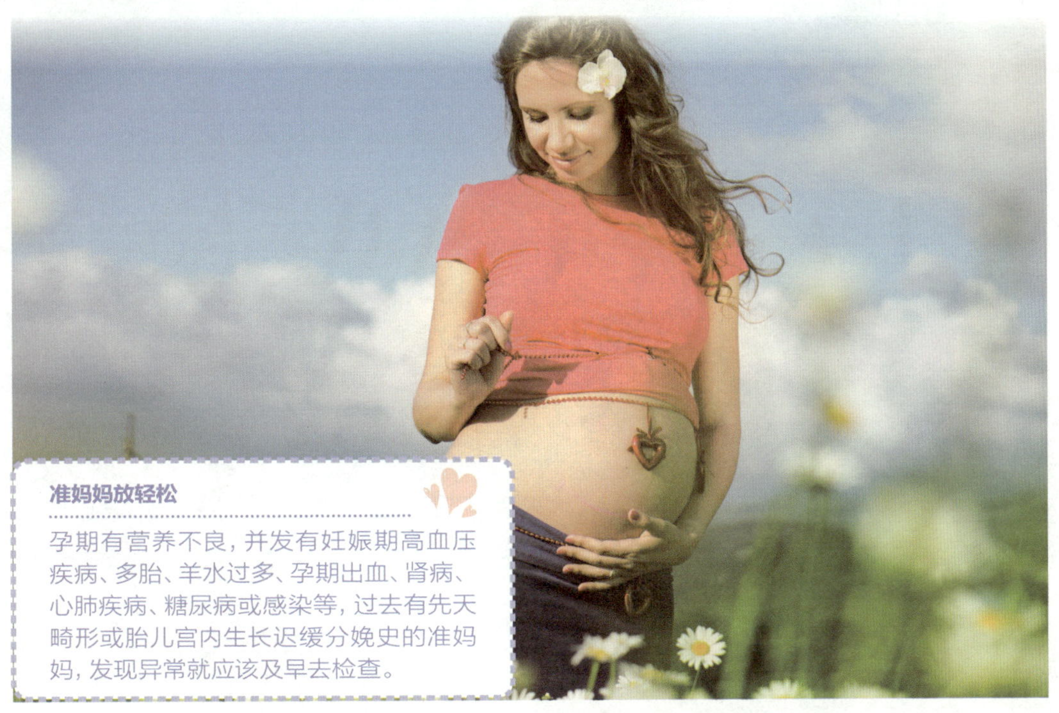

准妈妈放轻松

孕期有营养不良，并发有妊娠期高血压疾病、多胎、羊水过多、孕期出血、肾病、心肺疾病、糖尿病或感染等，过去有先天畸形或胎儿宫内生长迟缓分娩史的准妈妈，发现异常就应该及早去检查。

CHAPTER 4

孕晚期

进入孕晚期，胜利已经遥遥在望了，虽然很疲倦，行动不便，但依然要记得保持愉快的心情。想一想宝宝到来后的各种繁忙，不如抓紧时间享受最后的自由时光吧！

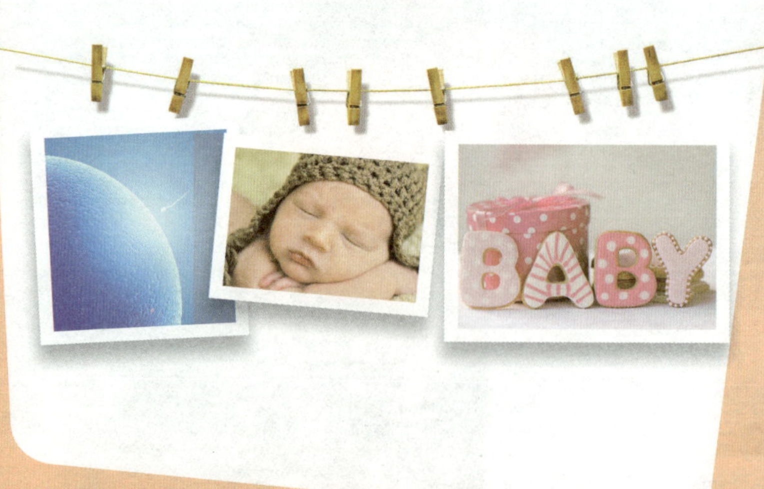

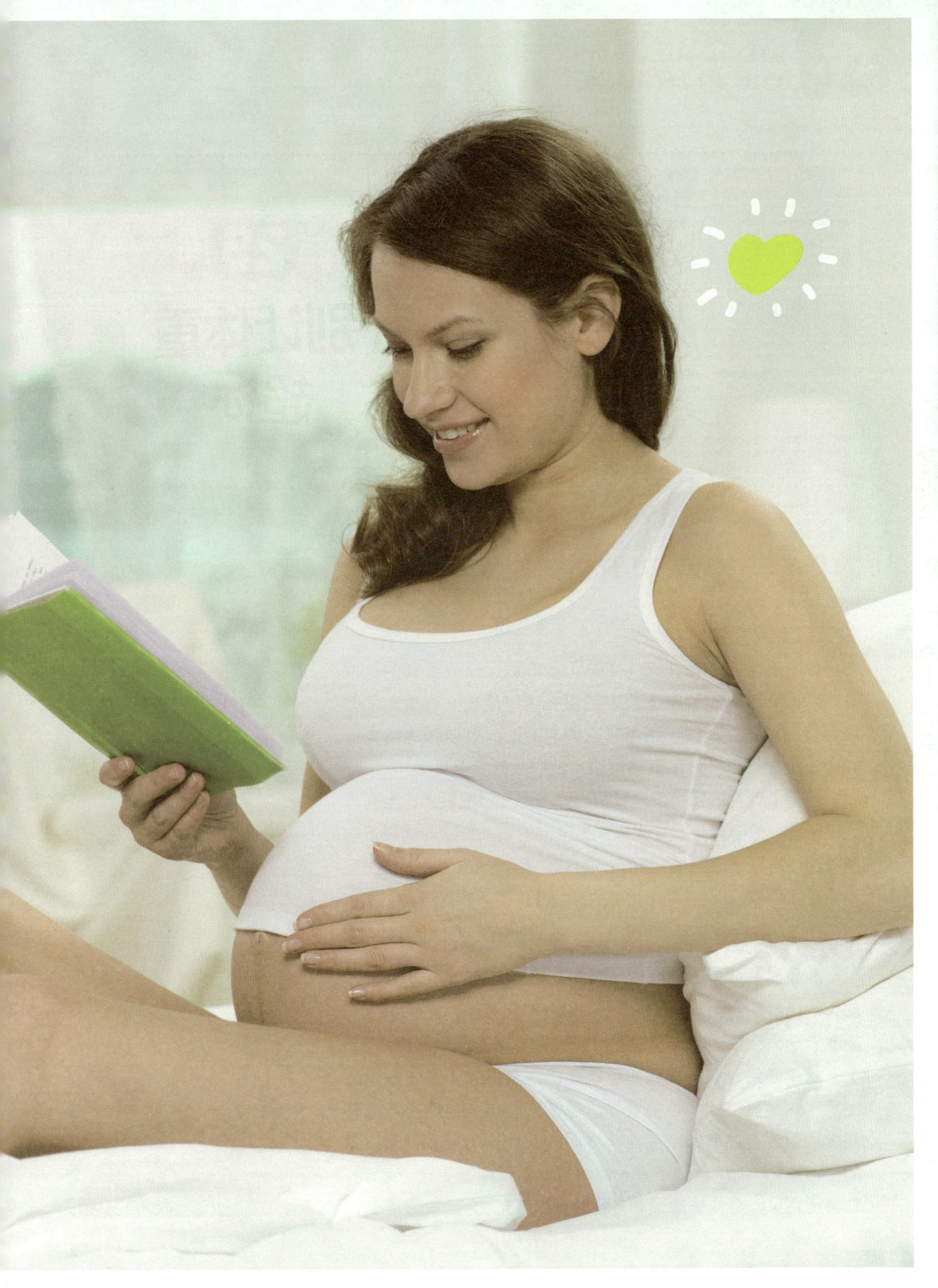

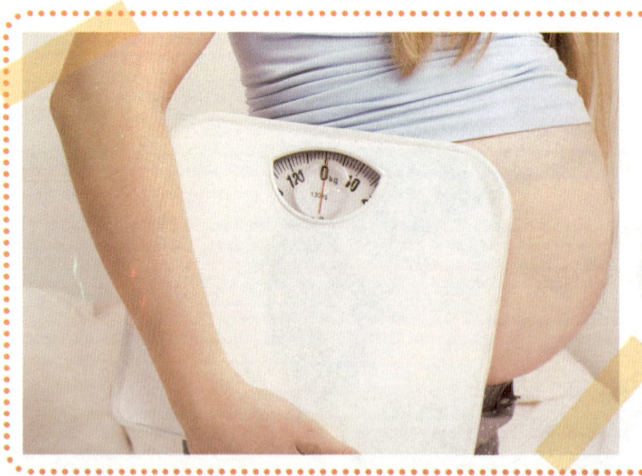

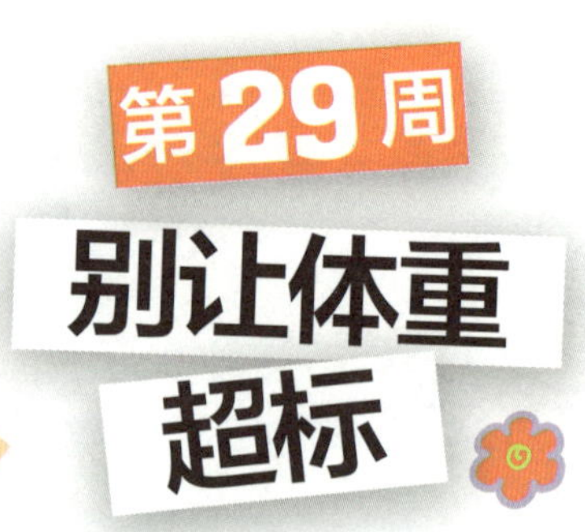

第29周 别让体重超标

胎宝宝发育与母体变化

胎宝宝本周变化

本周胎宝宝的体重有1.1～1.3千克，从头到脚的长度有38～43厘米。胎宝宝的大脑正在飞速成长，有数十亿的脑神经细胞正在形成，当感官获得刺激时，可以传达给大脑并做出相应反应。为了容纳大脑，他的头部变得更大。

胎宝宝现在的视觉发育得相当好，对光照很敏感，当有光照进子宫，他会转头避开光源。男宝宝的睾丸正从肾的附近向腹股沟移动，女宝宝的阴蒂还比较突出，因为她的阴唇还很小，不能盖住阴蒂，一直要到出生前的最后几周阴唇才能覆盖阴蒂。

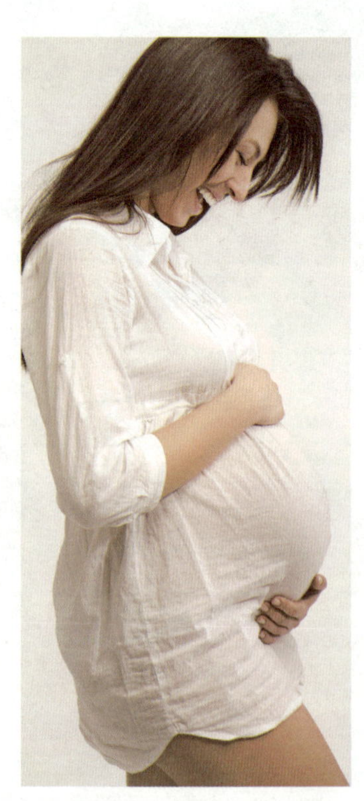

准妈妈本周变化

准妈妈的体重比孕前增加了8.5～11.5千克，子宫的顶部大约比肚脐高7.6～10厘米，进一步挤压到内脏，加上孕期激素孕酮会使消化道松弛，准妈妈常会感觉胀气和烧心。

本周开始，有些准妈妈可能偶尔会觉得肚子一阵阵发硬发紧，这是假宫缩，不必紧张。假性宫缩与孕早期的无痛和偶发的假性宫缩有所不同，孕早期的假性宫缩不会引起宫颈的任何变化，而这时的子宫收缩能帮助宫颈逐渐变软、变薄，它甚至还可能会使子宫颈管开始略微张开，为分娩做好准备。

胎位不正别紧张

什么是胎位不正

胎位是指胎儿在母体子宫最接近子宫颈的部位。在怀孕初期，因为羊水很多，胎儿在子宫内动来动去，姿势和位置都会改变，此时并没有固定胎位。到了约7个月时，子宫渐渐成为长椭圆形，胎儿的位置慢慢固定下来，通常是胎头朝下接近子宫颈的位置，而脚部向上在活动空间较大的子宫底部，这种头下脚上的姿势是正常“头先露”的胎位。

胎位也是胎儿出生时最先露出的部位。先露是胎儿的臀位、肩膀或手及颜面位和额位，都属于胎位不正的情形。

胎位不正的检查方法

在孕妇怀孕20周左右做超声波检查，可以得知胎位的情形。通常在此时期约有1/3的孕妇出现胎位不正，当孕妇怀孕至8个月时，胎儿不正的比例已下降到10%；等到足月分娩时，胎儿不正的比例仅有5%左右。

在怀孕后期，检查胎位主要是靠腹部触诊，靠超声波检查来得知胎儿靠近子宫颈口的部位。

纠正胎位不正体操

转正胎位的体操，是以抬高臀部，使胎儿从骨盆挪动容易旋转为目的。在怀孕30周以后，晚上就寝前做，感觉腹胀时立刻停止。必须先和主治医师讨论再做，有早产的症状时不能做这个体操。

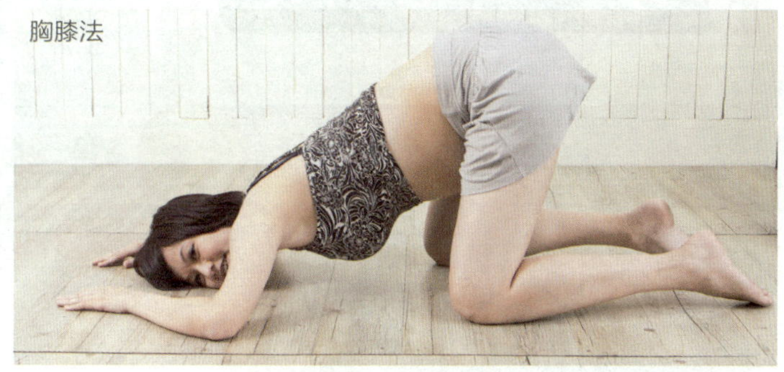
胸膝法

补充优质蛋白质

充足的蛋白质不但能促进胎宝宝的大脑发育，还可以让准妈妈的身体储备营养，为将来的母乳喂养做准备。在孕晚期，准妈妈应注意补充蛋白质尤其是优质蛋白质。

优质蛋白质的来源

鸡蛋、猪瘦肉、鸡肉、兔肉、牛肉、鱼类、牛奶、豆制品、小米、豆类等均含有丰富的蛋白质，各种鱼、虾、鸡肉、鸡蛋、奶都可以提供优质的蛋白质，其中，鱼肉含有优质蛋白质，脂肪含量比较低，而且还含有各种维生素、矿物质和鱼油，有利于胎宝宝大脑发育和骨骼发育，是孕期最佳的蛋白质来源。以下推荐两款补充蛋白质的美味食谱。

温中益气、补精添髓、
强腰健胃

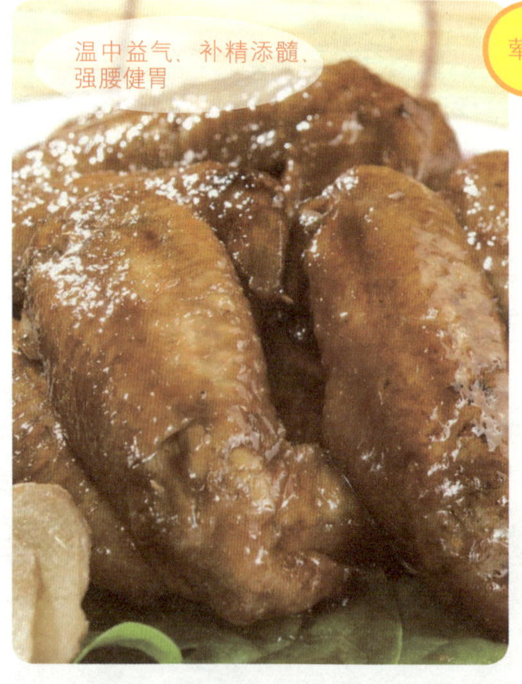

荤菜

烤鸡翅

原料 鸡翅250克，葱、姜各15克，糖、蜂蜜各1勺，白酒1/2勺，孜然少许，盐、鸡精各适量。

做法

1. 将鸡翅洗净，加入盐、鸡精、糖、白酒、孜然、葱、姜，腌渍1小时左右待用。
2. 将鸡翅摆放好，待烤箱预热后，放入鸡翅以200℃的温度烤7分钟后取出。
3. 均匀地抹上蜂蜜，再放入烤5分钟，取出再刷一层蜂蜜，入烤箱再烤2分钟即可。

补气养血，加强体
力，增强抵抗力。

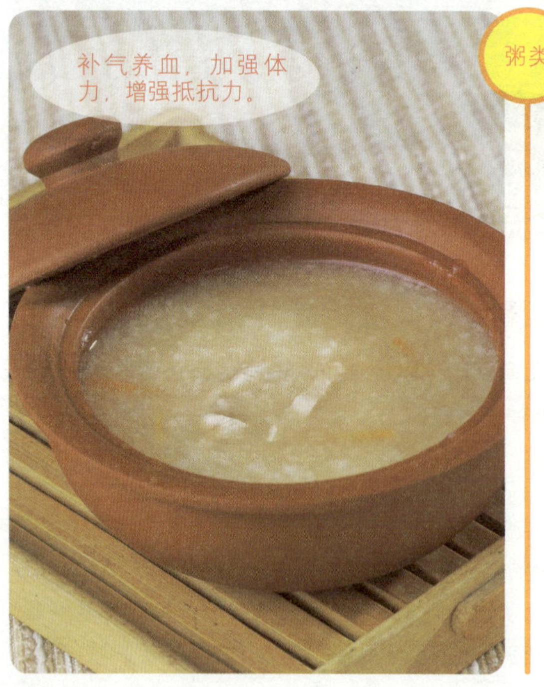

粥类

鸡丝粥

原料 母鸡1只，粳米100克，小白菜50克，盐少许。

做法

1. 将母鸡宰杀，用沸水烫过，煺毛及去内脏，用清水洗净，放入砂锅内，倒入适量水，置于文火上熬鸡汁，将鸡汁倒入一个大汤碗内，撇去浮油。
2. 粳米淘洗干净，放入锅内，加入鸡汁、撕成丝的鸡胸肉、精盐，锅加盖置于火上，煮至成粥。将小白菜切成丝，离火前撒上洗净的小白菜即可。

防止营养过剩

进入孕晚期，由于胎宝宝快速生长，许多准妈妈变得胃口极好，常常在不自觉间摄入了太多的营养，须知营养过剩对胎宝宝也是不利的。

营养过剩的危害

1 对准妈妈健康的危害。摄入营养过多，会使多余的热能转变成脂肪，堆积在准妈妈的体内，造成肥胖，而肥胖是与高血压、心血管病、高血脂、高胆固醇血症和糖尿病密切相关的，是许多疾病的高危因素。

2 容易造成胎宝宝过大。过多的营养可使胎宝宝生长发育加速，成为巨大儿。巨大儿由于身体过胖、肩部过宽，分娩时容易卡在骨盆里，而过度牵拉还容易引发产伤，如锁骨骨折、胸锁乳突肌血肿等。

3 对宝宝成人后的健康也有潜在危害。有研究表明，胎宝宝在宫内的营养环境与成人后的慢性疾病，如糖尿病、心脑血管疾病、高血压、高血脂等代谢综合征的发生也存在密切关系，巨大儿在成年期患这些疾病的概率比出生体重正常的孩子明显增加。

如何防止营养过剩

1 养成良好的饮食习惯。可以少食多餐，将一天的总量分成 5 ~ 6 顿进食，吃完饭后应适当地站一站，不要吃完就躺着。

2 控制进食量。最好不要增加主食量，可多吃些辅食，如蔬菜、豆类和动物性食品等。

3 食物品种要多样化。多吃一些新鲜绿色蔬菜，少食高盐、高糖及刺激性食物。

4 烹饪应按少煎炸、多蒸煮的原则。

孕晚期运动的注意事项

孕晚期仍要坚持运动，这对顺利分娩和身体健康都有好处，不过鉴于孕晚期身体不便，运动强度和动作幅度都不能太大，准妈妈做运动时要遵循的原则有：

安全是首要原则

这时的运动掌握一个总的原则就是平稳和缓，防止运动伤害。准妈妈肚子逐渐突出，身体的重心向前移，背部及腰部的肌肉常处于紧张的状态，这时进行运动的目的就是舒展和活动筋骨，一定要注意安全。

运动时，准妈妈脉搏不要超过 140 次 / 分，体温不要超过 38℃，时间以 30 ~ 40 分钟为宜。不要久站久坐或长时间走路。孕晚期子宫及胎宝宝的重量会给准妈妈的脊椎很大压力，引起背部疼痛，因此要尽可能地避免需俯身弯腰的运动。

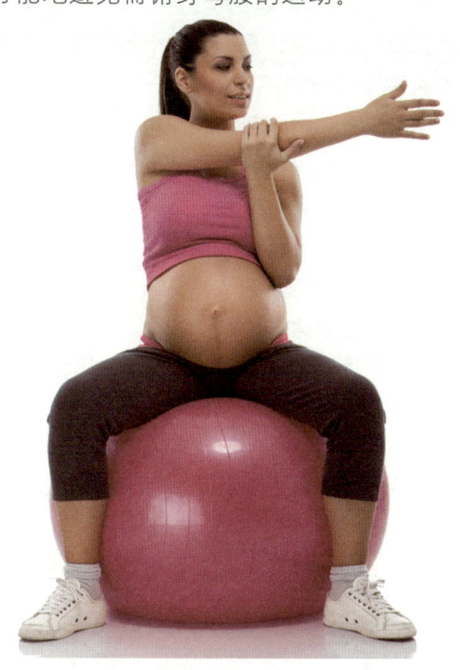

适合孕晚期准妈妈的运动

散步、体操、孕期瑜伽是最适合孕晚期的运动项目。

散步时不要去太远的地方，也不要单独行动。

体操可以选一些简单的伸展运动，比如坐在垫子上屈伸双腿，平躺下来轻轻扭动骨盆等简单动作。这些动作虽小，但是作用显著，可以加强骨盆关节和腰部肌肉的柔软性，既能松弛骨盆和腰部关节，还可以使产道出口肌肉柔软，同时还能锻炼下腹部肌肉，有利于顺产。

孕期瑜伽可不是要去挑战高难度的动作，最主要的是进行呼吸吐纳的练习，这对分娩时调整呼吸很有帮助。

留心运动后的不良反应

准妈妈在运动或做其他需要体力的活动时，要随时关注自己的身体反应，一旦出现不良反应，应注意休息，千万不要勉强自己，准妈妈需要注意的不良反应有：

1 恶心。运动后感到恶心，说明胃里积蓄了过多的乳酸，这是肌肉新陈代谢的副产品。

2 头晕。若感到持续的头晕，甚至同时出现视觉模糊、头痛或心跳过快的现象，可能是重度贫血或其他严重疾病的征兆，会影响准妈妈和胎宝宝的健康。

3 体温突然变化。如果手变得又湿又凉，或者感到一阵阵忽冷忽热，说明身体在调节体温时出现了问题。

4 心跳过快。若锻炼时不能顺畅自如地谈话或出汗太多，说明运动量很可能过大。

5 阴道出血。在孕早期，阴道出血可能是流产的预兆，而在孕中、晚期，阴道出血则可能预示着早产、前置胎盘或胎盘早剥等胎盘并发症。

6 视觉模糊。运动中或运动后视线变得模糊可能是脱水导致的血压骤降，心脏负担过重，这会导致流向胎盘的血液量减少，此外，也可能是先兆子痫（子痫前期）的征兆，要马上去医院检查，若情况紧急应看急诊。

7 胸腹部反复出现的尖锐疼痛。可能仅仅是韧带拉伸引起的，但也可能是发生了宫缩。若这种疼痛出现的间隔差不多长，且反复出现时，更有可能是宫缩。

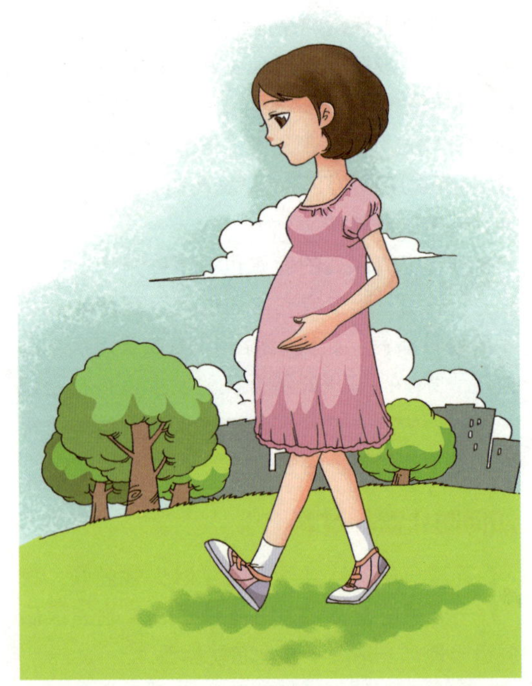

准妈妈放轻松 

为缓解孕晚期的紧张情绪，准妈妈可以下下棋，棋类活动身体是静止的，可是思维是非常活跃的，既能锻炼大脑思维，又能够起到安定心神的作用。

练习简单分娩操

分娩操简单而且容易坚持，对于减轻孕期酸痛、辅助分娩很有帮助。在征得医生同意后，准妈妈可以在孕晚期做分娩操，可以更好地配合医生顺利分娩，减少生产时的疼痛。

分娩操的做法

预备活动：做操前散散步或是在家里走动几圈，以热身，做完后也可慢慢走动，放松身体。

第一节，侧卧开胯。侧卧，双腿重叠，呼气则大腿向外打开，吸气则合拢，重复8～10次。

第二节，侧卧伸展。侧卧，用手缓缓将大腿向腹部外侧拉近，保持半分钟。换另一侧重复。

第三节，分腿跪坐。双膝分开，脚尖靠拢，跪坐在一个靠垫上，上身垂直，保持10～30秒。

第四节，分腿儿童式。跪趴，身体向前匍匐在靠垫上，脊柱和肩膀、手臂都放松，保持半分钟。

第五节，骨盆摇摆。四肢着地，脊柱放平，轻轻地左右摇摆骨盆，幅度不宜过大，10次为一组，每天做1～2组，注意不要塌腰，如膝盖不适可在膝下垫块毛巾。

第六节，大腿外展。右腿向前伸直坐在地上，左腿架在右腿上，放松左腿，保持半分钟。换另一侧重复。若是感觉不适，可在两腿间放一个靠垫。

做分娩操时，动作不宜太大，以自己能够承受的程度为宜。如果有不舒适的感觉，应该立即停止，千万不可勉强。此外，做分娩操时最好不要一个人在家做，要选择有家人陪伴的时候练习，以免发生意外。

孕晚期应避免性生活

孕晚期性生活对准妈妈和胎宝宝的危害都很大，此时应严格禁止性生活，不可抱有侥幸心理。

进入孕晚期，准妈妈的子宫已经膨胀得很大了，受到轻微刺激都可能发生强烈的收缩，导致早产。另外，性生活的机械刺激也可导致胎膜早破，一旦胎膜早破，羊水外流，胎宝宝就失去了保护伞，发生宫内感染和羊水过少的概率大大增加，面临的危险大大增加。

尤其是进入孕10月后，准妈妈宫颈随时可能张开，胎膜破裂的概率大大增加，因性生活而导致宫内感染的概率也提高，调查发现，在分娩前3天内有过性生活的，有20%可发生严重的感染，在发生了产褥感染的产妇中，有一半在产前1个月内有过性生活。因此，孕期最后1个月是严格禁止性生活的。为了自己和胎宝宝的安全健康考虑，一定要禁止性生活。

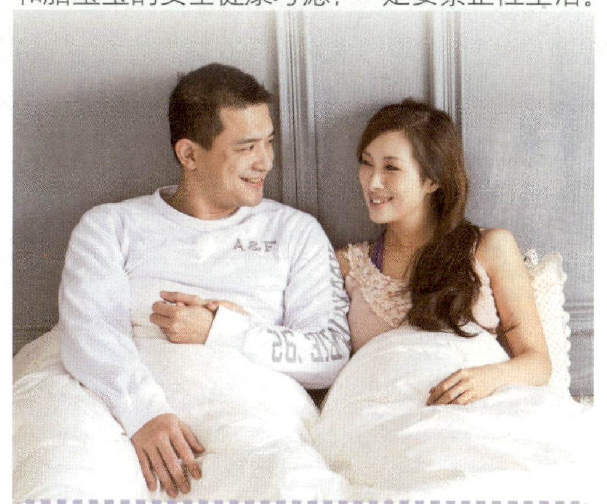

准妈妈放轻松

为了不影响准妈妈和胎宝宝的健康，夫妻间不但要学会克制自己，而且最好分床睡，以免不必要的性刺激。

孕晚期B超

进入孕晚期，医生通常会建议准妈妈在孕 28 ~ 30 周做一次 B 超，检查胎宝宝的生长发育、羊水量、胎儿位置，并进行孕晚期显性畸形诊断。主要检查事项如下：

1 测量胎宝宝的大小：通过 B 超测量宝宝的颅骨、股骨以及腹围，来估算胎宝宝大小，以及时调整胎宝宝的体重，并确定是否能够经阴道分娩。

2 检查是否有胎儿畸形：通过B超仔细观察胎宝宝的基本构造，包括头、颈、胸、心脏、脊柱、胃、肾、膀胱、胳膊、腿和脐带，看看它们是不是发育正常。

3 检测羊水量：如果准妈妈被诊断出羊水过多或过少，医生大多会在怀孕的最后 3 个月定期安排做 B 超检查，以监测胎儿的发育情况。

4 确定分娩方式：通过 B 超确定胎儿状况，胎位、胎盘等状况，进而确定分娩方式。

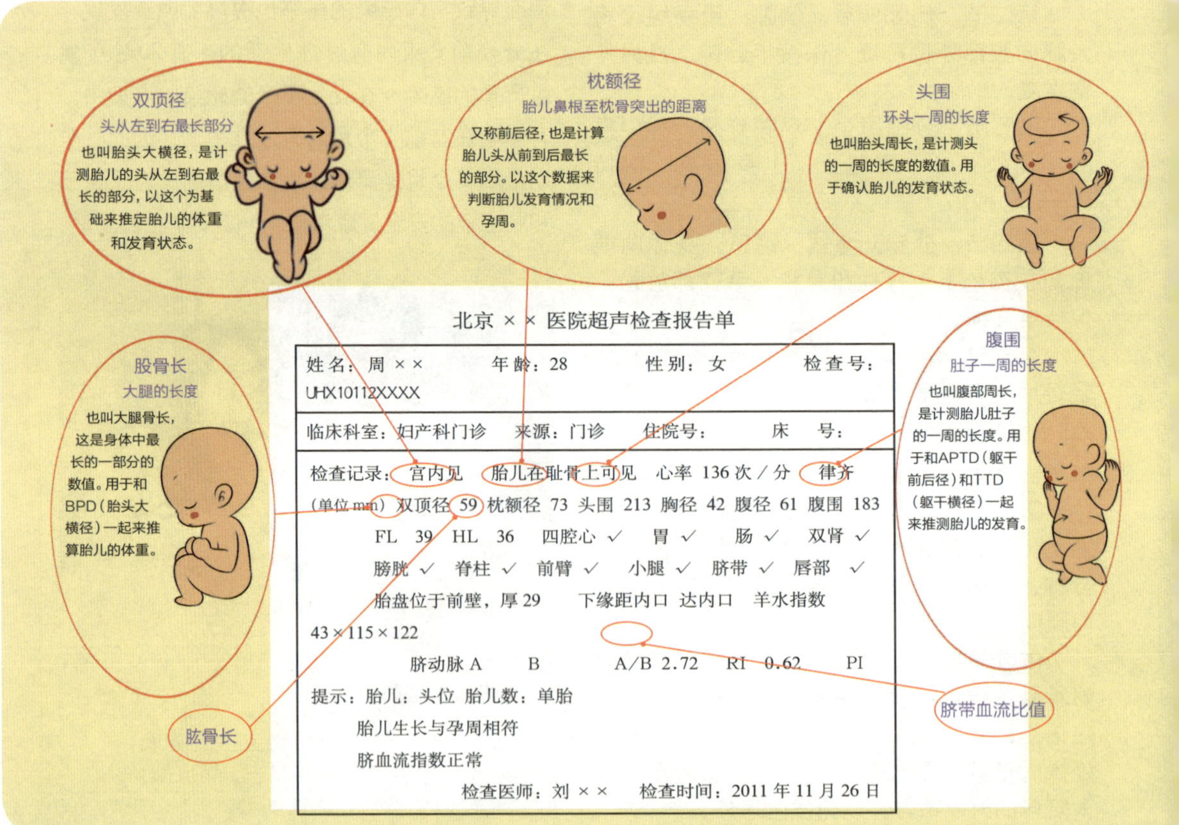

双顶径
头从左到右最长部分
也叫胎头大横径，是计测胎儿的头从左到右最长的部分，以这个为基础来推定胎儿的体重和发育状态。

枕额径
胎儿鼻根至枕骨突出的距离
又称前后径，也是计算胎儿头从前到后最长的部分。以这个数据来判断胎儿发育情况和孕周。

头围
环头一周的长度
也叫胎头周长，是计测头的一周的长度的数值。用于确认胎儿的发育状态。

股骨长
大腿的长度
也叫大腿骨长，这是身体中最长的一部分的数值。用于和BPD（胎头大横径）一起来推算胎儿的体重。

腹围
肚子一周的长度
也叫腹部周长，是计测胎儿肚子的一周的长度。用于和APTD（躯干前后径）和TTD（躯干横径）一起来推测胎儿的发育。

肱骨长

脐带血流比值

北京 ×× 医院超声检查报告单

姓名：周 ×× 年龄：28 性别：女 检查号：UHX10112XXXX

临床科室：妇产科门诊 来源：门诊 住院号： 床 号：

检查记录：宫内见 胎儿在耻骨上可见 心率 136 次 / 分 律齐
（单位 mm）双顶径 59 枕额径 73 头围 213 胸径 42 腹径 61 腹围 183
FL 39 HL 36 四腔心 ✓ 胃 ✓ 肠 ✓ 双肾 ✓
膀胱 ✓ 脊柱 ✓ 前臂 ✓ 小腿 ✓ 脐带 ✓ 唇部 ✓
胎盘位于前壁，厚 29 下缘距内口 达内口 羊水指数
43 × 115 × 122
脐动脉 A B A/B 2.72 RI 0.62 PI
提示：胎儿：头位 胎儿数：单胎
胎儿生长与孕周相符
脐血流指数正常
检查医师：刘 ×× 检查时间：2011 年 11 月 26 日

看懂B超单上的英文缩写

B 超报告单主要帮助医生确切了解准妈妈的孕期进展和胎宝宝的发育状况，进行相关的诊断。准妈妈如果想更清晰地了解胎宝宝的状况，也可以自己学着看 B 超单，只需要了解 B 超单上各英文缩写的意思就很容易看懂。

AC	腹围。
APTD	腹部前后间的厚度，又称 "腹部前后径"，在检查胎儿腹部的发育状况以及推定胎儿体重时，需要测量该数据。
BPD	双顶径，胎儿头部左右两侧之间最长部位的长度，又称为"头部大横径"，是胎头部分常常出现的名词，初期可以用来确定预产日，妊娠 12 ~ 14 周时 BPD 的误差可以达到很小，能够有效地判断妊娠周数，孕中期以后，在推定胎儿体重时，往往也需要测量该数据。 一般，双顶径在孕 5 个月以后基本与怀孕月份相符，足月时应达到 9.3 厘米或以上。
CRL	头臀长，表示胎体纵轴平行测量最大的长轴，主要用于判定孕 7 ~ 12 周的胎龄。
HC	头围。
FTA	躯干横断面积。
FL	股骨长，它的正常值与相应的怀孕月份的 BPD 值差 2 ~ 3 厘米，BPD 为 9.3 厘米，股骨长度应为 7.3 厘米左右。
HL	肱骨长，上腕骨的长轴，用于推断妊娠中后期的妊娠周数。
TTD	腹部的宽度，又称 "腹部横径"，妊娠 20 周之后，与 APTD 一起来对胎儿的发育情况进行检查。
GP	胎盘分级。依据胎盘的超声回声信号强弱，将胎盘的分度分为 0、Ⅰ、Ⅱ和Ⅲ度。
AFI	羊水指数（与羊水深度不是一个概念），它是以准妈妈的脐部为中心，将上下左右 4 区域的羊水深度相加所得，孕晚期羊水指数的正常值是 8 ~ 18 厘米。如果羊水总量大于 18 厘米，一般认为羊水多，小于 8 厘米则认为羊水少。在医学上，准确评价羊水的多少还要看最终羊水量的值，通常如果羊水量的值大于 2000 毫升为羊水过多，小于 300 毫升则为羊水过少。
S/D	胎儿脐动脉收缩压与舒张压的比值，与胎儿供血相关，当胎盘功能不良或脐带异常时此比值会出现异常，正常妊娠情况下，随孕周增加胎儿 S 下降，D 升高，比值下降，近足月妊娠时 S/D 小于 3。

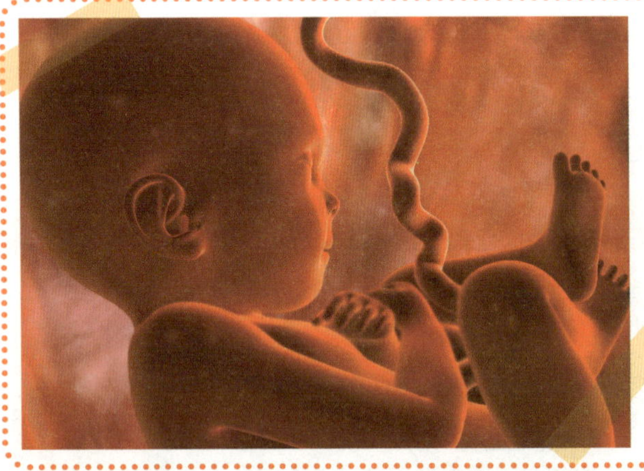

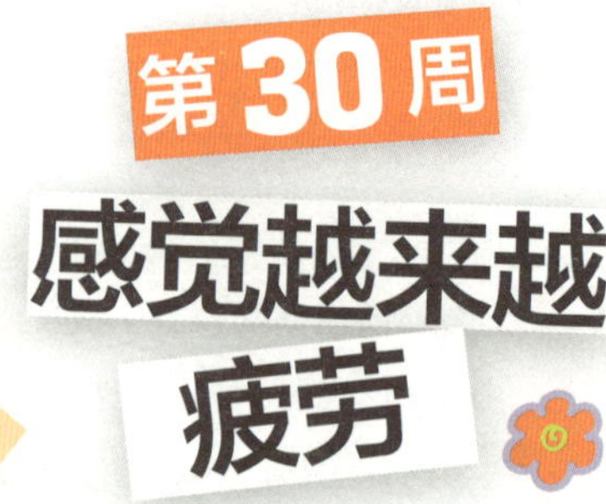

第30周 感觉越来越疲劳

胎宝宝发育与母体变化

胎宝宝本周变化

胎宝宝体重在1.2～1.4千克，身长增长并不大，头到脚的长度约为42厘米。他的皮下脂肪更加丰富了，这让他的皮肤逐渐由红色变成了粉红色，表面也更圆润起来。

胎宝宝的大脑发育仍然迅速，神经系统已经四通八达，大脑向颅骨外推，并且折叠形成了更多的沟回，头部更大了。现在他能够对大多数声音做出反应，最熟悉和喜爱的是准妈妈的声音。

在体内，胎宝宝的各个器官继续发育完善，肺和胃肠接近成熟，他已经有了呼吸能力和分泌消化液的能力。同时，胎宝宝在不断地吞咽并通过膀胱排泄羊水，为出生后的小便功能进行锻炼。

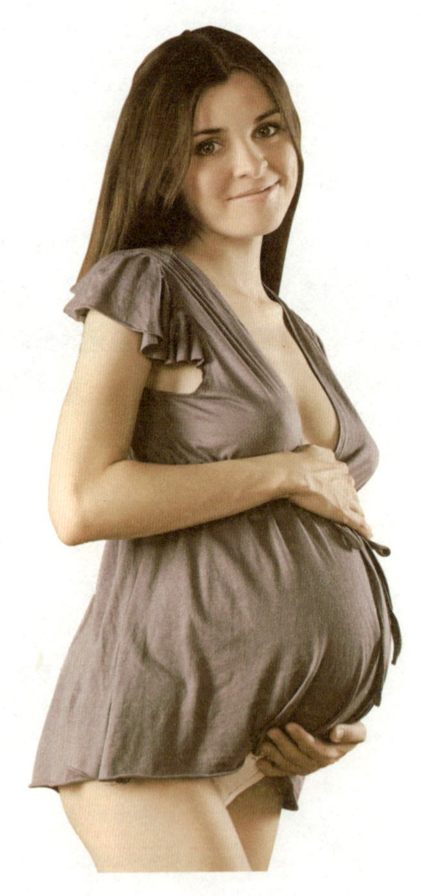

准妈妈本周变化

本周子宫已经上升到横膈膜处，子宫顶到胃部会让准妈妈的食欲减弱，可以采用少量多餐的形式来补足营养。准妈妈的血容量比孕前增加了40%～50%，以保证供应给胎宝宝足够的养分，同时也为分娩时的出血做好了准备。

分娩到底有多痛

影视剧及过来人对于分娩之痛都做了许多夸大，其实，对于分娩的疼痛，妈妈们的感觉也并非完全一样，疼痛来自于准妈妈的主观感受。

分娩就是把宝宝从子宫和产道中挤排出来的过程，而这排挤的动力来自于子宫的收缩力，这也就会给准妈妈带来疼痛。一般看来，这种疼痛在准妈妈可以忍受的范围之内，但由于准妈妈的一些心理情绪如紧张、焦虑、恐惧等会引起体内一系列神经内分泌反应，使疼痛加剧，有的妈妈觉得生产达到“痛不欲生”的地步，与心理因素的关系很大。

准妈妈要做的就是相信自己和宝宝，相信通过自己的努力，一定能够顺利分娩。此外，还可以多了解分娩的过程及缓解分娩痛的方法，积极应对即将到来的分娩。

准妈妈放轻松

将生产看成是自己和宝宝的一次并肩战斗势必会让准妈妈无形中增加许多勇气，过度的紧张和恐惧除了会放大疼痛外，对准妈妈别无好处。

自制健康美味双皮奶

双皮奶营养丰富又美味，许多准妈妈都爱吃，但考虑到食品安全问题，准妈妈也可以自己动手制作。

双皮奶

甜品

原料 鲜牛奶半袋，鸡蛋2个，适量的白糖（也可以用红糖代替，注意量不宜过多）。

做法

1. 用慢火把牛奶和白糖煮开，离火后装入碗中冷却备用；鸡蛋取蛋清，用筷子迅速搅拌成蛋浆，将冷却的牛奶的奶皮小心刺破。
2. 将牛奶缓缓倒入蛋浆中，剩下的奶皮会稳妥地落入碗底。
3. 将蛋浆和牛奶充分搅拌融合，再缓缓地倒回有奶皮的碗中，碗底的奶皮会慢慢浮起，覆盖在混合液上。
4. 用保鲜膜将碗口密封好，入蒸锅隔水蒸10～15分钟，起锅，冷却即可。

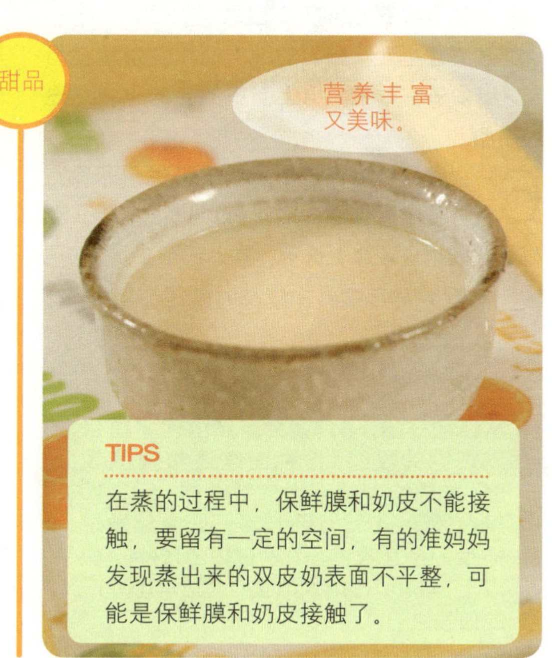

营养丰富又美味。

TIPS

在蒸的过程中，保鲜膜和奶皮不能接触，要留有一定的空间，有的准妈妈发现蒸出来的双皮奶表面不平整，可能是保鲜膜和奶皮接触了。

防止外力导致的异常宫缩

正常情况下，孕 8 月准妈妈不会出现宫缩，假宫缩也很少，此时出现异常的宫缩多半是因为受到外力的影响。为防止发生异常宫缩，准妈妈需要在日常生活中多加注意：

1 避免外力撞击腹部，腹部受到撞击时，不但会压迫到子宫内的胎儿，也会因疼痛、惊吓导致子宫内血液供给变少，引起宫缩，严重的撞击甚至还会造成胎盘早期剥离，危及准妈妈与胎儿的生命。

2 不要提重物，在孕晚期，提搬重物或搬运物品时，会在腰及下腹部用力，引起腹部的压迫及子宫的充血，引起宫缩。

3 避免过于疲劳，身体处于长期的摇晃状态、从事激烈的运动，会导致宫缩。

4 放松心情，准妈妈长期处于过度紧张与疲劳的环境下也较容易出现频繁的宫缩，压力积攒后也容易出现腹部变硬。

5 谨慎性生活，剧烈的性交动作及射精容易引发子宫收缩，男上女下的姿势也会压迫腹中胎儿。

6 防止着凉，空调使下肢和腰部过于寒冷，也容易引起宫缩。防止着凉也很重要，准妈妈在家也应该穿上袜子，盖上毯子。

出现异常宫缩时，应及时就医。

准妈妈放轻松

从怀孕开始，子宫就会自然出现零星且不规则的收缩，这种宫缩通常强度较弱，准妈妈一般不会感到疼痛。但是如果在怀孕24~37周时，准妈妈突然发生持续的子宫收缩，频率在每20分钟4次以上，或一小时8次以上，这常常是早产的信号之一。

孕晚期心慌气短怎么办

进入孕晚期之后，准妈妈时常会觉得心慌气短，稍微动一动就心跳加速，大口喘粗气，常常感到很疲惫。

孕晚期易心慌气短的原因

孕晚期，准妈妈全身的血容量比未孕时增加 40%～50%，心率每分钟增加 10 ～ 15 次，心脏的排出量增加了 25%～30%，心脏的工作量比未孕时明显加大。

此外，孕晚期子宫推挤心脏向左上方移位，再加上体重增加、新陈代谢旺盛，更加重了心脏的负担。

为了完成超额的工作量，人体会加深加快呼吸来增加肺的通气量，以获取更多的氧气和排出更多的二氧化碳，因此准妈妈到孕晚期时常有心慌气短的感觉。

心慌气短怎么办

当出现心慌气短时，准妈妈不妨试着做一下深呼吸，有意识地放慢呼吸，如果觉得仍然很难受，就停下来休息一下。

血液中红细胞减少、血色素降低即贫血，有时也会引起心慌，通过血常规检查很容易发现。如果出现贫血应该多吃富含铁的食物，有时可能还需要口服铁剂。

准妈妈放轻松

如果休息后仍不能缓解，准妈妈则应考虑疾病的可能，如围产期心肌病，该病心慌、气短主要发生于夜间，半夜常因胸闷不能入眠而坐起呼吸，或者经常感到胸痛，此时准妈妈应及时去请教医生。

羊水过多和过少

羊水在整个孕期是逐渐增加的，在孕早、中期，主要关注是否过多，孕晚期主要关注是否过少。羊水过多和过少都不好。

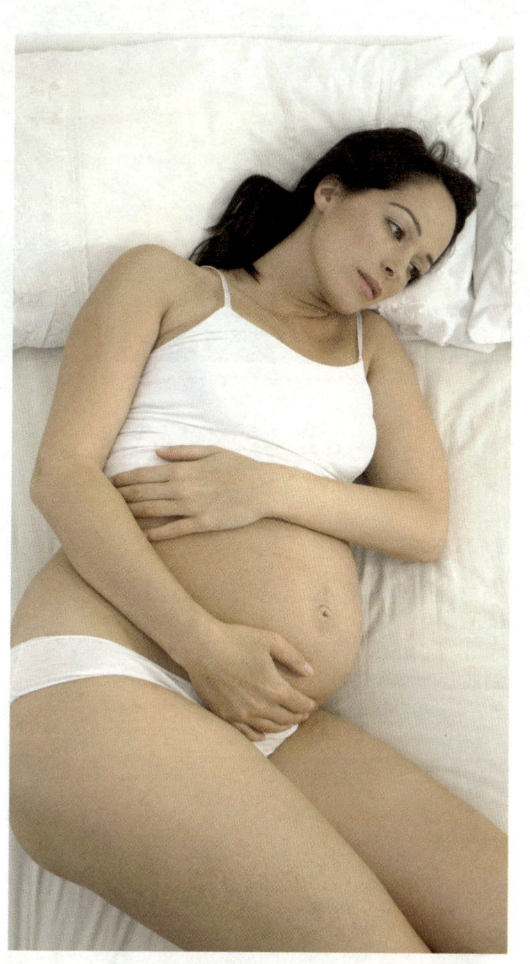

羊水过多的危害

羊水过多的准妈妈易并发胎位异常。因子宫张力大，容易发生早产、胎膜早破。胎膜破裂时，羊水大量涌出，脐带可随之冲出，导致脐带脱垂。

另外，大量羊水迅速流出，子宫容积骤然变小，子宫收缩可引起胎盘早剥。由于子宫肌纤维过度膨胀，产后易发生子宫收缩乏力而导致产后出血。

羊水过少的危害

孕晚期必须重视羊水过少的问题，如果得不到纠正，在生产时，子宫收缩的压力会直接作用于胎宝宝，胎宝宝会不舒服，如果挤压到了脐带，则可引起胎宝宝死亡。当准妈妈发现胎宝宝在腹部的漂浮感不明显或者胎动减少，可能是羊水过少。

羊水过多或过少怎么办

羊水多还是少，还需要用B超做最终诊断，并通过血生化检验确定胎宝宝的情况，如果畸形，医生会建议终止妊娠，如果正常，医生会采取措施保护胎宝宝。

轻微的羊水偏多或偏少，医生会指导准妈妈调整饮食来影响羊水量。如果羊水过多，可能需要进行羊膜腔穿刺，放出部分羊水，羊水过少，也做羊膜腔穿刺，注入生理盐水。

准妈妈放轻松

当腹围、宫高不符合正常指标的时候，医生会安排准妈妈做B超，进一步确定羊水量。B超检查羊水最大池深度大于8厘米，羊水指数大于18为羊水过多，孕晚期若羊水最大池深小于或等于2厘米，羊水指数小于或等于8厘米就为羊水过少。

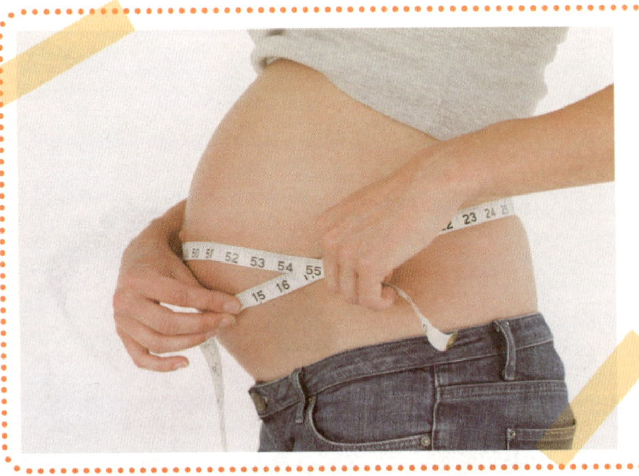

第31周 留意身体的变化

胎宝宝发育与母体变化

胎宝宝本周变化

胎宝宝的体重迅速增加，达到1.4～1.6千克，身长基本上维持了上周的水平，从头到脚的长度大约为42厘米。

本阶段最大的变化是胎宝宝的肺部已经基本发育完成，呼吸能力基本具备，在此时即使早产，宝宝也可以建立自主呼吸。

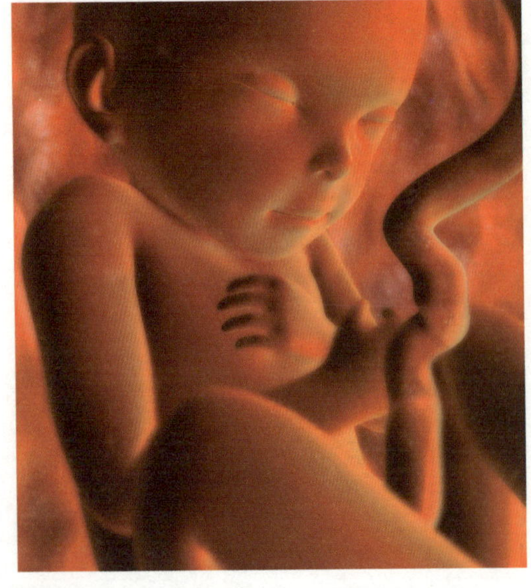

胎宝宝的大脑控制能力提高，能够熟练地把头从一侧转到另一侧，眼睛也开闭自如了。现在，胎宝宝能够分辨出光亮和黑暗了，他甚至能够来回地追随光源。胎宝宝的眉毛和睫毛已长全，手指甲和脚趾甲也已经覆盖住了各个手指和脚趾，细节上已经趋于完美。

准妈妈本周变化

现在准妈妈依然感觉到喘不过气来，不过这种情况不会持续很久了，大部分准妈妈到了孕34周胎头入盆后，这种紧迫感就会有所缓解。

有的准妈妈开始有一些初乳溢出，可以在胸罩里戴上哺乳垫，以免弄湿衣服。现在，假宫缩还是会偶尔出现，一般持续30秒左右，不会觉得疼。如果宫缩频繁，有可能是早产征兆，要赶快去医院检查。

什么是妊娠高血压综合征

妊娠高血压综合征，是指怀孕20周（孕5月）以后出现的高血压、蛋白尿及水肿等的综合征，这一系列特殊症状也被称为“子痫”，发病越早病情越重。

常见症状

妊娠高血压综合征常常表现为：全身水肿、恶心、呕吐、头痛、视力模糊、上腹部疼痛、血小板减少、凝血功能障碍、胎儿生长迟滞甚至胎死腹中等。

妊娠期高血压综合征的危害

妊娠高血压综合征是威胁孕产妇生命安全的疾病之一，除此以外，妊娠高血压综合征还会影响胎盘功能，使胎儿发育迟缓，甚至窒息。

有的准妈妈患上妊娠高血压综合征后，如果病情进一步发展，最终有可能发展为子痫。严重的子痫前期或子痫，都可能威胁准妈妈和胎儿的生命。

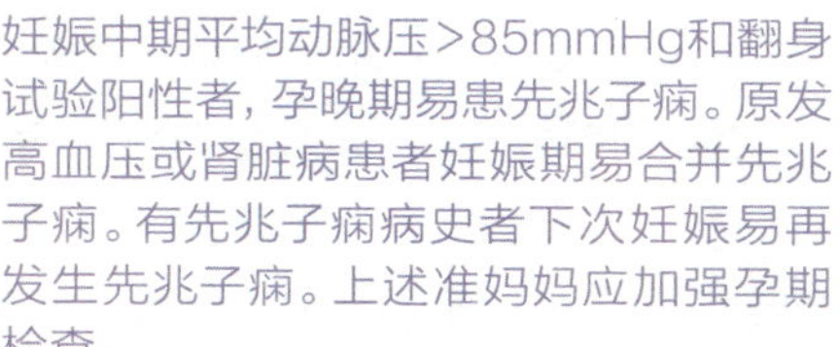

准妈妈放轻松

妊娠中期平均动脉压>85mmHg和翻身试验阳性者，孕晚期易患先兆子痫。原发高血压或肾脏病患者妊娠期易合并先兆子痫。有先兆子痫病史者下次妊娠易再发生先兆子痫。上述准妈妈应加强孕期检查。

如何预防妊娠高血压综合征

进入孕晚期，尤其是被判断为妊娠高血压风险较高的准妈妈一定要做好妊娠高血压的防治工作：

坚持做产前检查

身材矮胖、贫血、营养不良、工作紧张或有高血压家族史的准妈妈，要密切注意高血压的防治。在孕中、后期要常测量血压、体重、尿蛋白。

注意饮食调节

易患妊娠高血压综合征的准妈妈的饮食应遵循“三高一低”的原则，即高蛋白、高钙、高钾及低钠饮食。具体来说，准妈妈应多吃鱼、肉、蛋、奶及新鲜蔬菜，少食过咸食物，全身水肿的准妈妈应限制食盐摄入量。同时，尽量避免紧张、焦虑、发怒、劳累等，以防血压上升。

做好日常保健

1 保证休息时间。若发现有轻度的妊娠高血压症状，准妈妈要适当减轻工作，保证充分睡眠，在家休息，必要时住院治疗。

2 休息及睡眠时取左侧卧位，以减轻右旋的子宫对腹主动脉和下腔静脉的压力，增加回心血量，改善肾血流量增加尿量，并有利于维持正常的子宫胎盘血液循环。

3 轻度妊高征准妈妈若处理方法正确，病情大多可缓解，但中、重度妊高征患者一经确诊，应住院治疗，积极处理，防止子痫及并发症的发生。

准妈妈放轻松

需要提醒准妈妈的是，鸡蛋是传统的补充蛋白质的食物，但患妊娠高血压综合征的准妈妈不应多吃，因为鸡蛋中的蛋白质分子较小，很容易进入尿液流失，补充效果其实不佳，而且蛋黄中的胆固醇含量较高，不利于降压。

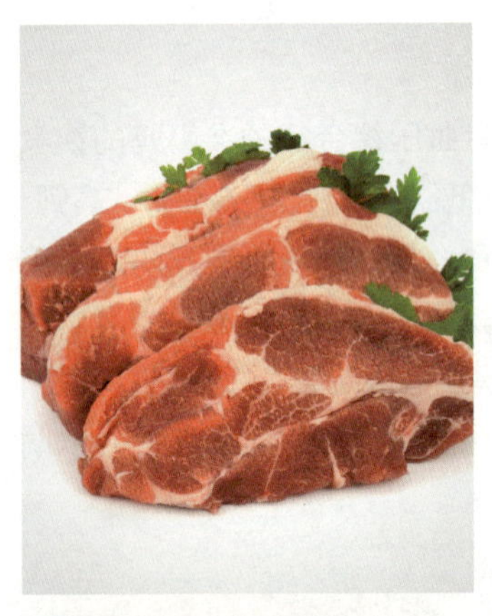

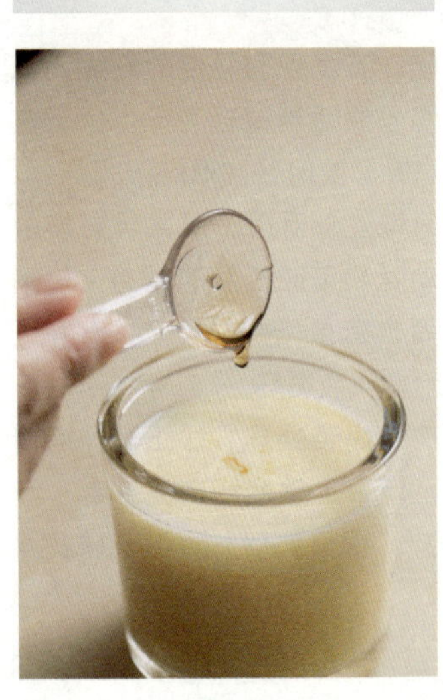

患妊娠高血压综合征时怎么吃

虽然小心防备，但还是有些准妈妈在孕晚期患上了妊娠高血压综合征，这就需要在饮食上特别注意：

继续坚持“三高一低”的饮食原则

“三高一低”即高蛋白、高钙、高钾、低钠。高蛋白饮食可弥补尿液中流失的大量蛋白，高钙可增加肠道对钙的吸收，有助于改善高血压，低钠则可减少周围血管阻力，有助于降压。

具体来说，高蛋白就是每天要摄入鱼、肉、奶这些富含蛋白质的食物。高钙就是每天喝 500 毫升以上的牛奶，再加上适当服用钙制剂。低钠主要指控制钠盐的摄入，每天摄入量要低于 2 克，含盐量高的食品，一定要避免，如咸菜、火腿、腊肠、咸面包、海带、海蜇等，都不能吃。如果病情严重还要实行无盐饮食。

补充维生素C和锌

维生素 C 可帮助抑制血中脂质过氧化作用，降低妊娠高血压反应。比如芹菜，准妈妈就可以吃一些，芹菜富含芫荽甙、胡萝卜素、维生素 C、烟酸、甘露醇以及粗纤维素等，有镇静降压、醒脑利尿、清热凉血、润肺止咳等功效，常吃对于妊娠高血压综合征的疗效比较显著。

另外，根据研究，患有妊娠高血压的准妈妈血锌含量较低，要多吃瘦肉、鱼虾等加以补充。

控制动物脂肪的摄入

肉类应选用含脂肪较少的鱼肉和鸡肉，如果在孕前就有高血压，还应避免食用高胆固醇的食物，如蛋黄、鱼子、鱿鱼、动物内脏等。

妊娠高血压如果合并肾病，可多吃有利尿作用的食物，如冬瓜、西瓜、葫芦、茄子、茭白、玉米、赤小豆、绿豆、鲫鱼等，对缓解病情有作用。

健康吃零食

为防止突然的低血糖或者饥饿，准妈妈身边常备零食是一个好习惯，但要注意零食的正确食用，毕竟零食并不是准妈妈的必要食物。

午餐和晚餐之间是吃零食的最佳时刻，因为这样既补充了营养，又没有耽误正常的午餐、晚餐。睡前的半小时内不应该再吃零食，以免增加肠胃负担引发危及孕育的身体疾病。

准妈妈放轻松

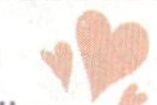

贪吃零食，甚至把零食当主粮都不利于胎宝宝的发育，吃零食每次只能吃少量，一天中分多次吃，这样既能及时补充准妈妈的体能，又不会导致体重过快增长。

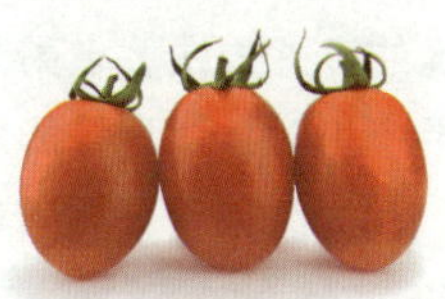

孕晚期一日零食搭配参考表

时间	零食搭配	备注
8:30—9:30	麦片、奶茶	这类饮品中往往含有对心血管有害的反式脂肪酸，所以每天食用一包即可。在选择麦片方面，要选择低糖的，并且在冲泡时适量加入一些牛奶，保证营养的同时还改善了味道。
9:30—10:30	苏打饼干	饼干分为酥性饼干、苏打饼干，而苏打饼干因为含有的油脂相对少一些，所以食用起来更健康。
12:30—13:00	酸梅汤	餐后半小时才喝酸梅汤等解暑饮品，否则会引起胃酸。
14:00—14:30	新鲜水果	它是不可缺少的健康零食，其含有丰富的维生素、矿物质和膳食纤维，既能补充营养还可提高身体的免疫力。同时，还可增进食欲，有助消化，解决便秘等疾病。
15:00—16:00	蔬果干或坚果	菠萝干、葡萄干等果干不但低热量，而且对身体健康非常有益，不过购买时最好只选脱水型的蔬果干。坚果含有微量元素及矿物质，是健康零食，坚果中含有的不饱和脂肪酸和低胆固醇，可大大降低患心脏病的概率。

怎么煮粥美味又营养

粥不含钠盐，也不含脂肪，更有利于消化，准妈妈不妨在早餐、加餐和晚餐中多喝点粥。如何煮粥既能提供丰富的营养，又能保证良好的口感呢？

1 粥底多样化。粥底不一定是大米，还可以选用小米、糯米、紫米、豆类等多种材料，这样煮出来的粥富含钾和B族维生素。

2 掌握正确的煮粥方法。煮粥前先将米用冷水浸泡半个小时，让米粒膨胀开，在水开后再下材料，用大火煮开，再转文火即小火熬煮约30分钟，这样不但不会粘锅，还会比冷水熬粥更省时间。

3 添加配料。可以根据自己的口味和具体情况来添加配料，红枣、桂圆等能补气养血，海鲜、肉类更利于准妈妈补充蛋白质，水果粥富含维生素味道甜美，蔬菜粥清淡富含维生素……

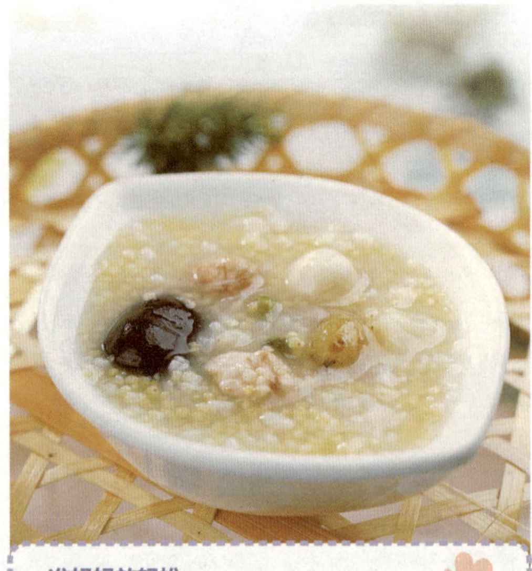

准妈妈放轻松

准妈妈可以每天都尝试用不同的材料煮粥，营养更丰富。

孕晚期牙龈出血

很多准妈妈在孕晚期都可能出现牙龈出血、水肿、脆弱的现象，严重的甚至会导致准妈妈没法咀嚼、吃饭。那么，为什么孕晚期会牙龈出血呢？

孕晚期牙龈出血的原因

孕晚期牙龈出血、水肿的原因是准妈妈体内的雌激素、孕激素增加较多，牙龈的毛细血管扩张、弯曲、弹性减弱，以至于血液瘀滞在牙龈，引发了牙龈炎，是正常现象，会随着妊娠的结束而自动痊愈，如果症状较轻，无须进行治疗。

孕期牙龈肿胀的另一个原因是牙龈毛细血管的通透性比较强，使得大量体液渗入。

如何缓解牙痛

1 保持口腔清洁。要勤刷牙，有的准妈妈因为担心牙龈出血就减少刷牙次数，这是不对的，可能导致更严重的牙病。不过可以更换牙刷，选一个刷毛更加柔软、刷头有弹性、刷柄弯曲度比较高的产品，这样刷牙的时候牙刷对牙齿和牙龈的刺激比较小，可减少出血现象。另外，要多漱口，每次吃完东西都漱口，尽最大可能保持口腔卫生。

2 适当按摩。洗净双手，用清洁的纱布包裹手指，轻轻按摩牙龈，每天3次，可以增强局部血液循环，提高局部抵抗力。

3 注意调整饮食。如果牙齿疼痛，准妈妈不应吃坚硬的食物，也不宜吃刺激易上火的食物，而应挑选质软、不需要多咀嚼且易于消化的食物，以减轻牙龈负担，避免损伤。此外，孕期如果吃过于油腻肥厚的食物容易导致口腔环境变差，滋生细菌，因此准妈妈要注意饮食清淡。

4 补充维生素C可以增强毛细血管弹性，降低通透性，从而缓解牙龈肿胀。准妈妈可以多吃含维生素C丰富的新鲜水果和蔬菜或者服用维生素C片。

准妈妈放轻松

如果牙龈肿胀已经到了影响进食的地步，就需要看医生了，请医生做出适当的治疗，以免耽误胎宝宝的营养供应。

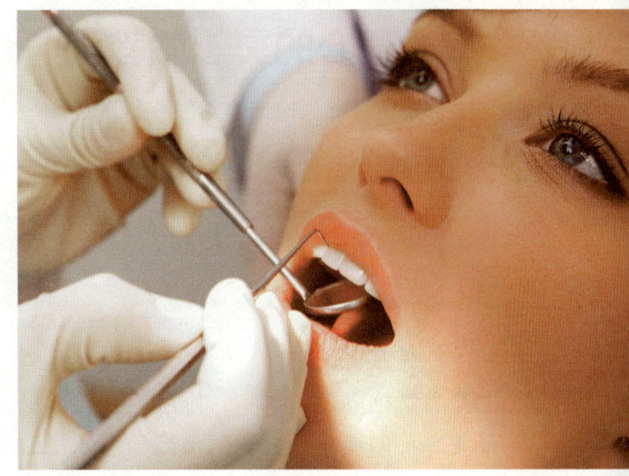

压力性尿失禁

孕晚期准妈妈的排尿次数明显增多，可1～2小时排尿一次，甚至更短，再加上准妈妈的骨盆底肌肉承托力差，如果准妈妈有大笑、咳嗽或打喷嚏等增大腹压的活动，不可避免地会发生压力性尿失禁，这是孕晚期正常的生理现象，不必过于担心，采取一些防范措施加以避免即可。

压力性尿失禁产生的原因

1 膀胱受到压迫。发育中的胎儿压迫膀胱，使膀胱贮尿量减少，就会导致准妈妈出现压力性尿失禁。

2 骨盆底肌肉发育不良。准妈妈的骨盆底肌肉由于发育不良或锻炼不足，或受过外伤，其承托功能差，随着子宫增大，盆底肌变得柔软且被推向下方，对盆腔内器官的承托、节制、收缩及松弛功能减退而发生尿失禁。

压力性尿失禁的预防措施

1 坚持做骨盆放松练习：四肢着地，呈爬行状，背部伸直，收缩臀部肌肉，将骨盆推向腹部。同时弓起背，持续几秒钟后放松。如果定期做了几周骨盆底肌肉练习后，发现仍有漏尿现象，就要向医生咨询，看是否是其他疾病引起的。

2 不喝含咖啡因的饮料。含咖啡因的饮料，如咖啡、可乐和茶水，都是利尿物质，会使尿液增加，实际上加重了水的流失。可以在水中放一片柠檬或酸橙，或加入一点果汁，改善水的味道，增加水的摄入。

准妈妈放轻松

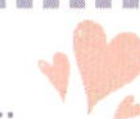

建议准妈妈平时随身携带一些卫生护垫，尤其是在夏季，衣着单薄，使用护垫，避免尿液沾湿衣裤的尴尬情况出现。

放松身心的冥想胎教法

孕期会遇到许多以前没有遇到过的问题，准妈妈很难保证一直能做到情绪稳定，心如止水。因此，推荐准妈妈采用冥想胎教法，可助于准妈妈排遣紧张、焦虑、担心、恐惧等负面情绪。

静坐，冥想的开始

穿着宽松舒适的衣物，排空膀胱，选择一间干净、明亮且无异味的房间，盘腿或取“万”字坐姿坐在软垫上。腰、背挺直，闭上眼睛，暂时放下内心的困惑，摒除一切杂念，深呼吸，意识保持在清醒与模糊之间，静心聆听自己内心的声音。当准妈妈把注意力集中在某一特定对象之上，并持续不断地朝一个方向“走”时，冥想就发生了。

冥想示例

随着平稳的呼吸，准妈妈可以展开想象：想象自己身着洁白的蕾丝纱裙，头戴各色鲜花编织成的花环，腰间鲜红的丝带随风飞舞。阳光很暖，准妈妈笑着、跳着，不知不觉就来到了一片静谧的丛林中，满眼都是青翠欲滴的绿。小溪蜿蜒着从脚下潺潺淌过，偶尔伴着几声清脆的鸟鸣。空气湿湿的、甜甜的，使人的每个毛孔都张开了“嘴巴”，大口地呼吸着。枝叶婆娑，树影斑驳，一群色彩斑斓的蝴蝶簇拥着一个漂亮的宝宝从密林深处向自己飞来，宝宝的周身都散发着金光，像坠落凡间的天使，那么纯洁、安详。准妈妈轻轻地将他（她）揽入怀中，端详着他（她）的脸，长长的睫毛、大大的眼睛、浅浅的酒窝……他（她）朝准妈妈甜甜地笑着……

冥想，不拘内容

冥想就是要打破禁锢的思想，充分发挥想象力。冥想的内容也不固定，准妈妈可以为自己设置不同的场景，把自己想象成某段童话的主人公，或想象宝宝出生后一家三口其乐融融的甜蜜生活，只要能让自己放松、平和就行。

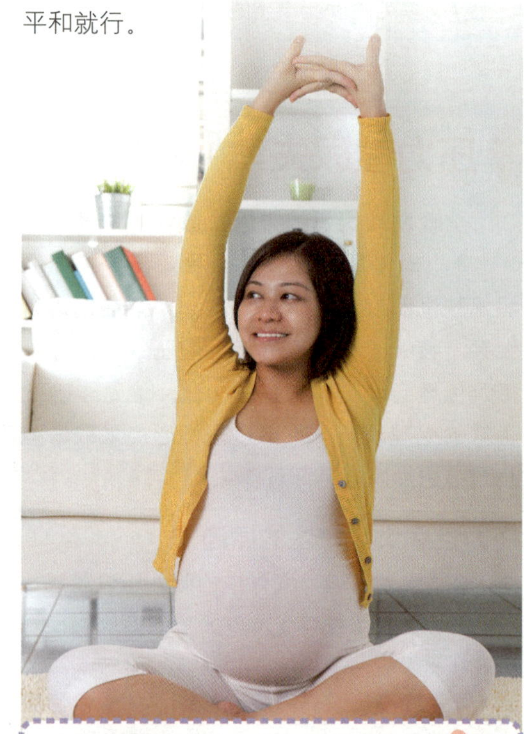

准妈妈放轻松

冥想胎教的精髓在于自然和随意，如果准妈妈杂念太多，思想不能集中，这时采用缓慢而深沉的呼吸，把注意力集中在呼吸上，可以帮助准妈妈安静下来，顺利进入状态。如果实在不行，也不要刻意勉强自己，换个时间或地点再做。

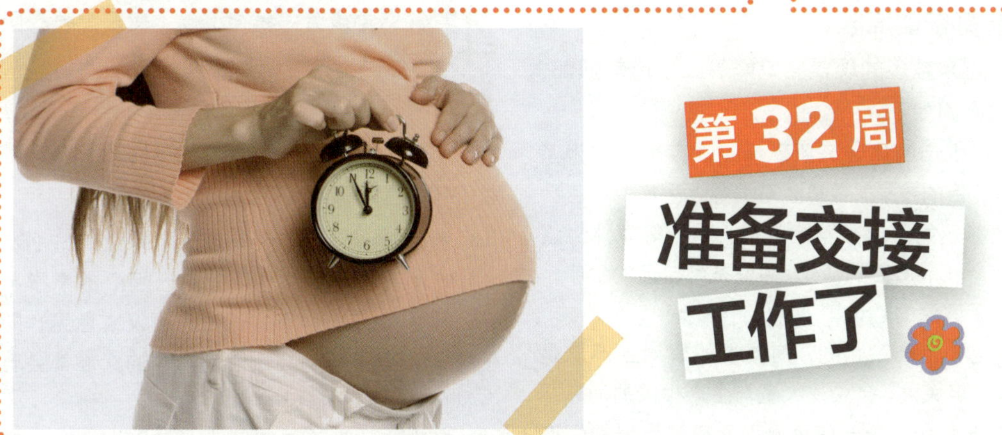

第32周 准备交接工作了

胎宝宝发育与母体变化

胎宝宝本周变化

胎宝宝体重会达到1.5～1.6千克，从头到脚的长度约44厘米，从现在到出生前体重至少还要长1千克。

胎宝宝的神经系统继续发育，脑细胞神经通路完全接通，并开始活动。神经纤维周围形成了脂质鞘，保护神经冲动更快地传递，他的学习能力也将因此变得更强。胎宝宝的呼吸和消化功能渐趋完善，开始分泌消化液，骨架也已完全形成，不过骨头仍然柔软易折。有些胎宝宝已经长了满头的头发，但身上的胎毛开始脱落，慢慢地只有背部和双肩还留有少许。

男宝宝的睾丸很可能已经移入阴囊。有时候，直到宝宝出生后可能还有睾丸位置不正常的问题，不要担心，未下降进入阴囊的睾丸通常会在1岁之前自行进入。

准妈妈本周变化

准妈妈的子宫已经超过肚脐大约12.5厘米。由于子宫压迫到横膈膜上的压力，准妈妈烧心现象可能变得更加严重，少吃多餐、睡觉时用枕头把上身垫高等方法有助于缓解身体不适。从这周开始，准妈妈需禁止性行为，因为性行为时可能会引起宫缩，导致早产。

产前抑郁的危害及预防

产前抑郁是每个准妈妈都可能遇到的问题，也是准妈妈面对即将到来的重大变化的一种正常反应，无须过度紧张，只要及时发现、及早干预和调节，就能恢复正常，如果任其发展到抑郁症，治疗起来就比较困难。

产前抑郁的危害

焦虑虽然是精神、心理问题，但是会严重影响身体健康，产前焦虑过度甚至会导致早产、流产等严重问题，另外焦虑可扰乱激素分泌，使得胎儿宫内缺氧或出现产力不足等现象发生。

产前抑郁的原因

越来越多的现代准妈妈患上了产前抑郁，大致原因如下：

1 对生产的痛苦有所恐惧。许多影视剧为了节目的效果，常常会无限夸大生产的痛苦，导致准妈妈心里常萦绕电视、报刊等媒体上渲染生产环节痛苦的情景，并联系到自己的生产，产生了深深的恐惧。

2 担心生产不顺利。有些准妈妈对生产总是过度关注，会关注大量与生产相关的消息，其中难免会夹杂一些负面而又较少出现的生产不顺利的消息，这些时常会让准妈妈产生不必要的忧虑。

3 担心胎宝宝的健康。总是担心胎宝宝存在健康问题，担心生下不健康的、畸形的宝宝。尤其有些患有疾病的准妈妈总担心自己的疾病殃及宝宝。

4 皮肤瘙痒、腹壁紧绷、下肢水肿等不适，感觉心中烦躁、易怒，也可引发焦虑、抑郁。

5 整日闭门不出，注意力总是集中在种种消极因素上，很容易加重抑郁。

6 职场准妈妈担心宝宝出生后，自己的职业受到影响或家庭经济压力加大。

及早发现产前抑郁的苗头

当准妈妈有了以下的现象，可能就是产前抑郁了，要提高警惕：

1 觉得所有的事情没有意思，没有乐趣，所以整天沮丧、伤心、空虚。

2 难以集中精力，心情烦躁，特别容易发怒或者哭泣。

3 特别敏感，一方面很在意别人说的话，随便一句都会让准妈妈产生负面情绪，觉得委屈；另一方面自己也常常有不应该有的内疚感，觉得自己没用、没希望。

4 常常感觉疲劳，精神不佳、疲乏，睡眠困难或睡眠过度。

5 总是想吃东西或者根本不想吃东西。

如何缓解产前抑郁

1 多跟亲人、朋友尤其是已生育过的好朋友等倾诉自己的焦虑，把自己担心的事说出来，她们会给出切实、有效的建议或意见。即使不能，当了解到其他任何怀孕的女性都会有各种问题，那么自己的忧虑就会少一点。

2 对生产的恐惧多来源于各种影视剧对生产的渲染，也有些是听说了生产的意外事故而心生恐惧。其实，影视剧出于艺术效果的考虑都有所夸大，而现代因为生产而发生严重事故的比例很小，整个生产过程都有医生控制，

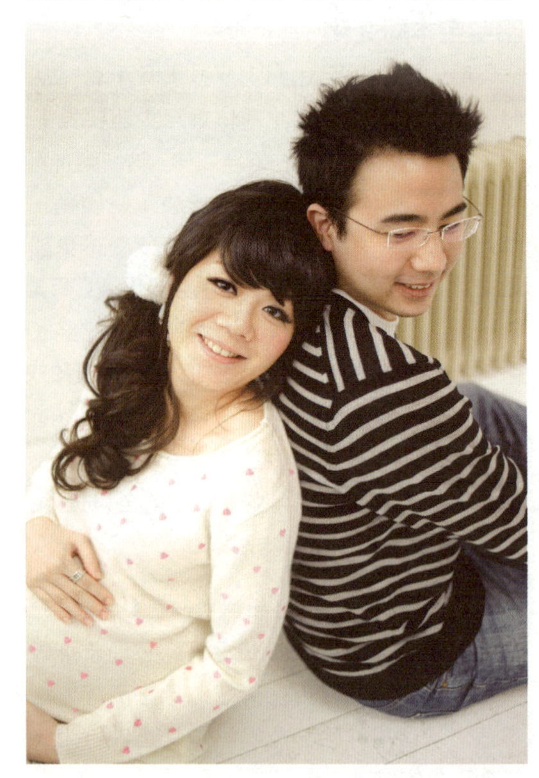

生产的危险性在现代已经降到了很低，大多数母婴都是安全的，完全不用为此担心。

3 学习孕产知识，对生产的恐惧最根本的原因还是对孕产的无知导致的，准妈妈可以看一些孕产书、电视讲座等，充分了解生产是怎么一回事。

4 学会转移注意力。不要老想着生产的事，可以将注意力集中在跟生产相关的事上，考虑生产过程中可能遇到的问题，并决定每个问题的解决方法。充分的准备工作可以给自己很大的信心，也能帮自己将恐惧感转移出去。

准妈妈放轻松

产前抑郁跟抑郁症之间还是有很大的差别的，正常人偶尔有点抑郁的情绪很正常，学会排解就能走出低谷。所以准妈妈也不要夸大了自己的抑郁，以免给自己以负面的心理暗示。

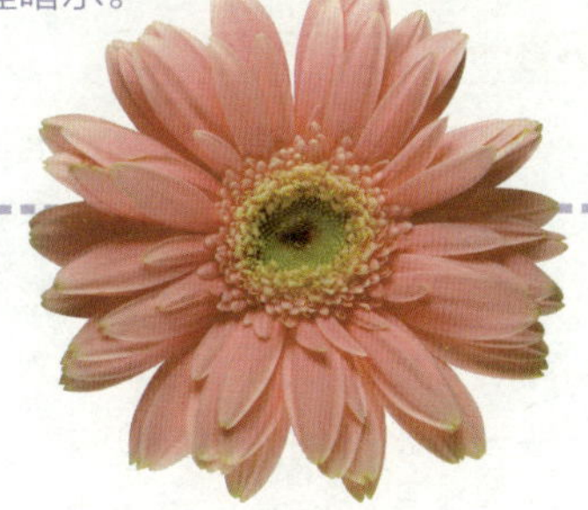

拒绝反式脂肪酸美食

拒绝反式脂肪酸食物的诱惑

当代城市盛行的油炸食品多，如流行的炸鸡、甜甜圈及盐酥鸡等，到底用什么样的油，消费者一般都不知道。尤其是高血脂、心脏病患者、怀孕、哺乳妇女、幼童、肥胖者等高危群体，更应该尽量避免反式油脂油炸食物的摄取。而隐藏在加工食品中的反式脂肪酸，对于人体心脏及心血管造成疾病的危害性，远远超过一般人所熟知的饱和脂肪。

什么是反式脂肪酸

目前在油品制造过程中，使用氢化技术，使植物油的脂肪酸结构亦由顺式变为反式，成为“反式油脂”。就其对身体的危害来说，氢化植物油与牛油、猪油相比是有过之而无不及的。

哪些食物包含反式脂肪酸

反式脂肪酸在日常生活中的应用极为广泛，如烤酥油、奶精、人造奶油等；油炸食物，如：炸薯条、炸鸡、炸盐酥鸡、炸油条、炸薯片、经油炸处理的方便面等食品之中，或用于烘焙糕饼类的小西点、甜甜圈及饼干等食品。

反式脂肪酸的危害

日常饮食中，应尽量减少反式脂肪酸的摄取。反式脂肪酸会影响胰岛素的生理作用，可能导致肥胖、降低体内好的高密度胆固醇（HDL）、增加坏的低密度胆固醇（LDL），从而提高心血管疾病的发生率。

凡是食品标示中的“氢化物”“氢化植物油”“植脂末”“人造奶油”等字眼，即显示食物含有反式脂肪酸。

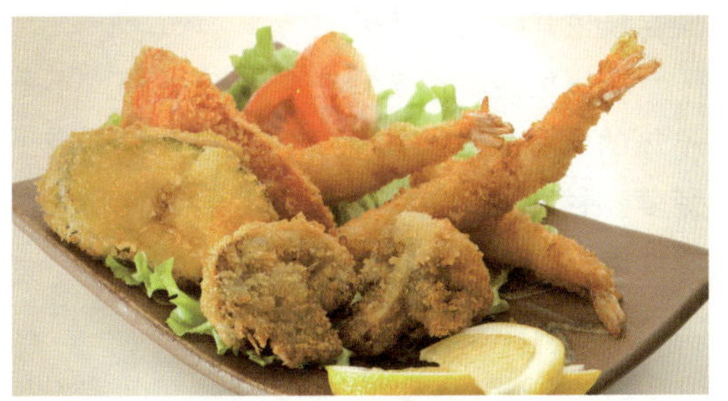

吃水果也有讲究

众所周知，吃水果有益健康，但并不是说水果就可以随便乱吃，有一些事项仍需注意。

不宜一次吃太多水果

水果大多含糖量较高，而其脂肪、蛋白质含量却相对不足，因而过多摄入水果不仅容易造成妊娠糖尿病，也会影响胎宝宝生长发育所必需的蛋白质等的摄入。因此，准妈妈每天吃水果别超过500克，而妊娠期糖代谢异常或是妊娠糖尿病患者则要减半，最好等血糖控制平稳后再加水果。另外，如果喜欢吃香蕉、菠萝、荔枝、柿子之类含糖量较高的水果，一定要减量。

热性、凉性水果根据体质吃

从中医角度来说，女性怀孕之后，体质一般偏热，阴血往往不足。此时，一些热性的水果如荔枝、桂圆等应少量食用，否则容易产生便秘、口舌生疮等“上火”症状，尤其是有先兆流产的准妈妈更应谨慎，因为热性水果更易引起胎动不安。

有部分准妈妈脾胃虚寒，大便溏薄、面色苍白无华，对于梨、西瓜、香瓜、柚子之类的寒凉性水果就应少量食用，偶尔适当吃些荔枝也许会改善症状。

准妈妈应尽量选择性味比较平和，不寒不热的水果进食，如葡萄、苹果、桃、杏、菠萝、甘蔗、乌梅等，这些水果更有利于母婴健康。

洗头、洗澡要小心

准妈妈汗腺及皮脂腺分泌旺盛，因此需要勤洗澡和洗头，以保持皮肤清洁，准妈妈洗澡要注意安全。

准妈妈如何洗头

1 洗头的频率不宜过勤。中性或油性头发的准妈妈可每周洗头1～2次，干性头发的准妈妈每周洗一次即可。

2 最好是白天洗头，如果是晚上洗头，则要早洗，等头发干后再入睡。

3 注意洗发的姿势，短发的准妈妈头发比较好洗，可坐在高度适宜，可让膝盖弯成90度的椅子上，头往前倾，慢慢地清洗；长发的准妈妈最好坐在有靠背的椅子上，请准爸爸帮忙冲洗。

4 洗头后，准妈妈可以利用干发帽、干发巾将头发吸干，由于干发帽和干发巾的吸水性强、透气性佳，所以很快就能弄干头发。最好不要使用吹风机，即使要用，也应调到冷风挡，不要紧贴着头皮吹。

准妈妈如何洗澡

1 洗澡的水温应适中，控制在38℃左右，不宜过冷也不宜过热。不能蒸桑拿，水温过热使母体体温暂时升高，破坏羊水的恒温，对胎儿的脑细胞造成危害，水温过凉也会有早产的危险。

2 最好采用淋浴。准妈妈阴道内具有灭菌作用的酸性分泌物减少，体内的自然防御机能降低，对外来病菌的杀伤力大大降低，泡在水里有可能引起病菌感染，因此孕期最好采取淋浴方式。

3 时间不宜过长。每次洗澡时间以 15 分钟左右为宜，尤其不要长时间用热水冲淋腹部。

准妈妈放轻松

在洗澡时要注意室内的通风，避免昏厥。如果是在家里洗澡的话，最好不要锁门，以防万一晕倒、摔倒可得到及时救护。

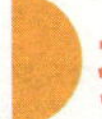

打呼噜

在孕后期，随着胎宝宝增大，腹压增加，膈肌上抬，准妈妈呼吸道阻力增加，肺含气容积减少，体重不断增加等因素，都会使呼吸负荷和耗氧量增加，就可能出现打呼噜现象，甚至会憋醒，一夜反复多次，影响睡眠和胎宝宝的发育，准妈妈千万不能忽视。

1 避免体重增长过快。准妈妈体重的过快增长是引起打鼾的重要原因之一。正常情况下，孕晚期每周体重增加 0.5 千克，到足月分娩前，总体重增加 10 ~ 12 千克为宜。

2 注意饮食。在饮食上，需注意膳食结构合理均衡，常吃富含维生素 A、维生素 C 及叶酸的蔬菜水果，尽量少吃或不吃高脂高糖类食物。

3 适量运动。坚持运动量较小的散步、简单的孕期体操，坚持盆底肌练习及呼吸练习，缓解打呼噜的症状。

4 采取左侧卧睡姿。在孕晚期更要坚持左侧卧睡姿。如果腹部过大，可以用靠垫、枕头垫在腹部底下，让自己更舒适。

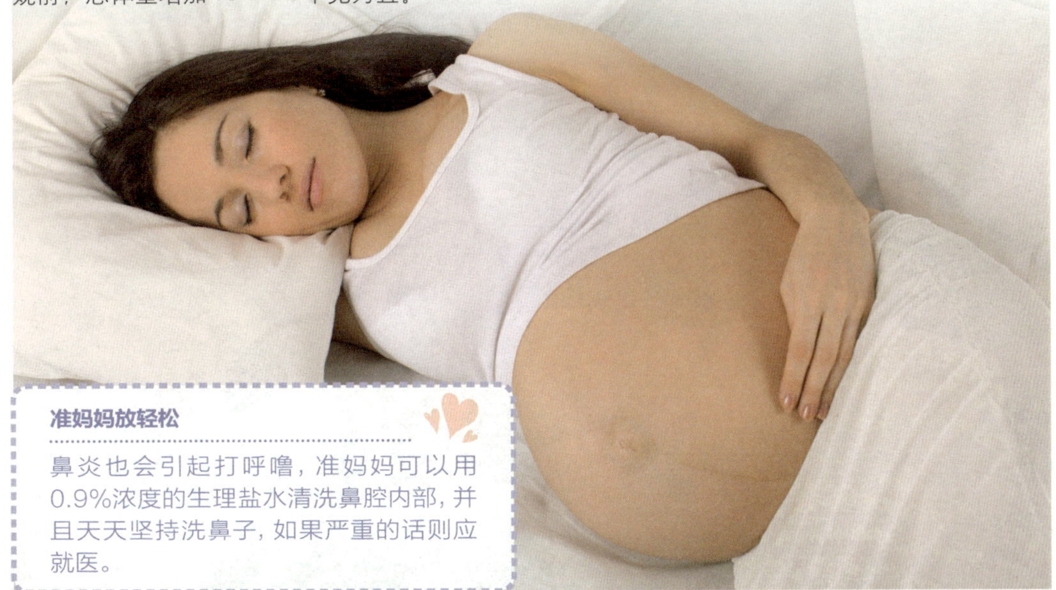

准妈妈放轻松

鼻炎也会引起打呼噜，准妈妈可以用 0.9%浓度的生理盐水清洗鼻腔内部，并且天天坚持洗鼻子，如果严重的话则应就医。

准妈妈放轻松

如果出现胎膜早破，千万不要再来回走动，应立即平躺下来，垫上一片干净的卫生巾，并在臀部下放置枕头。接着呼叫救护车或由家人送往医院待产。在赶往医院的途中也要采取臀高头低的平卧姿势，确保胎宝宝安全。

胎膜早破

胎膜早破是产科常见的一种并发症，常发生在腹压增加，如咳嗽、大小便之后。破水时，准妈妈不会有疼痛感，只会发现阴道内突然有大量水流出，可湿透内裤，时断时续。流出的羊水无色无黏性，与有黏性的白带不同。这种阴道流水通常在起立时增多，平卧时减少甚至停止。此外，羊水会微混，有时可见混杂其中的胎脂，与排尿不同。胎膜早破会引发感染，导致难产和胎盘早剥，危害准妈妈和胎宝宝的生命安全。

加强保健避免胎膜早破

胎膜早破重在预防，准妈妈要注意以下事项：

1 注重卫生，避免生殖道病原微生物上行感染，避免引起胎膜炎症，使胎膜局部张力下降导致破裂。

2 孕期如果发现阴道炎症，应积极治疗。

3 避免剧烈运动和过度劳累，停止性生活，以免刺激子宫造成胎膜早破。

4 在整个孕期要均衡营养，多吃含铜、维生素 C 和胶原蛋白的食物，以增加胎膜的韧性。坚持定期做产前检查，早日发现羊水过多等异常，避免胎膜早破的发生。

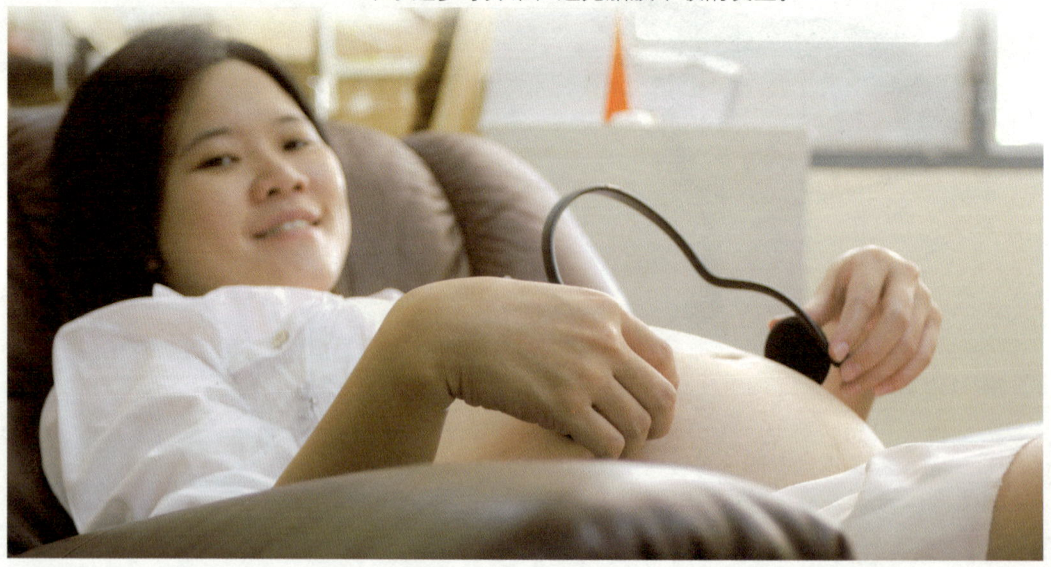

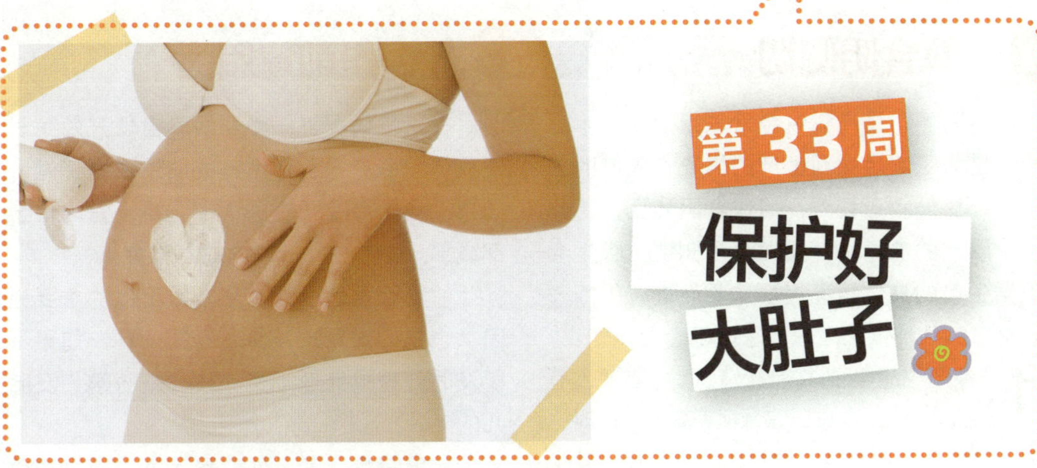

第33周 保护好大肚子

胎宝宝发育与母体变化

胎宝宝本周变化

胎宝宝的体重将达到 1.8 千克，从头到脚的身长约 43.7 厘米。胎宝宝的皮下脂肪继续增加，身体变得更加圆润可爱了。胎宝宝需要脂肪来帮助他适应离开子宫后外界更低的温度，并提供出生后头几天的能量和热量。新生儿体重会下降（有时候会下降出生体重的 10%），这种情况特别是在那些母乳喂养的宝宝中比较常见。

大部分胎宝宝在子宫的位置是头冲下，这是为分娩做准备。不过他的体位仍可能继续变化，准妈妈要注意定期产检，观察胎位状况。

胎宝宝大部分骨头都在变硬，但是头骨还相当软，没有完全闭合。这有助于宝宝顺利地通过相对狭窄的产道。宝宝的颅骨板直到他 9～18 个月大时，才会完全闭合。

准妈妈本周变化

本周准妈妈的水肿更加严重，尿频又重新出现，为防夜间频繁地跑厕所影响到睡眠，准妈妈在晚上要少喝水。

从本周开始，有可能会出现胎膜早破的情况，尤其是睡觉时，准妈妈应引起足够的重视，一旦发现是胎膜破裂，需立即就医治疗。

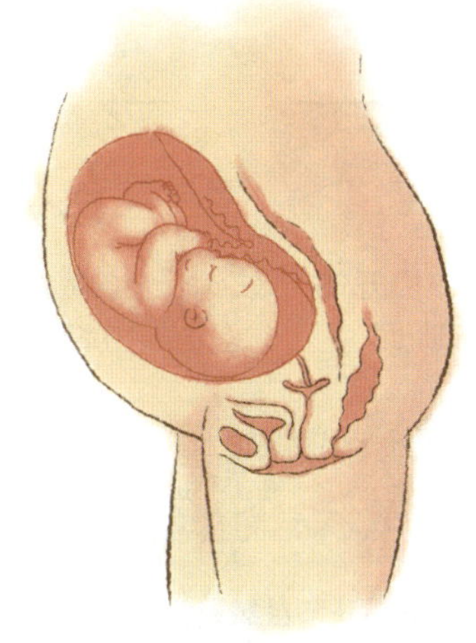

了解会阴侧切

会阴侧切是产科中经常采用的助产术之一，是为了满足顺利生产的需要，生产时在会阴部做一斜形切口，叫作会阴侧切。不是每个顺产的准妈妈都要做会阴侧切，医生会根据生产的具体情况，视需要而进行的。一般有下列几种情况之一，医生都会做侧切：

1 一般35岁以上的高龄准妈妈，或者并发有心脏病、妊娠高血压综合征等高危妊娠时，为了减少准妈妈的体力消耗，缩短产程，减少分娩对母婴的威胁，当胎头下降到会阴部时，就要做侧切了。

2 子宫口已开全，胎头较低，但是胎宝宝有明显的缺氧现象，胎宝宝的心率发生异常变化，或心跳节律不匀，并且羊水混浊或混有胎便。

3 会阴弹性差、阴道口狭小或会阴部有炎症、水肿等情况，估计胎宝宝娩出时难免会发生会阴部严重的撕裂。

4 胎宝宝较大，胎头位置不正，再加上产力不强，胎头被阻于会阴。

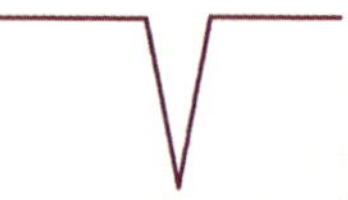

医生切开的伤口断面

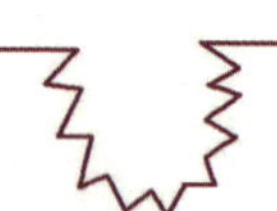

自然裂伤的伤口断面

会阴切开伤口容易缝合，裂伤创面复杂，缝合困难

会阴切开与自然裂伤的伤口比较

什么是前置胎盘

在正常情况下，受孕后胎盘便开始生长发育，附着在子宫体上部的前壁或两侧壁。如果胎盘附着在子宫的下部，将子宫内口全部或部分遮盖住，就叫作前置胎盘。

前置胎盘是引起晚期妊娠出血的主要原因，也是妊娠期严重并发症的一种，如果不能及时处理或处理不当，往往威胁孕妇及胎儿的生命。

前置胎盘分完全性前置胎盘（中央性前置胎盘），即子宫颈内口全部为胎盘组织所遮盖；部分性前置胎盘，即子宫颈内口的一部分为胎盘组织所覆盖，而另一部分为胎膜所覆盖；低置胎盘（边缘性前置胎盘），即胎盘下缘不超越子宫颈内口或在其边缘。在临产时，子宫颈口开大，低置胎盘可变为部分性前置胎盘。

前置胎盘的原因至今尚不明确，可能与曾发生过产褥感染、产后子宫内膜炎以及再次妊娠时子宫体部的蜕膜发育不良，胎盘血液供应不足等有关。当受精卵种植在这种蜕膜中时，为摄取足够的营养，部分胎盘扩大附着面，使原种植在子宫体部的胎盘向下延伸，逐渐占据子宫下段，接近子宫口，部分或完全遮盖子宫口，形成前置胎盘。有些妇女没有采取有效避孕措施，多次人工流产，结果使子宫内膜受到损伤，增加了发生前置胎盘的可能性。

在妊娠晚期，胎先露下降，子宫下段逐渐扩张，而种植在子宫下部的胎盘不能随子宫相应地扩张，小部分胎盘附着处与子宫分离，于是小血管被撕裂而引起阴道流血。这种无痛性阴道流血是前置胎盘的唯一症状。初起时，出血不十分多，剥离处血液凝固，流血可暂时停止。倘若子宫继续收缩，则流血反复发生，而且一次比一次量多，这种出血，往往发生在不知不觉中，有时患者半夜醒来，已卧于血泊之中。

在分娩中，前置胎盘也可引起严重出血，婴儿娩出后，继续出血的危险依然存在，而且发生各种并发症的可能性也较大。

因而，孕妇要加强产前检查，初次出血以后，应立即做出诊断。现在主要是依靠超声波或同位素扫描进行胎盘定位。这两种方法对母胎都没有危险，诊断的准确率也较高。

在明确诊断以后，孕妇要卧床休息，尽量减少活动。如果贫血，还需要输血，尽量维持到妊娠 36 周，然后由医生选择分娩方式，提前分娩。

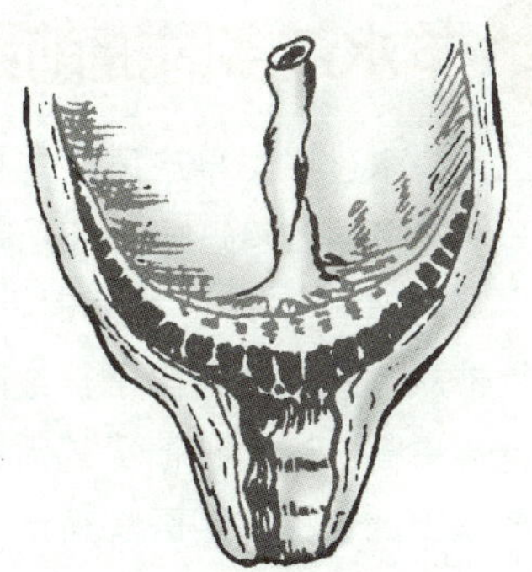

完全性前置胎盘

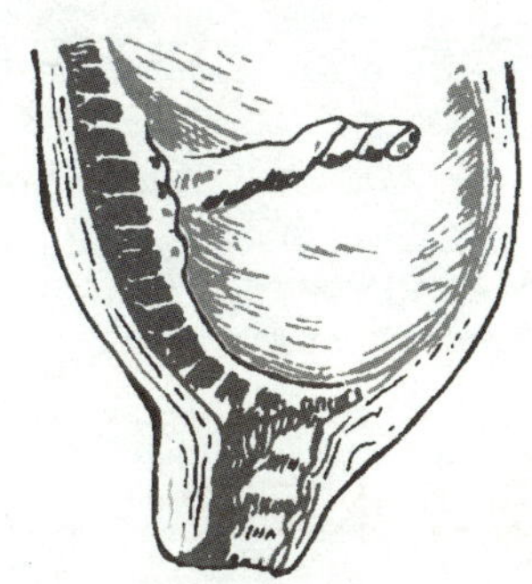

部分性前置胎盘

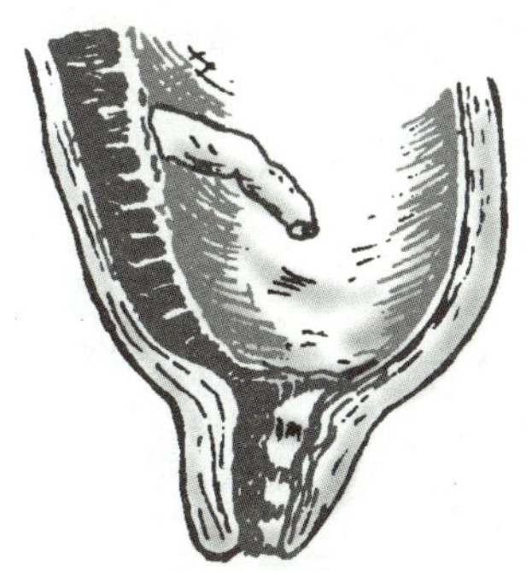

低置胎盘

保护肚子别被撞到

随着孕期的增加，准妈妈肚子也随之增大了，行动越来越不灵活了，在有些容易发生危险的场合，准妈妈要格外注意，避免磕碰到肚子：

1 尽量不要到人多的地方，尤其是有小孩子打闹的场所，更要尽量远离。通过人群的时候，要靠边走。

2 外出散步、产检的时候，要沿着路边、楼梯、楼道边走，避免行人碰撞，如果有家人陪伴，要让陪同人走在外侧防护。

3 在经过各种门的时候，不要太着急，看清门的另一边是否有人，远处有没有人急匆匆地走来，然后再决定自己何时通过。最好有人陪同，这样可以让陪同人先行，护送准妈妈通过。

4 出门尽量不要乘坐公交车，公交车急刹车、转弯时，站立不稳的人群可能会撞到准妈妈的肚子。如果需要坐公交车，在上车、下车的时候不要着急，等车停稳之后再行动，最好事先跟司机打招呼，得到司乘人员的照顾。

羊水过多时提前到医院待产

羊水过多，早产风险的概率较大，建议羊水过多的准妈妈早点到医院待产。

由于羊水过多，破水时发生脐带脱垂（指脐带从宫颈口脱落出来）或胎盘早剥的风险也会更高。这两种情况都需要马上进行剖宫产，因此，提前到医院待产是很有必要的。如果在分娩到来之前，准妈妈就破水了，医生会让准妈妈马上住院。

准妈妈放轻松

对于羊水过多的准妈妈来说，子宫会因为羊水过多而被过度拉伸了，可能无法收缩得很好，导致产后出现大出血的可能性也会增加。为了避免出现不必要的风险，建议准妈妈提前住院。

羊水早破

羊水早破是指在临产时，子宫没有出现规律性收缩以及阴道见红的情况下就发生了羊水破裂，也就是说胎膜在临产前破裂了，羊水早破是产科常见的一种并发症。

诱发原因

1 胎膜发育不良，如存在羊膜－绒毛膜炎等，造成羊膜腔里压力过大，引起羊水早破。

2 准妈妈的子宫颈口松弛，使胎膜受到刺激而引发羊水早破。

3 胎位不正、骨盆狭窄、头盆不相称、羊水过多、多胎妊娠等，均可以使羊膜腔里压力增大，发生羊水早破。

4 孕期性生活不慎引起羊膜－绒毛膜感染，特别是精液中的前列腺素可以诱发子宫收缩，导致羊膜腔压力不均匀，引发羊水早破。

5 一些其他因素也可以引起羊水早破，如孕期剧烈咳嗽、猛然大笑或暴怒以及做重体力活等，都可以使腹腔压力急剧增高，致使胎膜破裂，羊水从阴道流出。

预防措施

1 坚持定期做产前检查。

2 孕中晚期避免剧烈运动和过度劳累。

3 孕晚期停止性生活，以免刺激子宫造成羊水早破。

4 炎症是羊水早破的主要原因之一，孕期如果发现阴道炎，应积极治疗。

5 多吃含铜、维生素 C 和胶原蛋白的食物，以增加胎膜的韧性。

紧急处理

1 不要再来回走动，立刻平躺下来，在臀部下放置枕头，保持头低臀高的体位。

2 在外阴垫上一片干净的卫生巾，保持外阴的清洁，千万不可再入浴。

3 立即叫救护车或由家人送往医院待产。

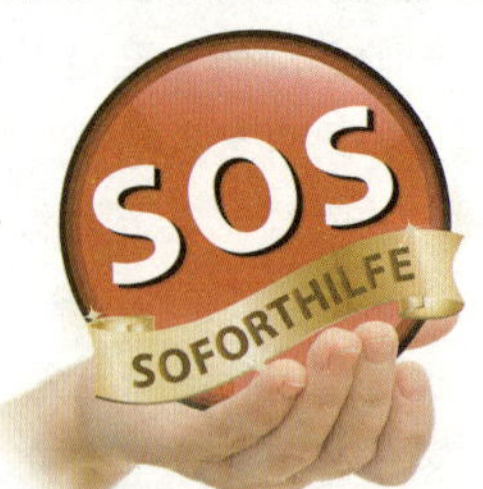

准妈妈放轻松

很多准妈妈不明确自己究竟是羊水早破还是尿液流出时，可以到药店或者医院买特定的试纸按照相关说明来鉴别，使用方便。

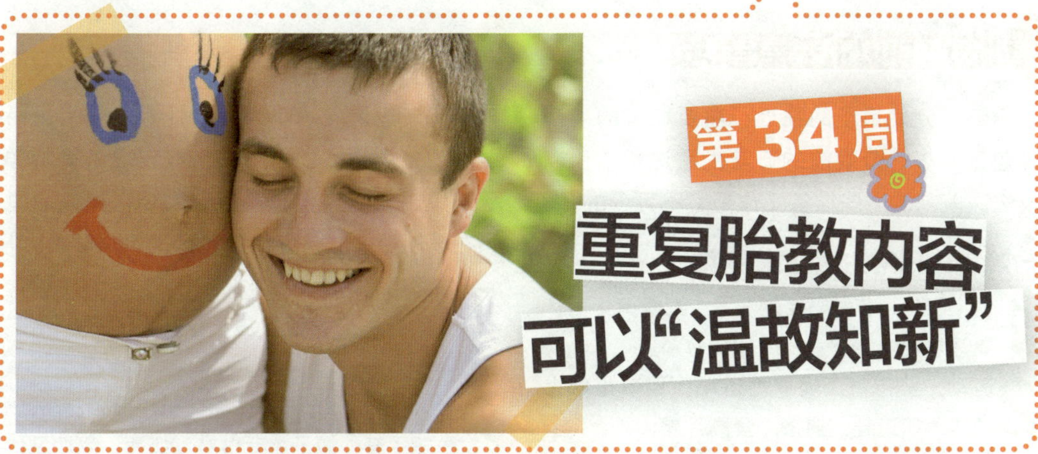

第34周 重复胎教内容可以"温故知新"

胎宝宝发育与母体变化

胎宝宝本周变化

胎宝宝的体重可以达到2.2～2.3千克，从头到脚长45～46厘米。大部分胎宝宝固定保持为头朝下的体位，并且头部已经下降入骨盆，紧压在子宫颈口，为出生做准备。也有的胎宝宝会到分娩的时候才入盆，这都是正常现象。胎宝宝的中枢神经系统正在发育，但是肺部现在已经发育得很成熟了。在这个阶段出生的宝宝99%都能够在子宫外成活。

准妈妈本周变化

准妈妈骨盆和耻骨联合处的肌肉和韧带还在继续松弛，而全身的关节和韧带也都开始变得松弛，外阴变得柔软而肿胀，这些变化可能导致准妈妈腰酸背痛出现或加重，有的还会出现骨盆区及外阴疼痛。因此，准妈妈需要注意休息，避免久坐久站，放慢生活节奏，为分娩及以后的日子保存体力。如果感觉腹部过于沉重，可以用托腹带来支撑腹部重量。

分娩时可能出现的尴尬事

分娩时，难免会遇到些尴尬的事情，准妈妈应提前做好心理准备，避免心情紧张。

- **备皮与灌肠**：这是分娩的准备程序，是为了避免产后感染的手段，是整个分娩过程的必经程序。
- **呕吐**：分娩时的疼痛、无痛分娩时进行的硬膜外麻醉会导致呕吐，准妈妈不用太在意。
- **牙齿打战**：50%的准妈妈在分娩的时候身体会颤抖，牙齿发出咔嗒咔嗒的声音，在平静后这种现象就会消失。
- **排气、排便**：即使已经灌肠，准妈妈也可能不可避免地出现排气、排便现象，医生对这件事的态度很客观，并不会太在意，所以准妈妈更不用在意。

准妈妈放轻松

现在大多数医院普遍存在男产科医生，准妈妈不要因为男产科医生而感到尴尬，准妈妈更应关注的是其技术水平。而且男医生力气大，心理素质好，能临危不乱，让准妈妈更觉安心。

临产前的注意事项

随着分娩日子的临近，需要准备的事情也越来越多，分娩前的日常生活注意事项以及去医院前的一些准备工作是必不可少的。

分娩前的日常生活注意事项

1 个人卫生。准妈妈要勤洗澡，勤修剪指甲，要注意安全，不宜长时间热水浴。

2 运动。坚持每天规律地运动，但禁止做大动作，如追赶、拥挤、登高、爬山等。

3 营养。保证营养，多食牛奶、鸡蛋、鸡汤等。保持睡眠充足，积累体力。

入院前的一些准备工作及事项

1 是否将医院和医生的联系电话记录下来了，医生和护士下班后如何能找到他们。

2 家距离医院有多远。

3 是否预先熟悉过从家到医院的路程。

4 乘坐什么交通工具去医院，多长时间能够到达。

5 是否已经安排好专人时刻守护在准妈妈身边。

准妈妈放轻松

当然，日常需要注意事项及入院前准备工作不止上述的几种，准妈妈可根据具体情况提前做好充分的准备，才不至于到时候手忙脚乱。

待产包需要准备哪些物品

待产包是准妈妈为分娩住院及坐月子而准备的各类物品的总称，待产包准备得越详尽，妈妈和宝宝就越舒适和方便，所以准妈妈在孕期提前准备好待产包是非常必要的。

1 妈妈用品：睡衣、内衣、拖鞋、毛巾、内裤、吸奶器、产妇卫生巾、成人护理垫、出院衣物等。

2 婴儿用品：纸尿裤、新生儿衣服、脚套、防抓手套、帽子、毛巾被、奶瓶、奶瓶刷、婴儿护臀膏等。

3 证件及日常用品：双方身份证、产检病历及围产卡、准生证、医保卡、生育保险凭证、银行卡等。

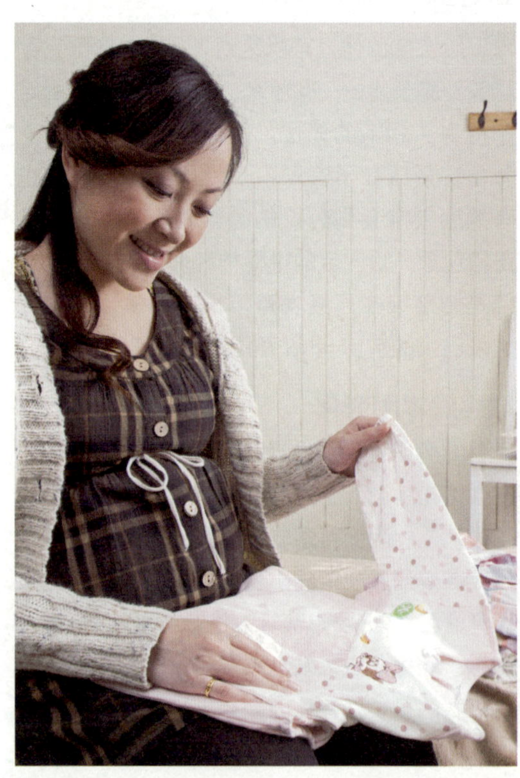

补锌和维生素B_1可增加宫缩力量

子宫收缩力是临产后的主要产力，贯穿于分娩全过程，增强子宫收缩力有利于顺利分娩。锌和维生素B_1可增强子宫收缩力，因此，准妈妈应注意锌和维生素B_1的补给。

1 补锌。在孕晚期，准妈妈每天需要锌的量约为20毫克，一般无须采用药物来补充，日常多食用些含锌食物就可以满足需要，含锌丰富的食物很多，肉蛋类及蔬菜水果类都普遍存在。肉蛋类，如瘦肉、猪肝、鱼类、蛋黄以及牡蛎等，蔬菜水果类，如豆类、花生、萝卜、大白菜、苹果、香蕉等，都要合理食用。

2 补维生素B_1。准妈妈在孕晚期一般每天补充维生素B_1约1.8毫克，采用食补即可满足需要。粗粮中，维生素B_1含量较高，日常食谱中搭配粗粮可提高其摄入量。

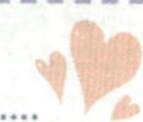

准妈妈放轻松

建议准妈妈在孕晚期最好做一个血锌水平的测量，如果缺乏严重，食物补给满足不了时，可根据需要遵医嘱补充锌制剂。另外，需要注意的是油条、油饼等煎炸食物，其中的维生素B_1已经被破坏殆尽，起不到补充作用，所以准妈妈要少食用该类食物。

补充维生素K，预防出血病

维生素K是人正常凝血过程中必需的物质，如果缺乏会导致机体出血或出血不止，为预防出血病，准妈妈需适当补充维生素K。

维生素K是合成血液凝固所必需的凝血酶原，人体若维生素K吸收不足，血液中凝血酶原减少，易引起凝血障碍，发生出血症。准妈妈如果缺乏维生素K，其流产率增加，即使存活，由于其体内凝血酶低下，易出血，或者引起胎宝宝先天性失明和智力发育迟缓及死胎。

为保证新生儿充足的维生素K水平，保证准妈妈分娩时顺利、健康，在孕晚期及月子里，准妈妈应注意适当摄入动物肝脏及绿叶蔬菜等富含维生素K的食物，还可以在医生的指导下使用口服和肌肉注射的方式来补充维生素K。

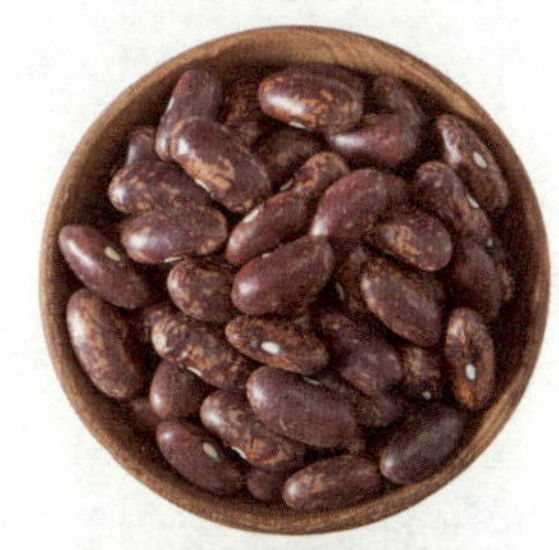

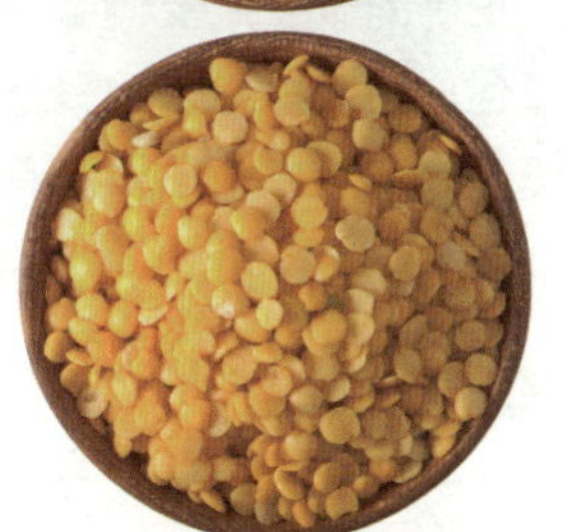

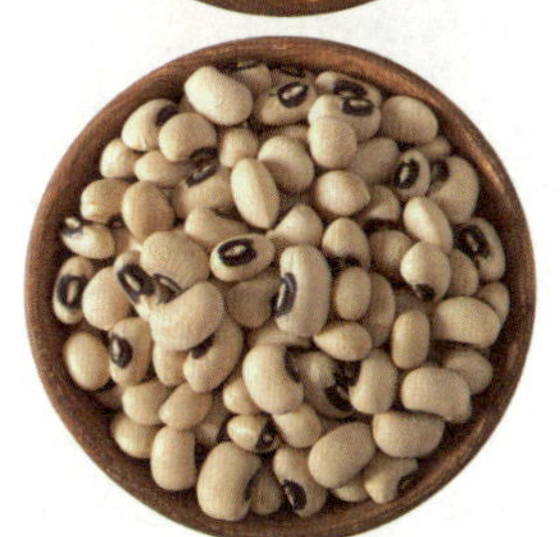

准妈妈放轻松

准妈妈常吃花菜可防治坏血病，增强抵抗力。用花菜叶榨汁，煮沸后加入蜂蜜制成糖浆，有止血止咳、消炎祛痰、润嗓开音的功效，也是预防新生儿颅内出血、皮下出血、上呼吸道感染的药膳。

起床时要注意安全

到了孕晚期，准妈妈的各种行动都要特别的小心谨慎，即使起床这个每天必须经历的一个动作，也需注意安全。

不要着急起床

人从睡眠的状态醒来时，血压有一个从低变高的过程，如果猛然起床，会使血压突然升高，很容易发生昏厥，昏厥对准妈妈来说是非常危险的。因此，准妈妈在起床时，不要一睁开眼就马上着急起来，而要先在床上躺几分钟，清醒一下，等血压慢慢升高，意识完全恢复之后再起身。

起床动作要缓慢

准妈妈起床时，动作要尽量缓慢、平稳，不要直直地迅猛地坐起身来，更不要腹部用力。正确的做法是要侧着身体，先用一只手臂撑住床面，然后借助另一只手的力量将身体慢慢撑起，起来后要坐稳一段时间再下地活动。

床边放置脚垫

准妈妈肚子太大，当坐在床边时，脚往往不容易接触到地面，在下床时可能会由于重心不稳而摔倒。为了更好地解决这个问题，建议准妈妈在床边放置几块比较厚的硬垫子，在下床时用来搁脚。

准妈妈放轻松

如果准妈妈在起床时经常有头晕的情况发生，就要到医院检查一下是否有贫血或低血压病症，以便尽早发现及时治疗。

胎盘老化

胎盘老化是指胎盘发育成熟度超出所处的孕周。一般而言，胎盘根据发育状况，可以将其成熟度共分 4 级：0 级，Ⅰ级，Ⅱ级和Ⅲ级。在孕中期（12 ~ 28 周）胎盘处于 0 级；30 ~ 32 周胎盘Ⅰ级；孕 36 周以后胎盘Ⅱ级（比较成熟）。孕 38 周胎盘进入Ⅲ级，标志胎盘成熟。如果孕 37 周以前发现胎盘Ⅲ级，医生会结合双顶径的值及胎宝宝体重来考虑胎盘早熟，此时的胎盘由于钙化和纤维素沉着，使胎盘输送氧气及营养物质的能力降低，让胎宝宝处于危险的环境。

当医生怀疑胎盘老化时，会通过 B 超检查胎盘，结合羊水、胎心监测、尿检查雌三醇和肌酐比值、阴道壁上脱落细胞等综合考量后确诊，然后考虑催产等方式以保护胎宝宝的安全。

准妈妈放轻松

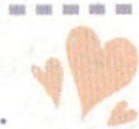

准妈妈在孕期出现的妊娠高血压、糖尿病等，都会导致胎盘血液供应减少，加速胎盘老化，因此，准妈妈需要加强孕期保健，定期产检，避免这种现象的发生。

如何锻炼胎宝宝的记忆力

这个时期的胎宝宝脑神经已经很发达了，具有初步的思维、感觉和记忆功能。准妈妈在这时候对胎宝宝进行合理的胎教是很有意义的，但要注意以下两点：

胎教内容要简单

胎宝宝大脑发育没有出生后的宝宝完善，

记忆力并不高，所以选择胎教内容一定要简单，否则起不到锻炼记忆的效果。选择那些在日后宝宝出生后还会经常性展示在他面前的内容最合适，比如彩色卡片、小球、小鸭子、玩具车等。

准妈妈放轻松

胎教故事要选简短的，音乐要选旋律简单、容易接受的。这些简单的内容在胎宝宝出生后，可以再次展示，能更好地锻炼宝宝的记忆力。

胎教要有规律性重复性

胎宝宝大脑的发育是有规律性的，所以锻炼记忆力一定要有规律地重复进行，尤其对那些要让胎宝宝记住的词汇要凸显出来。比如教胎宝宝记住“花”，就每天在固定的时间说：“花，这是一朵花，是我们以后经常在公园里见到的花。”以方便胎宝宝记忆。在胎教一个词语或一件事物一段时间之后，可以间歇几天，再换学其他的，几天以后再回忆学习，这样可以唤醒胎宝宝的记忆，对记忆能力锻炼是很有效的。

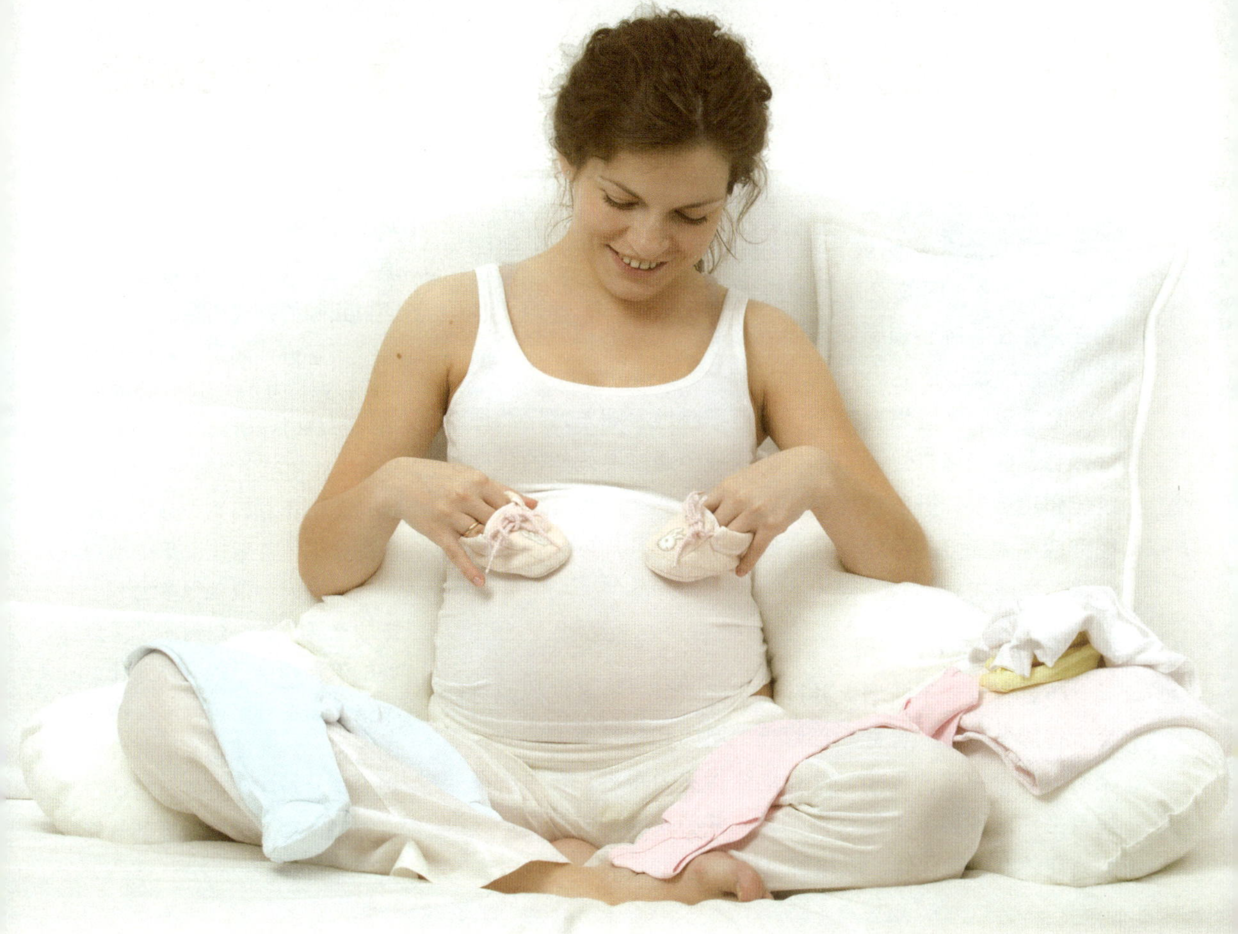

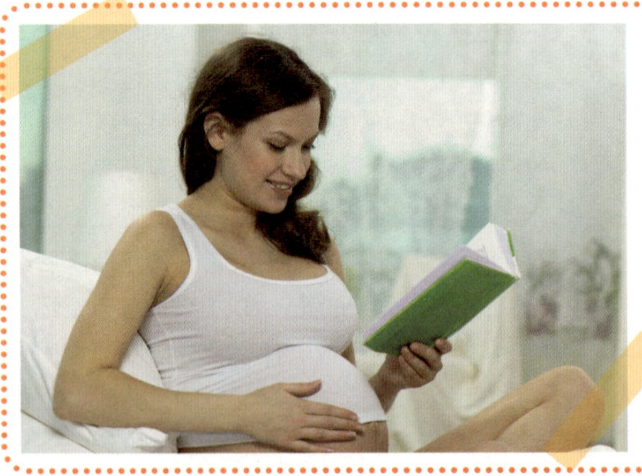

第35周 学习一些分娩知识

胎宝宝发育与母体变化

胎宝宝本周变化

胎宝宝的体重增长进入了高峰期，已经有2.3～2.5千克重，增加值非常明显，看起来非常丰满。他从头到脚为45～50厘米，四肢发育更加协调，手肘和膝盖处开始凹了进去，并在手腕和颈部四周形成褶皱，手指的指甲长长了，有的可能会超过指尖。

胎宝宝的肾脏发育完全了，他不断地吞咽羊水，然后经过肾脏形成尿液排泄到羊水中，尿液会通过准妈妈的代谢系统代谢出体外。肝脏也能够代谢一些废物了。现在，宝宝已经完成了大部分的身体发育，在接下来的几周内，他的体重还将继续增加。

准妈妈本周变化

随着胎宝宝不断增大并逐渐下降入盆，很多准妈妈可能会觉得腹坠腰酸，骨盆后部附近的肌肉和韧带变得麻木，甚至有一种牵拉式的疼痛，使行动变得更为艰难。在有的准妈妈身上，这种现象可能逐渐加重，并将持续到分娩以后，准妈妈要注意日常保健，以缓解身体不适。

如何战胜分娩恐惧

不少准妈妈由于没有分娩经验，对分娩总会有些精神紧张或不知所措，难免产生恐惧心理，其实这种心理是可以通过正确的方式消除的。

1 了解分娩知识，减少恐惧心理。准妈妈对分娩的恐惧，会导致对氧气的消耗大大增加，致使胎宝宝缺氧。同时，这种恐惧让准妈妈在分娩过程中更紧张，甚至扰乱正确地用力，生产时会浪费很多力气，影响产程。准妈妈需多了解分娩的流程和自己的身体变化，相信产痛在自己可以忍受的范围之内，对即将到来的分娩做到心里有数，能更好地帮助自己克服这种心理，对顺利分娩是很有益的。

2获得准爸爸的帮助，战胜分娩恐惧心理。准爸爸可以多了解一些分娩知识，然后跟准妈妈讲解，并在其需要的时候给予提醒，告诉准妈妈分娩其实是可以控制的，不会出现问题，消除准妈妈对分娩的未知感和紧张情绪。在平时，配合准妈妈练习一些分娩技巧，比如生产时的呼吸技巧、用力技巧、吃东西的技巧等，让准妈妈对分娩建立自信。多对准妈妈进行语言暗示对帮助缓解恐惧心理很有好处。

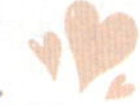

准妈妈放轻松

消除准妈妈对分娩恐惧的心理，需要准爸爸和准妈妈共同努力，保持积极乐观的心态，根据准妈妈自身状况，选择合适的分娩方式，相信分娩的恐惧心理会很快消失的。

自制补碘又补钙的紫菜包饭

准妈妈需要足够而全面的营养，美味又营养的紫菜包饭是个不错的选择。因为紫菜包饭的主材是烤紫菜，富含碘、钙等微量元素，作为包饭配料的鸡蛋、肉松、鲜虾粒富含蛋白质，小黄瓜、胡萝卜的维生素含量较高，恰好可以满足准妈妈对营养的需求。准妈妈不妨现在就着手做一下吧。

紫菜包饭

主食

原料 煮熟的米饭1小锅，紫菜2张，火腿切出2条，胡萝卜切出2长条，黄瓜切成2条，鸡蛋2个，寿司醋、白芝麻、芝麻油各适量。

做法

1. 鸡蛋打散，加少许盐调味，放入平底锅中煎成蛋皮后切作长条。趁油锅还热时把切成条的火腿和胡萝卜炒一炒，胡萝卜稍微变软即可，取出放凉。
2. 米饭放置微凉，加入适量寿司醋、白芝麻、芝麻油搅拌均匀。紫菜铺平放在竹帘上，将米饭铺满紫菜的3/4，不要太厚，然后按顺序放上鸡蛋条、胡萝卜条、火腿条、黄瓜条，慢慢卷紧，再用刀把卷成条形的紫菜包饭切成厚约2厘米的片即可。
3. 吃时，蘸点鱼子酱、绿芥末、日式酱油或者西红柿酱会更加美味。

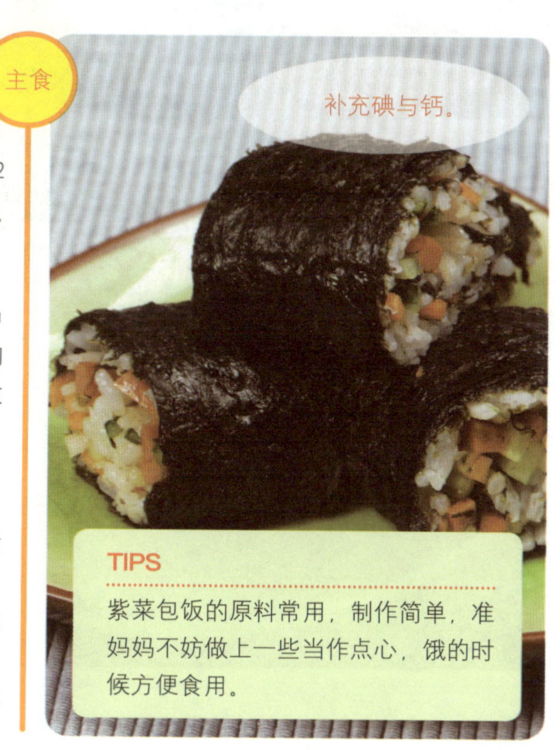

补充碘与钙。

TIPS

紫菜包饭的原料常用，制作简单，准妈妈不妨做上一些当作点心，饿的时候方便食用。

有助于睡眠的食物推荐

好的睡眠质量可以调整准妈妈的情绪，对准妈妈和胎宝宝有利，因此，保持好的睡眠质量很重要。下面推荐几种有助于睡眠的食物，对于睡眠不好的准妈妈来说，是很有帮助的。

苹果

苹果在中医理论中有"益心气""和脾""注脾悦心"的功效，在睡前1小时吃一个苹果，可以助眠。

牛奶

牛奶的助眠作用已经得到公认，其中含有色氨酸和天然吗啡类的物质，睡前半小时喝下就可安然入眠。

准妈妈放轻松

厨房中常用的醋，也有一定的助眠效果。准妈妈可以凉凉一杯开水，倒一汤匙醋到杯子里，搅匀，临睡前半小时喝下，可以加快入睡，并让睡眠深沉、香甜。

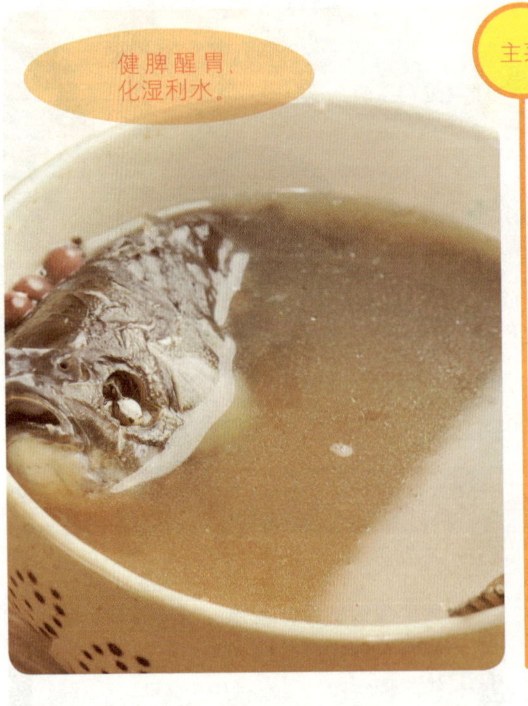

主菜

赤豆鲤鱼

原 料 鲤鱼1条，赤小豆100克，鸡汤1碗，陈皮、花椒、草果各7克，葱、姜、盐各适量。

做 法

1. 将鲤鱼收拾干净，赤小豆、陈皮、花椒、草果分别洗净，塞入鱼腹中。
2. 将鱼放入砂锅中，加适量葱、姜、盐，倒入1碗鸡汤，加适量清水，小火慢炖1.5小时，撒上葱花即可出锅食用。

TIPS

鲤鱼和赤小豆搭配可以有效减轻准妈妈的水肿症状。

提前预防难产

难产是指困难的生产或是产程进展缓慢到不正常的情况，准妈妈在孕期做到以下几点，可以有效减少难产的发生。

1 在孕期，保证营养均衡，适当运动，预防妊娠糖尿病，可以避免胎宝宝长得过胖、过大，减少分娩困难。

2 定期产检，可以早期发现问题，及早纠正和治疗，并能及早确定分娩方式，避免意外分娩的发生，顺利地度过妊娠期和分娩期。

3 准妈妈拥有良好的情绪、态度对促进顺利分娩也十分重要。准妈妈可以多了解有关分娩的知识，进行必要的辅助分娩动作的练习，做好心理准备，对自己自然分娩更有信心。

宫内感染

所谓宫内感染，是指在产前或产时，胎盘、胎膜、羊水或胎儿由于胎膜早破，来自阴道或宫颈中的细菌进入子宫所引起的感染，这种感染危害性较大，需注意预防。

危害

宫内感染可持续至产后或从产后开始出现临床症状，导致母、胎严重感染，引起新生儿肺炎、败血症或脑膜炎。

预防

准妈妈要注意日常保健，及时治疗妊娠合并感染性疾病，在孕晚期谨慎性行为，避免产程延长和胎膜早破，引发宫内感染。

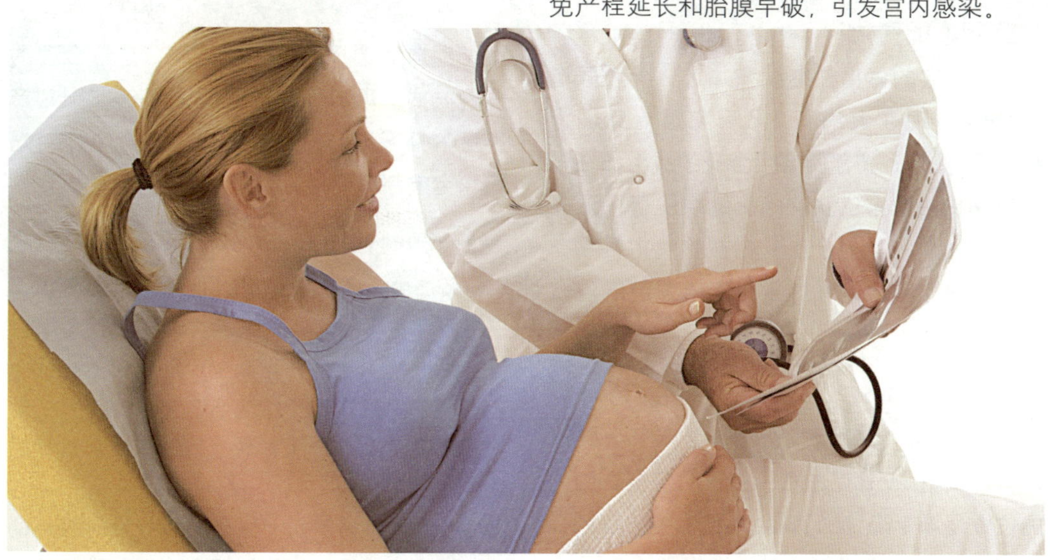

准妈妈放轻松

在分娩前，准妈妈需要保持正常的生活和睡眠，吃些营养丰富、容易消化的食物，为分娩准备充足的体力，可以大大减少难产的概率。

准妈妈放轻松

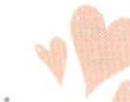

宫内感染在诊断上有时比较困难，最有预告性的症状是胎膜早破、白细胞增高和发热，一旦发现这些症状，一定要及早诊断和治疗。

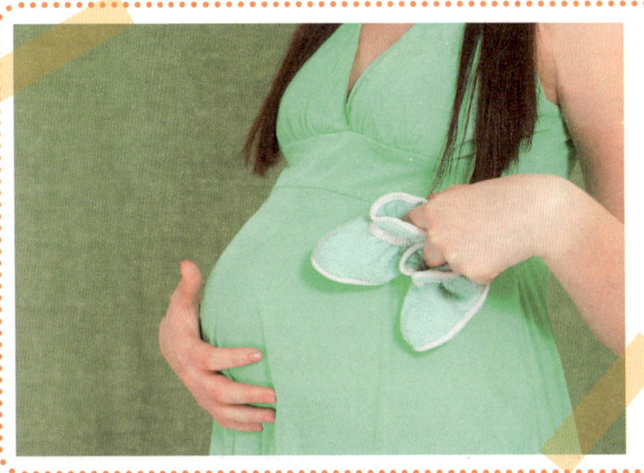

第36周 做好入院准备

胎宝宝发育与母体变化

胎宝宝本周变化

胎宝宝的体重在继续增加，一天大概增长 28 克，现在大约有 2.8 千克重，身长为 46 ～ 51 厘米。覆盖胎宝宝全身的绒毛和在羊水中保护胎宝宝皮肤的胎脂继续脱落，这些脱落的物质和其他分泌物会被胎宝宝吞咽，并积聚在胎宝宝的肠道里，变成黑色的混合物——胎粪。

准妈妈本周变化

准妈妈的体重增长达到最高峰，大约已比孕前增重 11 千克左右。由于胎宝宝在腹内的位置逐渐下降，准妈妈会感到下腹部坠胀，宫缩的次数也会增加，甚至会有胎宝宝马上出生的感觉。

日益临近的分娩让准妈妈很容易忐忑不安或是有些紧张，应多和亲人朋友以及有过孕产经验的人聊一聊，这样可以缓解压力，并且可以获得一些缓解压力、应对分娩的经验。

自然分娩好处多

自然的阴道分娩方式，也就是顺产是人类长期自然选择和进化的结果，是最合理的分娩方式。所以建议准妈妈除了在非剖宫产不可的情况下，应选择顺产方式，顺产对妈妈和宝宝都有好处。

对妈妈的好处

1 顺产中，子宫收缩可以使子宫下段变薄，上段变厚，宫口扩张，这种变化使得子宫在产后收缩力增强，可减少产后出血的机会，也有利于恶露排出，加快子宫复原。而且，顺产还能避免剖宫产手术带来的许多并发症和后遗症。

2 顺产更容易下奶，这是因为分娩时腹部的阵痛使准妈妈的垂体还会分泌一种叫催产素的激素，这种激素不但能促进产程的进展，还能促进母亲产后乳汁的分泌。

对宝宝的好处

1 顺产的宝宝承受的子宫收缩力比剖宫产宝宝多，宝宝在经历过多次子宫收缩后，肺部得到锻炼，肺部成熟得到了促进，出生后自主呼吸更容易建立。顺产出生的宝宝很少发生肺透明膜病。另外，顺产的宝宝经过产道挤压，呼吸道中的羊水和黏液大多被排挤出来，很少发生湿肺和吸入性肺炎。

2 产道的挤压给了宝宝最密集的触觉刺激，这使得宝宝在出生后触觉敏锐，但不会太敏感，安全感比较充足，且方向感、平衡感都较好。顺产的宝宝感统失调的比例较剖宫产宝宝要小得多。

3 顺产的宝宝在生产过程中，可以接收到由妈妈传过来的免疫球蛋白，抵抗力更强。

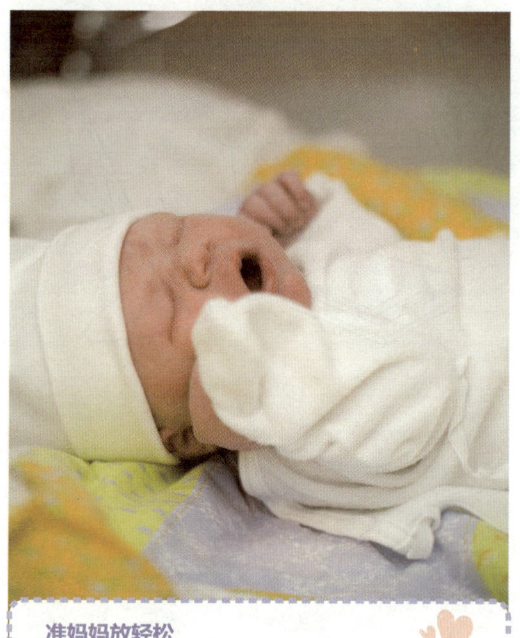

准妈妈放轻松

顺产的准妈妈在生产后，阴道会逐渐恢复到非孕期的松紧度，不会影响到将来的性生活。

了解剖宫产

在一般情况下，医院都会建议准妈妈采用自然生产的方式，但在一些特殊情况下要采用剖宫产，准妈妈在选择生产方式时需有所了解。

剖宫产的优点

1 剖宫产可以在妊娠存在异常时，及时手术，有效地解除母子危险。如对于胎位不正、胎宝宝体积太大、胎宝宝宫内缺氧、生产过程遇到困难无法继续进展、准妈妈骨盆过小或患某种疾病等容易出现危险的情况，采取剖宫产手术的安全性是自然生产无法比拟的。

2 在剖宫产手术时还可以一并处理子宫腔内相关的疾病，如子宫肌瘤。

剖宫产的缺点

1 剖宫产不是绝对无痛的，只是在生产的过程中无痛，产前的痛是要经历的。而产后麻醉药的药效过去后，准妈妈就要经历“秋后算账”式的疼痛了。

2 剖宫产恢复慢，并发症比较多，而且手术的危险仍然存在，比如麻醉意外、羊水栓塞、产后出血、盆腔粘连等概率都较顺产高。

3 对宝宝也有一定的负面影响。前文提到的自然分娩对宝宝的好处，其对立面就是剖宫产的对宝宝的不利之处，准妈妈可以对照看一下。

准妈妈放轻松

剖宫产是在迫不得已时采取的医疗手段，因此，在医院安排准妈妈必须进行剖宫产时，准妈妈也不要太过固执，应配合医院的安排，以免造成宝宝胎死腹中，甚至威胁到自己的生命安全。

如何分辨真性阵痛和假性阵痛

阵痛是分娩的产兆之一，也是决定准妈妈是否需要入院待产的重要指标，但是阵痛又分为真性阵痛与假性阵痛，所以准妈妈要了解真性与假性阵痛的区别，以便更好地把握入院的时间。

一般而言，初产准妈妈的阵痛每 5 分钟痛一次，每次持续 50 ~ 60 秒，才算是真性阵痛，若达不到这个数值，都可视为假性阵痛。而经产准妈妈若出现假性阵痛，时间一般会较晚，经产准妈妈的阵痛通常是真性阵痛了。

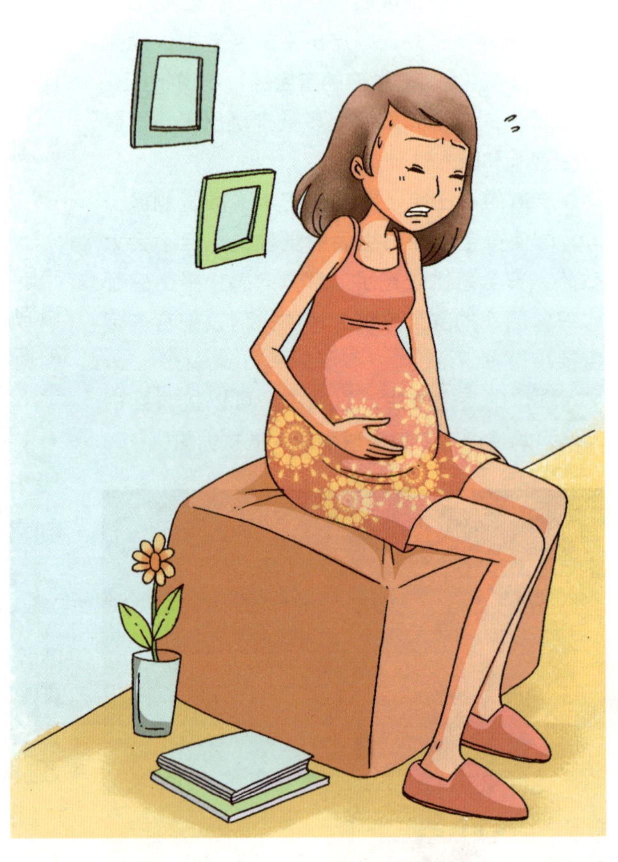

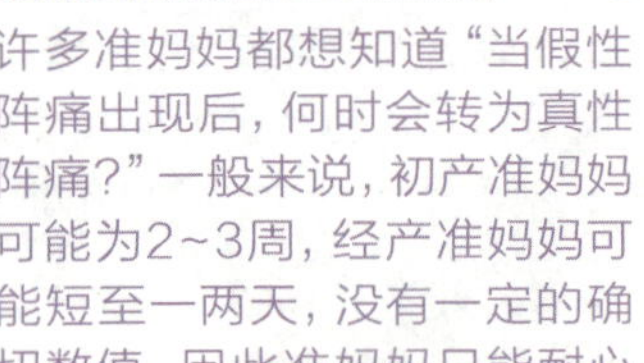

准妈妈放轻松

许多准妈妈都想知道“当假性阵痛出现后，何时会转为真性阵痛？”一般来说，初产准妈妈可能为2~3周，经产准妈妈可能短至一两天，没有一定的确切数值，因此准妈妈只能耐心观察等待了。

真性阵痛与假性阵痛的区别

类别	规律性	收缩频率	阵痛部位
假性阵痛	无规律。	频率和维持的时间都不规律，会因为休息或改变姿势而缓解。	子宫局部疼痛（胎宝宝的踢动也可能引起子宫局部疼痛）。
真性阵痛	有规律。	每 5 分钟会收缩一次，每次收缩超过 50 秒。愈来愈痛。	整个子宫。

避免孕晚期饮食误区

由于多种原因，准妈妈在补充营养的过程中，常会走入一些误区，导致了不必要的麻烦，应多了解相关营养知识，避免这种误区的出现。

1 一人补充两人的营养。不少准妈妈认为怀孕后增加食量，可以借此来满足胎宝宝的营养需要。其实，准妈妈即使进食量加倍，也不等于胎宝宝在准妈妈的肚子里就可以吸收所有准妈妈比以前多吃的那些食物的全部营养。胎宝宝的营养是否够，关键在于准妈妈对食物的科学性选择，而不是靠盲目多吃来达到。

2 多喝骨头汤补钙。喝骨头汤补钙的效果并不理想。因为骨头中的钙不容易溶解在汤中，也不容易被人体的肠胃吸收，喝了过多的骨头汤，反而会因为油腻而引起不适。

3 以保健品代替正常饮食。为了加强营养，一些准妈妈每天要补充很多营养品，如综合维生素、钙片、铁剂等，营养品大都是强化某种营养素或改善某一种功能的产品，单纯使用无法替代普通膳食的营养均衡。

4 多吃菜，少吃饭。有的准妈妈认为菜比米饭更有营养，就多吃菜少吃饭。这种观点是极其错误的，米饭、面等主食，是准妈妈能量的主要来源，一个孕中、晚期的准妈妈一天应摄入 400 ~ 500 克的米面及其制品，才能满足营养所需。

准妈妈放轻松

准妈妈在选择营养品时，主要该考虑的是自己的身体是否需要进补，最好先咨询一下有经验的产科医生。有些营养品如果不适合准妈妈服用，会带来一定的危害。

准备哺乳胸罩和防溢乳垫

哺乳期间乳房增大，加上经常被宝宝吮吸，很容易下垂，所以准妈妈现在该去买宝宝出生后要用的哺乳胸罩和防溢乳垫了。

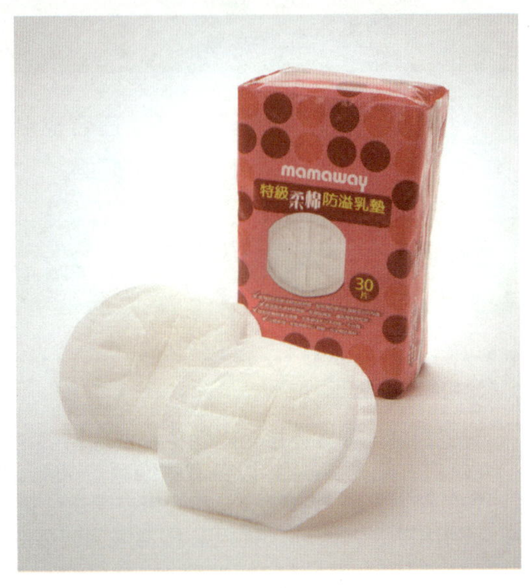

哺乳胸罩特点及选择原则

在购买时，注意挑选不影响乳房部位血液循环，支撑效果良好的胸罩。为了方便放置和固定乳垫，许多专用孕文胸在罩杯内会装有袋口及辅助带，准妈妈需注意查看。罩杯的面料和肩带与孕妇胸罩相同，肩带要宽，面料为较薄有弹性的纯棉针织材料，最好选择本色的，避免漂白剂刺激敏感的皮肤。

哺乳胸罩都有授乳开口设计，准妈妈可以根据需要选择

1 全开口式。罩杯仅以钩环钩于肩带，要哺乳时罩杯可完全向下掀开，露出整个乳房。

2 开孔式。罩杯掀开时，只露出乳头、乳晕及其周围，遮蔽性较高。

选择合适的防溢乳垫

在孕晚期，有漏奶现象的准妈妈就需要购买防溢乳垫了，而哺乳期间，防溢乳垫更是不可或缺。准妈妈可以根据自身情况，选择合适的防溢乳垫。

分类（按材质）	优点	缺点	备注
涤纶	易清洗，价格经济实惠。	不透气。	皮肤敏感的准妈妈谨慎选用。
拉绒棉	柔软舒适、吸水性强、吸水量大。	价格较同类产品略高，夏天用略厚。	适合乳汁溢出现象严重的准妈妈。
全棉	柔软透气，吸水性强。	需及时清洗。	适合皮肤敏感的准妈妈。
无纺布	透气、干爽。	需要经常更换。	

准妈妈放轻松

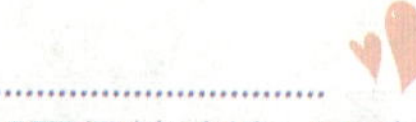

无论是哺乳胸罩还是防溢乳垫都要保持清洁，及时清洗，并在阳光下暴晒，以免滋生细菌。市面上还有一次性的防溢乳垫，轻薄小巧，背面带有固定位置的粘胶，使用和携带方便，准妈妈可以根据需要选择使用。

胎盘早剥

胎盘早剥是妊娠晚期严重的并发症，这种病发生在妊娠后期，轻微时没有影响，严重时母体和胎宝宝将有很大危险，所以胎盘早剥需要准妈妈引起足够的重视。

1 准妈妈如果感觉腹部紧绷，紧接着出现持续性的强烈腹痛、脸色苍白、盗汗等现象时，要警惕胎盘早剥，这时阴道可大量出血，也可少量出血或者根本无出血症状，伴有腰酸、腰痛症状，需及时去医院检查确诊，避免耽误病情。

2 有妊娠高血压、慢性肾炎等病症的高危准妈妈容易出现胎盘早剥，更要重视产前的检查。

3 胎位异常行外倒转术纠正胎位时，准妈妈应该找有经验的医生，确保动作轻柔，千万不要盲目地自己操作。

4 孕晚期要护好肚子，避免摔倒、腹部被撞击等外伤，有咳嗽症状时应及时诊治，避免过于严重的咳嗽牵着腹部。

5 保持良好的心情。精神愉快，缓解焦虑情绪对预防胎盘早期剥离有重要意义。

准妈妈放轻松

发生胎盘早期剥离，情况非常危险，如果处理不及时会导致母胎死亡。因此准妈妈如果发生阴道流血，必须立即去医院就诊。

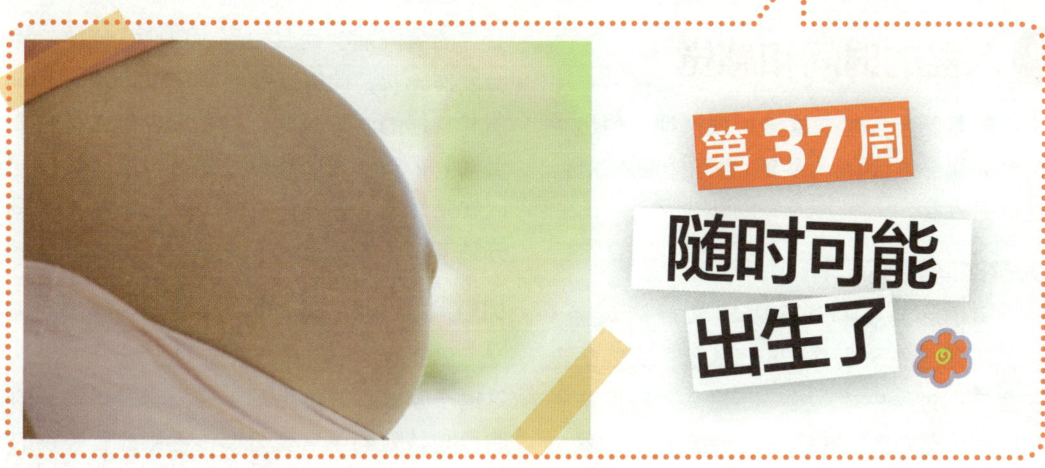

第37周 随时可能出生了

胎宝宝发育与母体变化

胎宝宝本周变化

胎宝宝现在重 2.7 ～ 3 千克，从头到脚长 48.3 ～ 51 厘米。覆盖在胎宝宝身上的胎毛和胎脂快要脱落完了，身体显得光滑。有的胎宝宝的头发又长又密，有 3 ～ 4 厘米，也有一些宝宝出生时几乎没有头发，或者只有淡淡的绒毛。

胎宝宝基本上已经发育完全，手、脚的肌肉变得发达，骨骼也变硬了，能够有力地抓握和踢腿。但在分娩信号来临之前，胎宝宝还会一直待在子宫内，并且继续囤积着脂肪。胎宝宝的头现在已经完全进入骨盆了，如果此时胎宝宝还没有转为头位，那胎位转正的机会就很小了。如果出现这样的情况，医生通常会建议准妈妈剖宫产。

准妈妈本周变化

本周下腹部坠胀的感觉将更加明显，假性宫缩变得更频繁了，但这并不是分娩征兆。一般来说，如果是足月妊娠，孕期各项检查指标都正常，那么医生很可能会让准妈妈等到每 5 分钟出现 1 次宫缩，每次宫缩持续 1 分钟左右时，再去医院。但是，如果准妈妈感觉宝宝的活动减少、羊水破裂或者渗漏、阴道出血、发烧、头痛严重、腹痛或视力模糊等症状，则应该马上去医院。

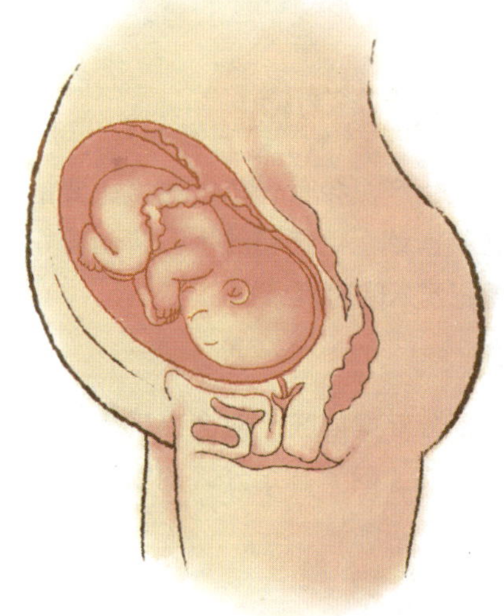

入盆的时间和感觉

随着胎宝宝越来越接近预产期，他出生时的先露部位（通常为头部）会下降进入盆腔，这就是入盆。

入盆时间因人而异

有的胎宝宝在孕33或34周就能入盆，晚的可能会在孕37～38周入盆，更晚的会在生产的过程中才入盆，不过入盆时间与生产时间没有必然的联系，即使胎儿早早入盆，也不意味着准妈妈就会提前生产。

入盆的感觉

胎头入盆的时候，由于胎头下降，压迫到了膀胱，准妈妈会觉得尿意频繁，还会感到骨盆和耻骨联合处酸痛不适，不规则宫缩的次数也在增多。这些都表明胎宝宝在逐渐下降。

准妈妈放轻松

如果准妈妈身体素质很好，非常健康，腹部肌肉的弹性也非常好，可放松肚子上的肌肉，并尽量让腹部向前挺，帮助胎宝宝入盆。

了解临产征兆

临近生产，会有一些征兆，主要的3大征兆包括宫缩、见红和破水，帮助准妈妈更准确地把握入院时机。

宫缩

大部分准妈妈临产前会出现更频繁、更强烈的宫缩。随着真正分娩的临近，假宫缩会伴随着阵痛，而且每隔10～20分钟，就会发作一次。此时，准妈妈可以记录一下阵痛和宫缩的间隔时间，如果不规律或有规律但间隔很长，说明离分娩还有一段时间，可以在家休息，等宫缩变得规律，阵痛达到10分钟1次时再入院待产。

见红

见红通常出现在分娩前24～48小时内，这时子宫颈口开始活动，使子宫颈口附近的胎膜与该处的子宫壁分离，毛细血管破裂的少量血液并与宫颈管内的黏液相混而排出，准妈妈可以看到粉红色或褐色的黏稠液体，或只是分泌物中有血丝。见红的个体差异很大，很多人见红后几天甚至1周后才分娩，所以关键在于见红后要观察它的形状、颜色、流量等再做判断，一般而言，如果是淡淡的血丝，量不多，可留在家里观察，避免剧烈运动即可；如果流出鲜血，超过生理期的出血量，或者伴有腹痛的感觉，则需要马上入院就诊。

破水

羊水破裂俗称破水，准妈妈会感觉到一股温热的液体持续从阴道流出。破水一般发生在宫缩之后，当这种情况发生时，产程通常很快就会开始。如果发生在宫缩前，就是胎膜早破，胎膜早破可能会引起细菌感染或是脐带脱垂，准妈妈需要及时生产。破水之后，不管在什么场合，准妈妈都要立刻平躺下来，然后立即打电话叫救护车。在去医院的途中，也必须保持平卧的姿势，确保安全。

了解顺产的条件

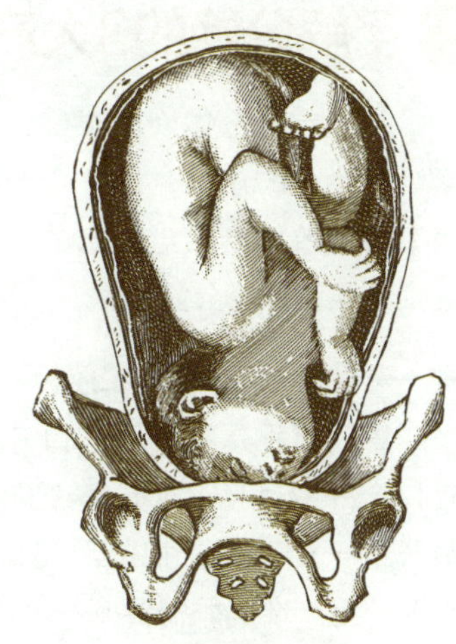

虽然准妈妈都希望能够自然生产，但是，并不是所有的准妈妈都能够顺产，顺产也是需要条件的：

产力强

临产时，产力出现的频率较高，只有经过充分的宫缩，才能迫使宫口扩张开全，以利于胎头的下降。这时，准妈妈会感到一阵一阵有规律的腹痛，并且不断加重。只有经过充分时间的宫缩，才能迫使宫口扩张开全，以利于胎宝宝的下降。对初产准妈妈来说，短时间的疼痛是很难完成上述过程的。

产道够宽

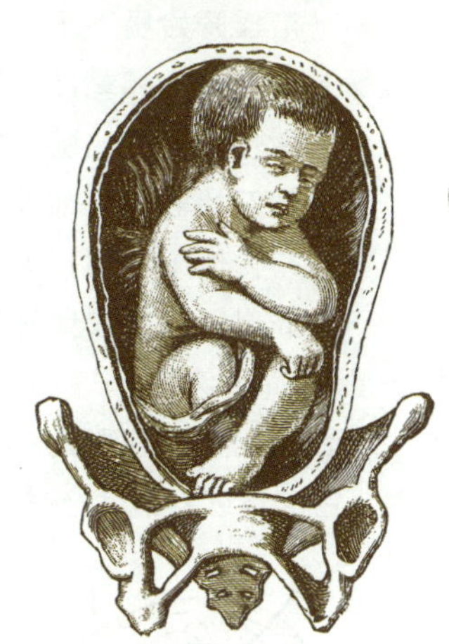

产道分为骨产道与软产道两部分，这两部分的状态共同作用决定着胎宝宝娩出的顺利与否。

一般我们说的产道是指骨产道，即骨盆。它是一个形状不规则的椭圆形弯曲管道。骨盆的大小和形态必须符合产科对其规定的各项测量标准，胎宝宝才有可能顺利通过。如果准妈妈的骨盆异常，管道中的某些径线较短，胎宝宝通过时就会受阻，被固定的径线拦住而造成难产。

胎宝宝的条件

胎位和胎宝宝的大小也是自然分娩中的重要因素。

正常的胎位应该是头朝下，面部紧贴于胸部，双手环抱于胸部，两腿向胸部弯曲，这种姿势有利于胎宝宝及时转动来适应产道的形态。如果胎位不正，就很可能被卡住，影响娩出。

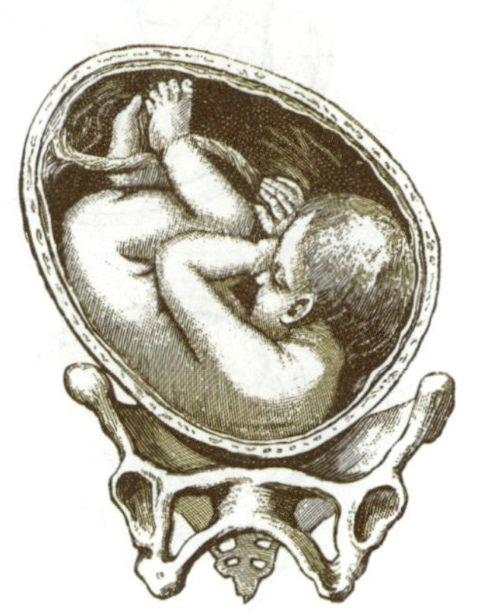

如果准妈妈的骨盆正常，一般来说娩出 3500 克以下的胎宝宝是没有问题的，但是如果胎宝宝过大或头部太大、太硬，不易被挤压时，通过产道就会有难度。

准妈妈放轻松

准妈妈精神状态的好坏会直接影响大脑皮层神经中枢命令的传送，使产力过强或过弱，影响胎宝宝的下降及转动。

了解分娩的3大产程

胎宝宝从母体娩出要经过3个阶段，医学上称为3个产程。这3个产程就是从子宫有节奏的收缩到胎盘娩出的全部过程，完成这个过程，才算分娩结束。

第一产程，等待子宫口张开

第一产程是指从子宫口开始扩张，直到宫口全开的过程。这是整个产程中经历时间最长的一个产程，初产准妈妈需要11～12小时，经产准妈妈需要6～8小时。

第一产程开始后，子宫颈会变软，子宫口缓缓张开，羊水和黏液也随之出现，其主要起到润滑作用，帮助胎宝宝通过产道。然后子宫自动开始收缩，加大子宫内的压力，挤压子宫口，使子宫颈扩大，帮助胎宝宝往下滑。阵痛出现，子宫口开始张开，开到大约1厘米后会停止一段时间，然后以每次2～3厘米的速度缓缓张开，直到开到10厘米时，就准备进入第二产程了。

第二产程，胎宝宝娩出

第二产程在整个产程中是比较关键的，指的是从子宫口开全到胎宝宝娩出的一段时间。初产准妈妈需1～2个小时，经产准妈妈大约在1个小时以内，有的更短，甚至仅数分钟。

子宫口开始张开时，羊水破裂，此时准妈妈会感觉有股温暖的液体从阴道流出。此时宫缩时间会越来越长、频率越来越大。阵痛时会有排便的感觉，这时准妈妈要密切配合医生的口令，进行呼吸和用力，直到胎宝宝娩出。

第三产程，胎盘娩出

第三产程指的是从胎宝宝娩出到胎盘娩出，需要5～15分钟，一般不超过30分钟。

胎宝宝娩出后，宫缩会有短暂停歇，准妈妈会一下子感到轻松许多。相隔10分钟左右，又会出现宫缩，将胎盘及羊膜排出。这时，整个分娩过程才宣告结束了。

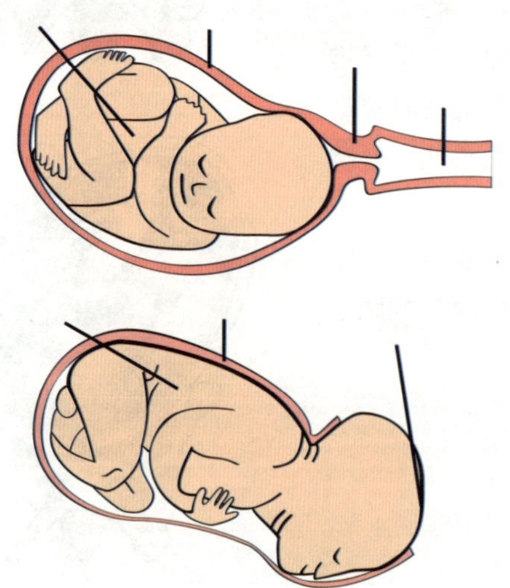

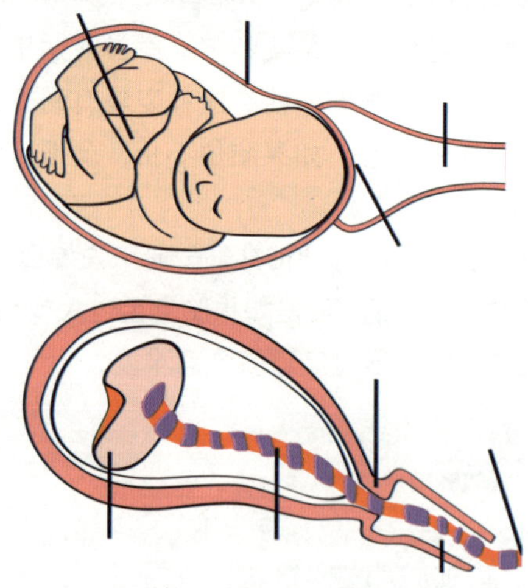

临近预产期适度补铁

接近预产期，准妈妈和胎儿的营养需要量都在猛增，许多准妈妈开始出现贫血症状。铁是组成红细胞的重要元素之一，所以，越临近预产期，越要注意铁元素的摄入。准妈妈可以常吃以下几道菜来补铁：

红白豆腐

汤品

原 料 猪血（或鸭血）豆腐 200 克，豆腐约 200 克，葱段、姜片各适量，高汤 1 碗，水淀粉 2 大匙，盐、味精各适量。

做 法

1. 将猪血豆腐洗净，切块。
2. 起锅热油，放入葱段和姜片煸炒，加入高汤。
3. 放入豆腐、猪血炖煮，汤汁渐浓的时候加入盐、味精，再用水淀粉勾芡即可。

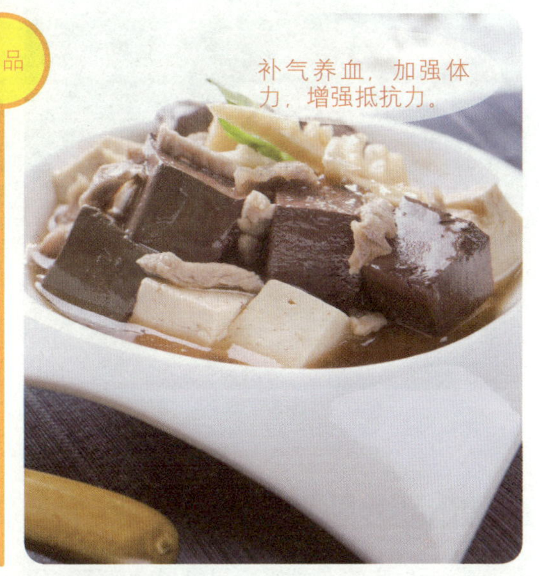

铁杆养血炒鸭肝

荤菜

原 料 鸭肝 150 克，葱、姜各 5 克，水淀粉 1/2 勺，盐适量。

做 法

1. 将鸭肝洗净，切成片。葱、姜分别切大片。
2. 锅中倒油烧热，放入葱姜片爆香，加入鸭肝翻炒至变色，放盐炒匀。
3. 用水淀粉勾芡，拌匀出锅即可。

准妈妈放轻松

使用铁锅铁铲烹饪有利于补铁，而且加入酸味食物能够使活性铁的吸收率增加10倍。

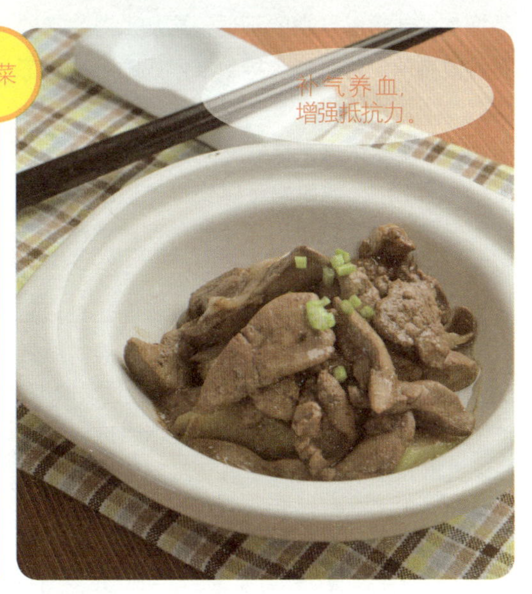

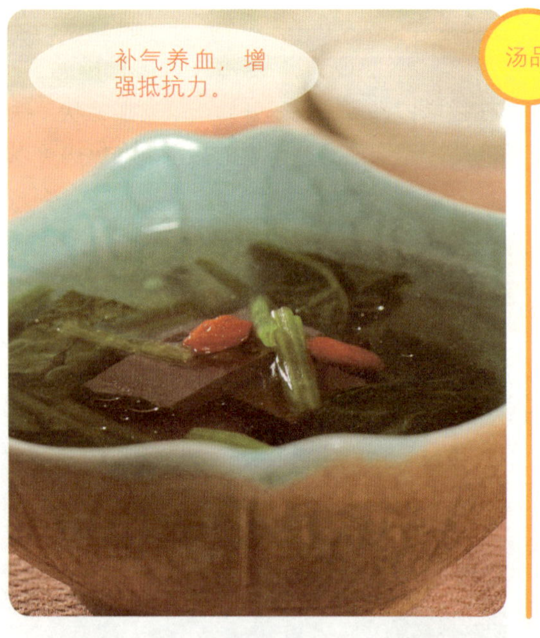

汤品

猪血菠菜汤

原料 猪血1条，菠菜250克，葱1根，盐、香油各适量。

做法

1 猪血洗净、切块；葱洗净，葱绿切段，葱白切丝；菠菜洗净，切段。

2 锅中倒1小匙油烧热，爆香葱段，倒入清水煮开。

3 放入猪血、菠菜，煮至水滚，加盐调味，熄火后淋少许香油，撒上葱白即可。

TIPS

植物油不要太多，否则会太腻。

如何缓解临产前的疲劳感

临近生产的准妈妈会显得异常疲劳，因为增加的体重、孕期的不适，再加上对生产的各种复杂情绪都可能会导致准妈妈睡眠质量下降。

1 尽可能多休息，保证充足的睡眠。如果感觉吃不消，准妈妈可以安排产假了；如果还能坚持工作，则要利用工作的间隙活动一下身体，或者把双脚抬高放松一下。

2 坚持散步。在这个时期，散步会让身体更舒服。每天多休息几次，伸伸懒腰、做做深呼吸，以摆脱疲劳感，更轻松地度过这段时期。

3 放松心态。不要把怀孕和生产当成一件苦差事，换个角度想一想，跟胎宝宝血脉相连的时日也不过短短10个月，准妈妈也许会觉得临产前所剩不多的时光特别珍贵呢。

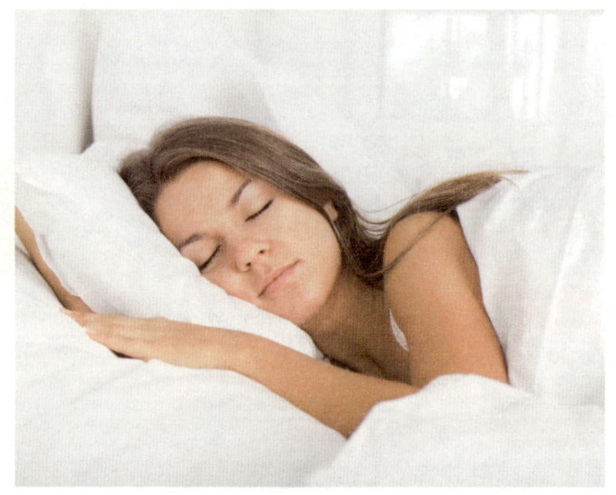

准妈妈放轻松

一些疾病如贫血、抑郁或甲状腺功能低下等也会导致准妈妈的疲劳，所以如果准妈妈觉得疲劳感特别强烈，也可以请医生排查一下。

体检频率变为每周一次

从孕 37 周起，准妈妈需每周检查一次。除了量体重、测血压、宫高、腹围、观察四肢水肿情况、血常规及尿常规检查等常规项目外，还需要进行骨盆测量、胎心监护及B超检查等。

骨盆测量

骨盆测量包括骨盆的大小和形态，了解胎宝宝和骨盆之间的比例，是便于医生准确判断生产的顺利程度，并与准妈妈探讨分娩的方式。骨盆是产道的最重要的组成部分，准妈妈的骨盆状况决定了顺产与否，狭小或畸形骨盆均可引起难产。

B超检查

检查胎宝宝大小、胎位和羊水状况，这是确定准妈妈自然分娩还是手术助产的重要依据。

胎心监护

从孕 37 周起，医生会在每次产检时安排准妈妈进行胎心监护。如果准妈妈属于高危产妇，则可能从孕 28 周就要开始进行这一项检查。

具体监测方法详见本书173页相关内容。

如果准妈妈有以下情况之一，那么胎心监护就可能会格外重要：

- 妊娠并发症，如妊娠糖尿病、妊娠高血压等，可能根据情况从怀孕第 28 ~ 30 周就要开始做胎心监护了；
- 以前曾经在孕晚期出现过胎死宫内，或者造成上次流产的问题在这次怀孕中有可能再次出现，也需要从怀孕 28 周就开始做胎心监护；
- 胎动比平时变少；
- 羊水过多或羊水过少；
- 孕晚期进行了羊水穿刺；
- 做过胎儿外倒转术等来纠正胎位；
- 过了预产期，监控胎宝宝的状况。

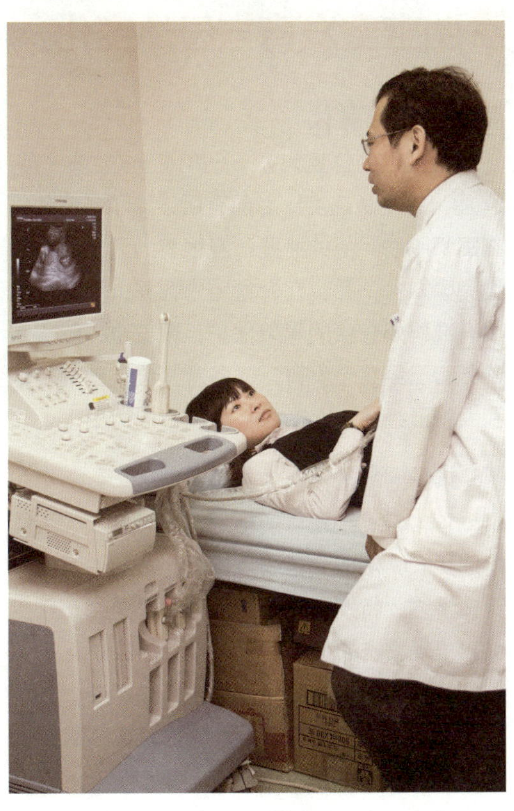

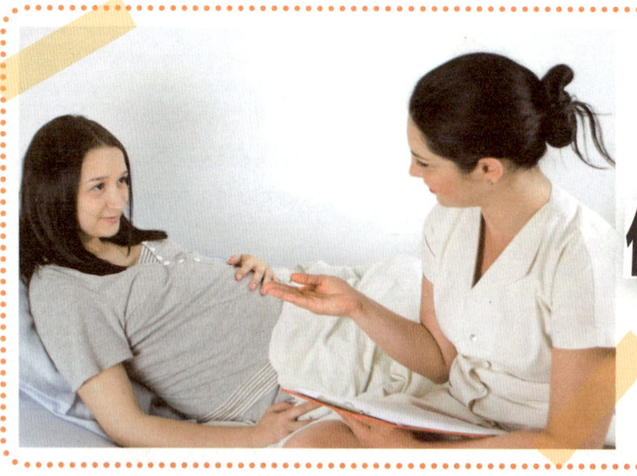

第38周 做好分娩前的准备

胎宝宝发育与母体变化

胎宝宝本周变化

胎宝宝的体重为2.7～3.4千克，长约为51厘米，生长速度比之前有所下降了，但他仍在囤积脂肪。他的抓握已经很有力了。胎头已经完全入盆，并会在骨盆腔内摇摆。胎宝宝周围有准妈妈骨盆的骨架保护，很安全。胎宝宝的器官已经完全发育，并各就其位，他的肺部和大脑已经足以发挥功能了。

准妈妈本周变化

假性宫缩现在可能出现得更频繁了，持续时间更长，阴道分泌物也更多了，要注意保持身体清洁，特别要注意阴道分泌物是否正常，如果出现临产的征兆了，很可能就要分娩了。

本周起，准妈妈心情会相当复杂，甚至晚上都睡不好，即使如此，还是要提醒自己注意休息，密切关注身体的变化，随时做好入院准备。同时还要熟悉产程，了解每一个阶段的身体变化，做到心中有数。

了解无痛分娩

无痛分娩是利用药物麻醉及其他的方法来减少或解除准妈妈的痛苦，是既止痛又不影响产程进展的一种分娩方式。

无痛分娩的镇痛原理

我们一般所说的无痛分娩是指利用药物来达到镇痛效果，有如下两种方式：

一种是椎管内阻滞镇痛，是当宫口开到3～4厘米时，麻醉医生在准妈妈的腰部将低浓度的局部麻醉药注入蛛网膜下腔或硬膜外腔。采用间断注药的方式来镇痛，镇痛可维持到分娩结束。

另一种是笑气（氧化亚氮）镇痛。它是一种吸入性麻醉剂，在镇痛时按一定比例与氧气混合吸入，对呼吸、循环无明显抑制作用，对子宫、胎宝宝也无明显影响。吸入混合笑气后，数十秒便可产生镇痛作用，停止数分钟后作用消失。

无痛分娩的优势

1 能减少分娩时的恐惧和产后的疲倦。它让准妈妈在时间最长最耗费精力的第一产程得到休息，把足够的力量留到当宫口开时，帮助准妈妈顺利完成分娩。

2 麻药浓度小，只相当于剖宫产的1/5，相对较安全。实施无痛分娩也有可能会发生后遗症，如低血压，但是发生概率是非常低的。

3 整个无痛分娩过程在产房中即可进行，无须进手术室操作。药管固定在腰部，不影响活动，很方便。

哪些准妈妈不适合无痛分娩

有下列情况之一的，不适合使用无痛分娩：

- 产前出血。
- 有心脏病或心脏功能不全。
- 低血压或患有败血症、凝血功能障碍。
- 背部皮肤感染、腰部感染，无法实施麻醉。
- 腰部有外伤或患有脊柱畸形、神经系统疾病等。
- 持续性宫缩乏力，使用催产素点滴后仍无明显变化。
- 胎位不正、前置胎盘、胎心不好、羊水异样、产道异常、胎宝宝宫内缺氧等。

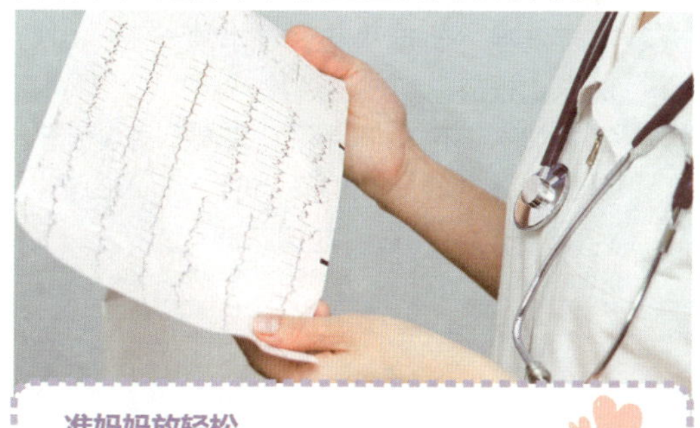

准妈妈放轻松

到目前为止，能够提供无痛分娩的医院并不多，准妈妈应在事先进行了解。

什么是导乐分娩

导乐分娩是近几年才流行起来的一种服务，是指一个有爱心、有分娩经历的妇女，在整个产程中给准妈妈以持续的生理、心理及感情上的科学支持，帮助准妈妈顺利分娩。

在导乐式分娩中，产妇由有分娩经验的助产士陪伴，实行一对一服务，使产程在无焦虑、充满热情、关怀和鼓励的气氛中进行。有资料显示，导乐式分娩可使剖宫产率下降、产程缩短，并使得需要催产素静脉滴注者减少、需用镇痛药者减少、产钳助产率减少、母儿并发症率也明显减少。

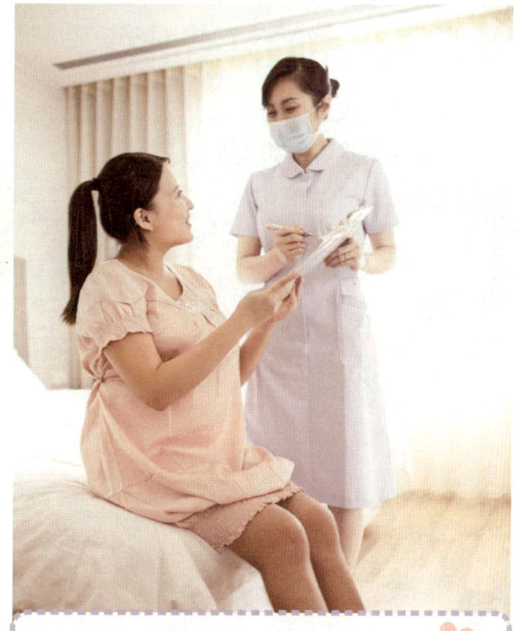

准妈妈放轻松

导乐分娩并没有使用麻醉措施，但我们也称它是一种无痛分娩方式。在整个分娩过程中，导乐会运用自己丰富的知识和经验引导准妈妈，转移准妈妈对疼痛的注意力，可有效缓解主观疼痛。

如何缓解阵痛

在整个生产过程中，阵痛最严重出现在第一产程的活动期，引起阵痛的主要原因除了子宫收缩和肌肉紧张，准妈妈的心理恐惧也会将疼痛放大，现在有较为成熟的方法可以缓解准妈妈的阵痛。

1 适当运动法：准妈妈做身体摇晃、点头、肢体摇摆等有节律性动作对缓解阵痛有较好的作用，还可以抱着准爸爸在站姿下慢舞摇摆、坐摇椅、坐生产球摇摆等方法缓解阵痛，也可以在准爸爸的帮助下变换待产姿势，比如半躺、蹲姿、侧卧等姿势来增进骨盆血液循环，缓解不适感，另外还可以趴在床边或椅背上，当宫缩开始时，摇摆臀部，能有效缓解疼痛。

2 转移注意力法：精神越紧张，疼痛感就越强，所以当阵痛袭来的时候，不要紧闭眼睛，静静感受疼痛，那样疼痛感会更鲜明，可以采取将注意力集中在某个地方，比如注视其他人的表情、动作或谈话等，再者就是尝试按摩、淋浴等转移注意力。在疼痛的时候，可以请准爸爸帮忙按摩，触摸大腿和腰骶部、腹部等酸痛的部位。另外热敷、冷敷疼痛部位的方法用来缓解疼痛也是可取的。

增强产力的菜谱推荐

生产是一项重体力劳动，因此在临近生产时吃一些增强体质、储存产力的食物非常重要。以下几道菜谱推荐准妈妈食用：

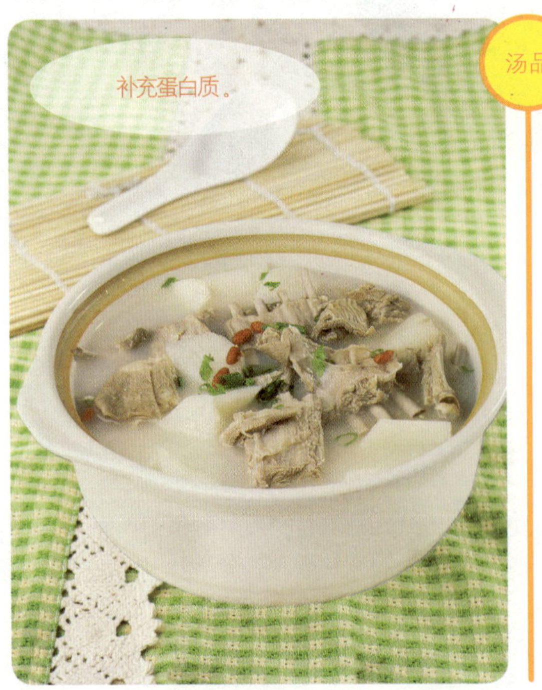

补充蛋白质。

汤品

山药羊排汤

原料 羊排350克，山药100克，料酒、花椒、香叶、葱、姜、盐各适量。

做法

1. 羊排洗净，斩成小块，过水焯一下；山药洗净、去皮，切成菱形块。
2. 锅中加水，下羊排、料酒、花椒、香叶、葱、姜、水煮沸改小火炖2小时，加入山药，炖30分钟，加适量盐调味即可。

TIPS

有极好的滋补作用。

红糖桑葚粥

粥类

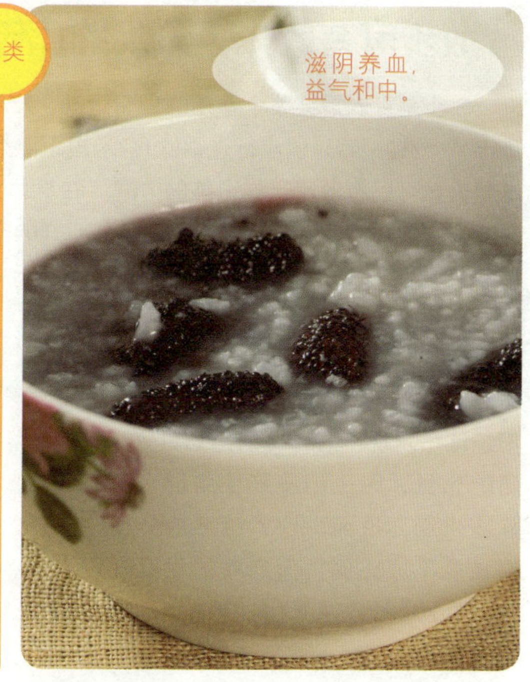

原 料 粳米100克，干桑葚30克，红糖适量。

做 法

1. 粳米淘洗干净，干桑葚用水浸泡半小时，去柄，洗净。
2. 锅置火上，放入清水适量，然后放入桑葚、粳米，先用大火烧开，再改为中小火熬至粳米开花，粥汁黏稠时，加入红糖，拌匀，片刻后离火即可食用，每日可食1次。

TIPS

此时吃甜食可以增强体力。

卤鸡腿肉

荤菜

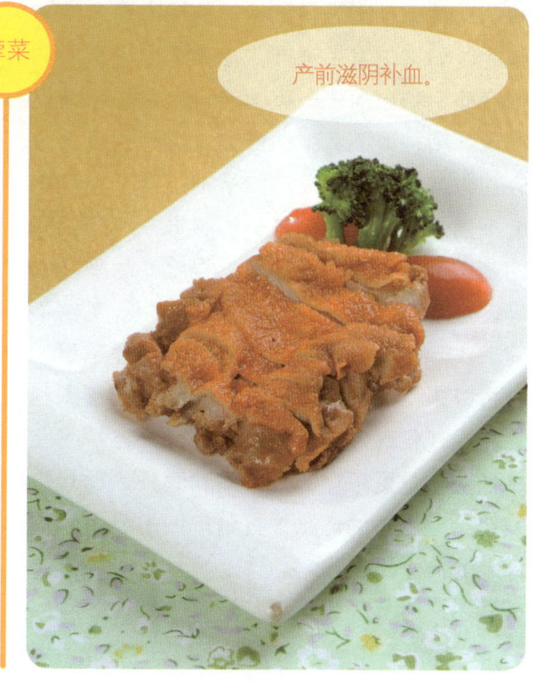

原 料 鸡腿2只。葱段、姜片各5克，盐、酱油、糖、各1勺，小茴香、桂皮各2克，料酒10克，红曲粉2勺，香油少许。

做 法

1. 鸡腿刮净，将肉面划开，剔去骨，用刀在肉面剞上交叉刀纹，用酱油、料酒腌渍50分钟。
2. 油锅烧热，将鸡腿炸至金黄色，捞出沥油。
3. 锅内放入底油烧热，放入葱段、姜片炸香，添汤，加入各种调料和红曲粉，烧开后撇去浮沫。
4. 放入鸡腿慢火卤熟，取出凉凉，刷上香油，改刀装盘即可。

散步可有效减轻分娩的痛苦

散步是可以贯穿整个孕期的理想运动。产科专家认为，要想分娩顺利，准妈妈每日最好步行20分钟，若是快步行走则以60米短距离为宜，心跳控制在130次／分以下为好。因此，本周仍然可以将散步当作锻炼的方式，在身体可以承受的限度内，在离家不远的且平坦的地方以愉快的心情散步，能够充分呼吸到新鲜的空气，只是注意不要一个人外出散步。

分娩到底有多痛

人们都知道阵痛是分娩的前兆，但专家们统计后发现，有10%的产妇分娩前没有疼痛的感觉。医生们没有找到很有说服力的阵痛机制，反而发现，疼痛的强度与宫缩的强度不成比例，而产痛的程度却和产妇精神紧张的程度成正比，精神越紧张，痛得越厉害。于是有人得出这样的结论：害怕是产痛的根源，特别是初产妇，对分娩有很多猜测、忧虑甚至恐惧。她们的忧虑是多种多样的，如害怕发生难产，怕孩子出现意外，怕产痛、怕出血……英国产科专家格·迪里德说：精神最不紧张的产妇，感到的疼痛最轻。也就是说，如果产妇精神不紧张，那她就不感到害怕。疼痛是一种感觉，对于相同的刺激因素，因个体的敏感程度、耐受能力等差别不同，所感觉到的疼痛的强度也不同。实际上，分娩是一种自然的生理过程，自古以来，绝大多数分娩活动都是正常顺利的。在现代医疗条件及良好的分娩监护下，产妇应该是更乐观的。家属和医护人员对产妇要给予足够的宽慰，打消产妇的恐惧，增添她的希望和快乐。

在产前，孕妇要练习深呼吸、浅呼吸、短促呼吸及憋气等方法。在宫口开到4厘米以后，在宫缩时，产妇可在吸气时鼓起肚子，呼气时瘪下肚子。呼吸及腹部动作越慢越好。在宫缩过去以后，产妇要骤然放松。在胎儿即将娩出时，要听从医生的命令，努力配合，避免产道损伤。

在一些情况下，医生给产妇注射杜冷丁等药物，使产妇平静、舒服地迎接宝宝的降生。

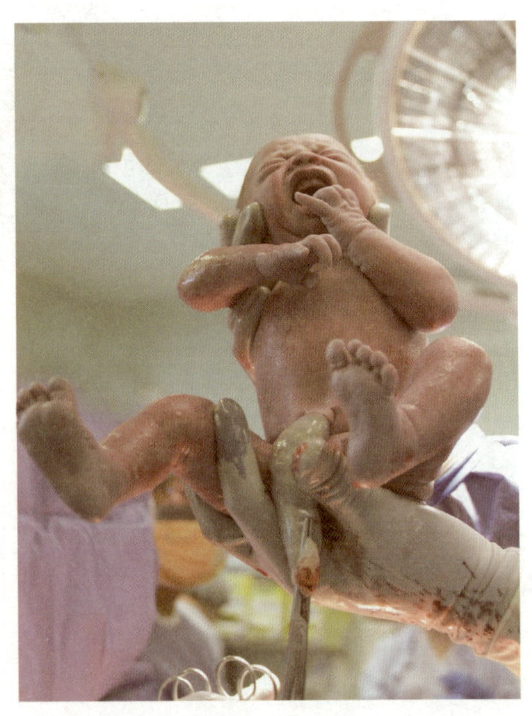

胎儿宫内窘迫与子宫破裂

临近生产，可能出现的异常情况也比较多，因此，准妈妈要重视产检，并留心身体的变化。当然，异常情况只是针对极少数准妈妈的，大部分产检正常的准妈妈都不用过分担心，更无须产生不必要的焦虑。

胎儿宫内窘迫

胎儿窘迫也叫胎儿宫内缺氧，临床上可分为慢性胎儿窘迫和急性胎儿窘迫两种。

1 慢性胎儿窘迫：多发生在妊娠末期，往往延续至临产并加重。其原因多是准妈妈全身性疾病或妊娠期疾病引起胎盘功能不全或胎儿因素所致。临床上除可发现母体存在引起胎盘供血不足的疾病外，还有随着胎儿慢性缺氧时间延长而发生胎儿宫内发育迟缓的。

要预防和及早获知胎儿窘迫，准妈妈应在孕后期坚持数胎动，一旦胎动异常，应及时就医。也可以做胎心监测，正常胎心率基线为 120 ~ 160 次 / 分。若胎动时胎心率加速不明显，基线变异率 <3 次 / 分，提示存在胎儿窘迫。

2 急性胎儿窘迫：主要发生于分娩期，多因脐带因素（如脱垂、绕颈、打结等）、胎盘早剥、宫缩过强且持续时间过长及产妇处于低血压、休克等而引起。临床表现在胎心率改变，羊水胎粪污染，胎动过频，胎动消失及酸中毒。

子宫破裂

子宫破裂指的是子宫壁撕裂，大多是在以前做剖宫产的切口处破裂，特别是古典式剖宫产（即在子宫体部纵切口）的伤口。瘢痕子宫（即子宫因为剖宫产、子宫肌瘤剥除、子宫破裂、子宫穿孔等留下的瘢痕），或上次子宫下段剖宫产伤口延裂明显等情况，则会使子宫破裂的风险增加。伤疤更可能在宫缩的压力下被撑开，因此子宫破裂更容易在生产过程中发生。

为预防子宫破裂，准妈妈最好在上次剖宫产两年之后再怀孕，在第二次怀孕时按时进行每一次产前检查，平时注意是否有宫缩、子宫是否敏感、子宫瘢痕部位是否有压痛等现象，医生可能还会在孕晚期超声检查时特别留意准妈妈原手术瘢痕位置的情况、子宫下段前壁的厚度以及胎盘的附着是否有异常。

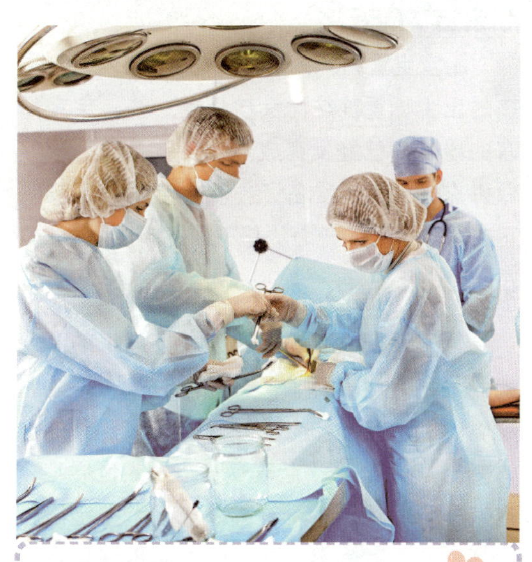

准妈妈放轻松

子宫破裂出现的情况相对罕见，对于从来没有做过剖宫产、没有发生过破裂或做过其他子宫手术的准妈妈来说，更是少之又少。

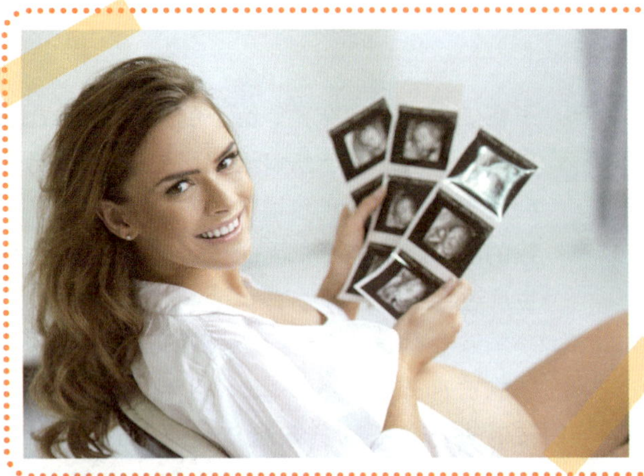

第39周 排除杂念，专心生产

胎宝宝发育与母体变化

胎宝宝本周变化

胎宝宝重约3.2千克，约51厘米长。男孩的出生体重往往比女孩稍重一些。宝宝所有的器官都已经发育成熟，各就各位，已经做好充分的出生准备了。胎宝宝的外层皮肤正在脱落，取而代之的是下面的新皮肤。

准妈妈本周变化

对于大多数准妈妈来说，接下来的2周就只是耐心地等待了。在等待时，坚持数胎动确定胎宝宝的安全，并仔细观察自己的身体变化。与准爸爸一起享受一下两人世界吧，在家里听听音乐，看看影碟，因为宝宝出生后很长一段时间里，这样的闲时也许只是一种奢想了。

剖宫产前的注意事项

如果医生建议做剖宫产手术，在手术之前准妈妈应了解一些注意事项。

首先，进行必要的检查，如B超、胎心监护等，及时了解胎宝宝在宫内的情况。在待产的时间内，不要随便离开病房，护士随时都可能来做抽血、备皮、配血等工作。

其次，要充分了解剖宫产的风险，手术前要签手术和麻醉同意单。剖宫产的风险主要有麻醉意外、出血过多、损伤子宫周围组织脏器、术后脏器粘连、新生儿窒息、羊水栓塞、新生儿软组织损伤等其他无法预料的情况。这些风险的发生概率都很低，小于1%，但对于这些风险还是要有充分的认识。

再次，术前8小时禁食，不能吃任何食物，也不能喝水，尽量在手术开始前将胃排空，避免在手术中发生呕吐，否则呕吐物容易进入气管会引起窒息。如果没有做这个准备，就要在手术前用其他手段先排空胃内容物。

此外，手术前不要带饰物、涂指甲油及化妆。如果手术中发生大出血休克，医生需要通过脸色和指甲的颜色观察和判断休克的程度，化妆和涂指甲油会阻碍医生的判断。而饰物容易丢失，也最好不带。

准妈妈放轻松

剖宫产中，准妈妈的心态也很重要，一定要放下所有顾虑，安心生产。因为剖宫产手术已是技术非常成熟的手术，在医院里，准妈妈和胎宝宝都是相对安全的，医护人员会尽力保住母子的生命安全。

头胎剖宫产二胎能否顺产

一胎剖宫产二胎顺产的概率有多大？是不是第一胎剖宫产第二胎就一定需要剖宫产？ 许多头胎是剖宫产的准妈妈都很关心这个问题。

在产检时要多跟医生沟通，如果身体恢复好，符合自然生产的条件，医生会建议考虑在生第二胎时选择自然生产。要知道，第一胎剖宫产第二胎顺利自然生产的例子还是大量存在的。

但如果第一胎是剖宫产，而在怀第二胎时出现以下几种情况之一，那么准妈妈可能仍需要选择剖宫产：

1 第一次剖宫产的指征依然存在，如骨盆狭窄、头盆不称、胎位不正、软产道畸形或狭窄，以及内外科并发症，如心脏病或胎儿宫内缺氧、多胎妊娠、宫内感染、胎儿过大等。

2 第二次怀孕时有严重的产科并发症，如重度先兆子痫、前置胎盘、胎盘早剥等。

3 上一次剖宫产的子宫切口愈合不良，如子宫切口厚薄不匀，切口疮痕处过薄，有子宫切口硬裂或破裂，或者第一次手术切口为子宫纵切口，"⊥"形切口或子宫切口有严重裂伤，进行修补手术等情况。

4 第二次怀孕在阴道分娩试产过程中如果产程进展不顺利，或出现胎儿缺氧，有子宫切口可疑（或已经）硬裂的情况。

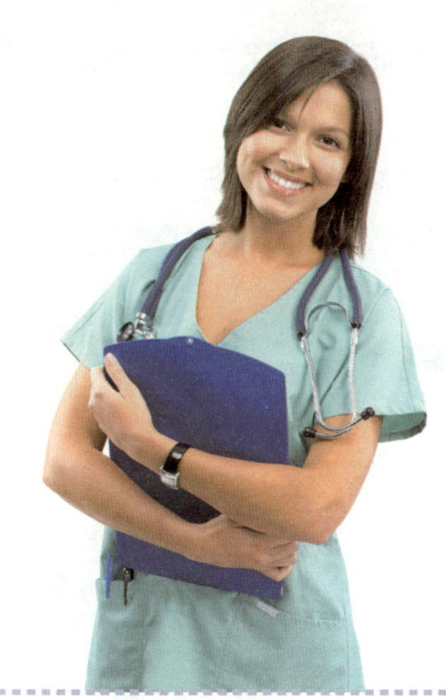

准妈妈放轻松

不管是哪种分娩方式都是各有利弊的，准妈妈要放平心态，应该根据胎宝宝的发育情况来确定生产方式，而不必太过纠结于生产方式，也不要过于担心，一切以母子的安全为前提。

临产前需要食用黄芪炖母鸡吗

黄芪炖鸡可补中益气，有较好的滋补强壮作用，有利于临产准妈妈积蓄能量，但不宜过多食用。因为黄芪具有益气、升提、固涩作用，过多食用会干扰妊娠晚期胎宝宝正常下降的生理规律。黄芪有“助气壮筋骨、长肉补血”的功用，起到滋补协同作用，与高蛋白的鸡肉搭配会使胎宝宝生长较快，有可能造成难产，故不宜过多食用。

准妈妈放轻松

产后新妈妈一般中气不足、虚汗、气短、乏力、气虚便秘、体虚、免疫力低下，适当食用黄芪炖母鸡有助于帮助身体恢复。

缓解临产焦虑的营养菜谱

临产前，准妈妈都会有莫名的焦虑，这是人的正常反应，但焦虑的情绪确实对生产没有好处。此处推荐两道缓解压力的营养食谱。

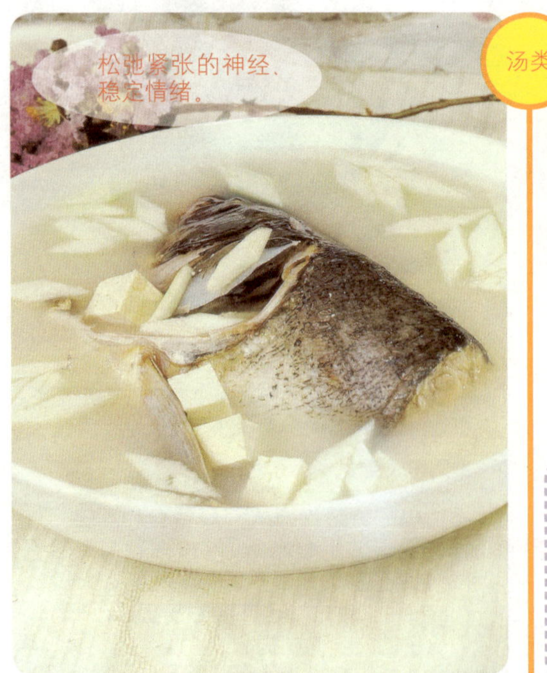

汤类

鱼头豆腐汤

原 料 胖头鱼鱼头 1 个，老豆腐 400 克，葱段、生姜、蒜、盐、香菜末、面粉各适量。

做 法

1. 胖头鱼鱼头收拾干净，洗净，蘸面粉，用七成热的油煎一下；豆腐切片。
2. 将所有材料与鱼头一起放入砂锅中，先用旺火煮沸，后改用文火慢炖至鱼熟，加入大蒜、香菜末即可。

准妈妈放轻松

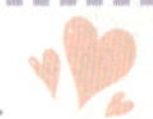

进餐时保持好心情可以让身体新陈代谢速度更快，消化器官发挥最佳功能。身体舒畅，进而可以带动精神愉快。临产时压力大，准妈妈要时时刻刻提醒自己放松。

奶汁烩生菜

素菜

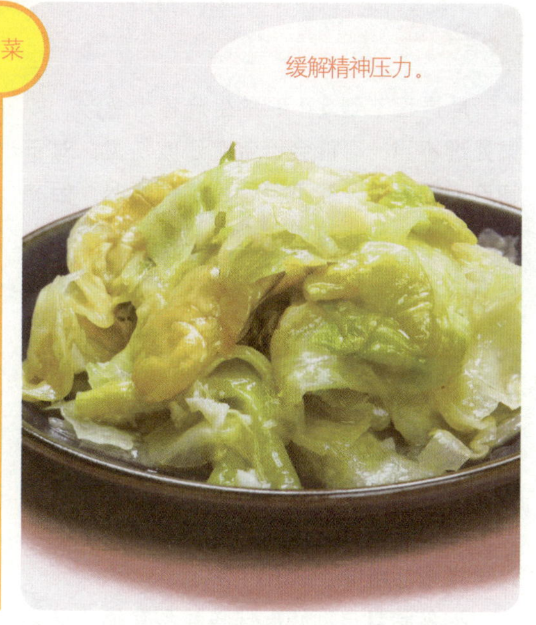

原 料 生菜150克，牛奶100毫升，高汤适量，淀粉、鸡精、盐各少许。

做 法

1. 生菜洗净切小块，炒锅中油烧热，倒入切好的菜，加盐、高汤等调味，盛盘，西蓝花在中央，生菜在外围。
2. 煮牛奶，加一些高汤，用食盐、淀粉及鸡精调味，熬成稠汁，浇在菜上即可。

TIPS

含丰富的维生素C和钙，可以协助制造肾上腺皮质素缓解精神压力。

准爸爸要积极帮助准妈妈放松

在生产过程中，准爸爸的正确支持如同一剂强心剂，能给准妈妈带来最大的安慰和帮助。所以，准爸爸与其不知所措地陪着准妈妈痛苦，不如学一些实用的技巧，帮助准妈妈放松一下紧绷的神经。

在准妈妈阵痛开始时，可以陪伴她散步、说话，或者半抱着她倚靠在床上，看看喜欢的电影，帮助她放松及积蓄精力。在宫缩间隙，准爸爸可以让准妈妈尽量进食，并协助准妈妈补充足量的水分，给准妈妈上、下、左、右按摩腰部，或者用手或拳头压迫准妈妈感觉不舒服的地方，缓解准妈妈的不适，度过漫长的第一产程。

在第二产程开始时，如果准爸爸选择陪产，可以与准妈妈一起采用协助分娩呼吸法，引领准妈妈的呼吸，尽量让准妈妈放松，保持稳定、有节奏的呼吸，并紧握准妈妈的手或轻轻抱住准妈妈，替她擦擦汗水，给准妈妈精神上的支持和鼓励，让她的分娩过程更顺利。

准妈妈放轻松

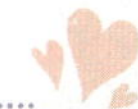

在宝宝出生后，新爸爸不要忘记向妻子表达自己的情感和感激，给她情感上的支持。

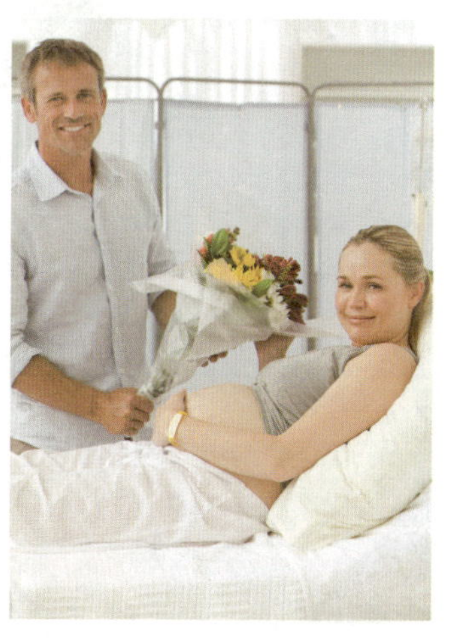

急产

总产程不到 3 小时的生产称为急产，如果处理不当，可能会给宝宝造成伤害。对于初产妇而言，一般不会发生这种情况，但准爸爸和准妈妈也可以了解一些急救常识，学会在医生到来之前如何自救，以备不时之需。

让准妈妈迅速半躺在床上，脱掉下身衣物，在床上和地上铺上干净的厚棉被，以防宝宝出生时滑落摔伤。为免胎头太快冲出来，导致产道和会阴严重裂伤，准爸爸可尝试一手拿干净小毛巾压住会阴部，另一手挡着胎头并稍微向上引导，随着准妈妈哈气式呼吸，让宝宝能够慢慢地挤出阴道口。

接着胎盘自动娩出伴随强烈宫缩，准妈妈可自行按摩缩小到肚脐下的子宫，通常就不会再有太多的出血量。

宝宝娩出后，将脐带对折用橡皮筋或绳子绑紧，阻断血流以免宝宝血液回流到母体。

把宝宝脸上的血渍擦拭干净，放置成头低脚高的姿势，轻拍脚底或按摩背脊，有助于排出口鼻内的羊水，并且刺激他哭出声音，然后擦洗干净。宝宝身体表面沾有胎脂和羊水相当滑，擦拭时避免宝宝头部碰撞或滑落到地上。

准妈妈放轻松

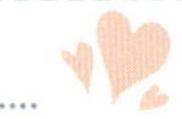

胎宝宝一离开母体，马上承受环境温度急剧下降的变化，需要用大毛巾和包被覆盖身体并且抱在怀中，以免受凉。

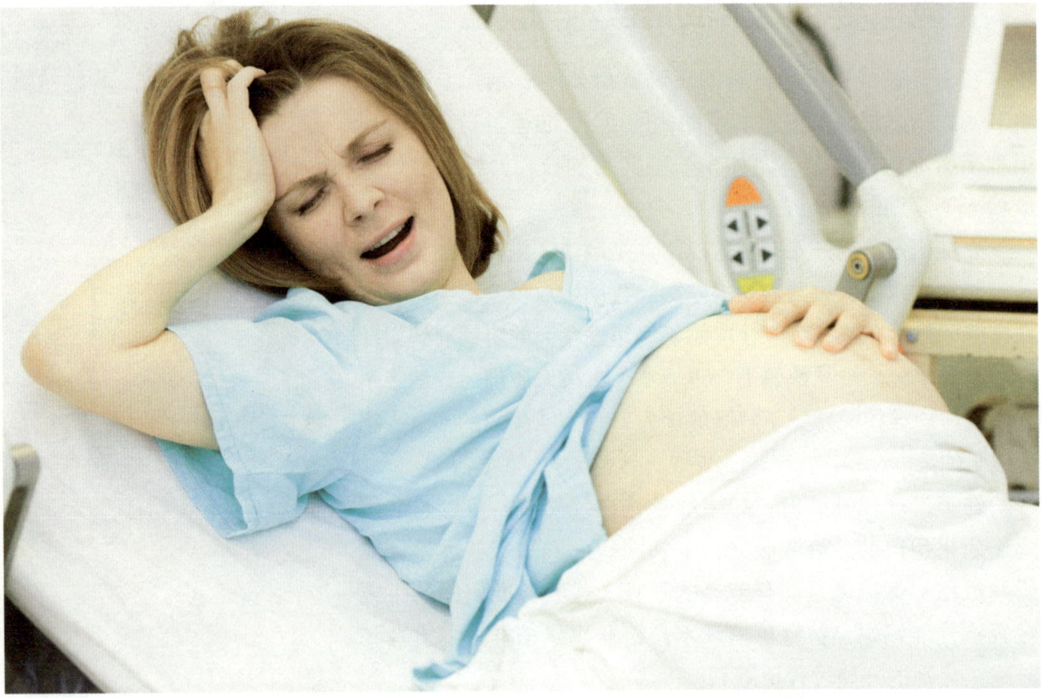

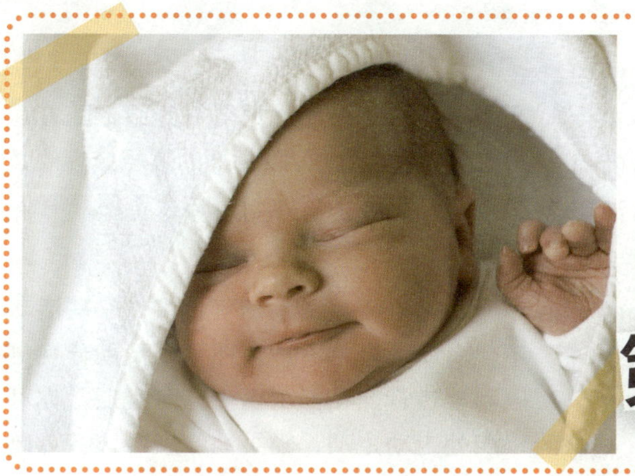

第 40 周 激动人心的第一次“约会”

胎宝宝发育与母体变化

胎宝宝本周变化

胎宝宝出生时的体重一般都在 3.2 ~ 3.4 千克，平均身长在 51 厘米左右。

大约只有 5% 的胎宝宝准时在预产期出生，其他的都在预产期的前 2 周或后 2 周出生。超过预产期 2 周后才分娩就属于过期妊娠，会增加准妈妈和宝宝患上各种并发症的概率，比如巨大儿、胎死宫内等。考虑到胎宝宝的健康，如果超出预产期 2 周还没出生，医生会建议终止妊娠，采取催产手段或施行剖宫产让胎宝宝娩出。

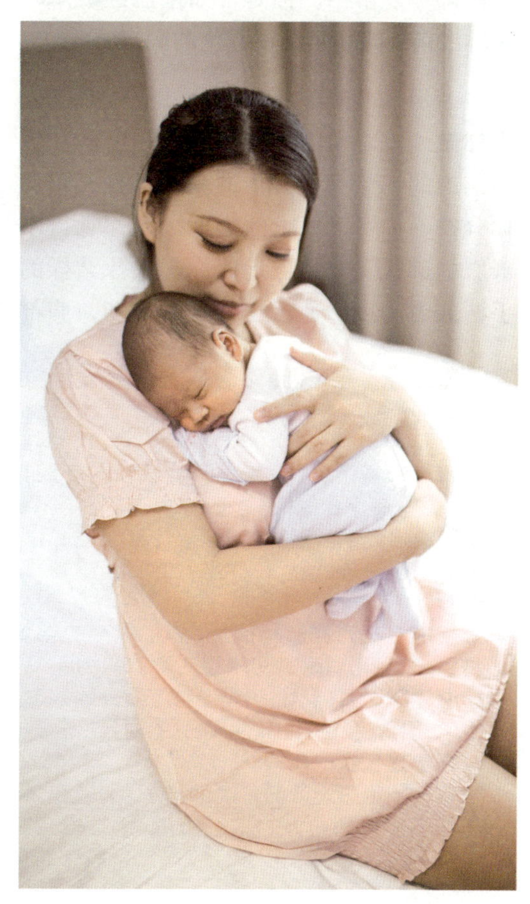

准妈妈本周变化

大部分宝宝都会在此周出生，放松精神耐心等待吧。在等待分娩的这段时间，要继续观察胎动，如果发现胎动次数明显减少，要赶快去医院检查。如果发现自己破水了，也要立即去医院。此外，为预防胎膜早破，不要给子宫任何外力压迫。

温馨分娩的5个建议

- **积蓄能量：** 宫缩开始时，如果你还在家里，可以抓住机会吃点零食，这样可以帮助你保持体力。但要避免吃油腻和不容易消化的食物。

- **如果可能，洗个澡：** 疼痛会让你全身的肌肉缩紧，这就让你越发觉得不舒服。淋浴的时候，你可以将莲蓬头对准你后背的下部，或者是任何收缩特别厉害的部位，让水流帮你按摩。从医学角度来说，分娩的任何阶段都可以淋浴。但是，如果已经破水，在淋浴前最好还是征得医生的同意。

- **一点点温柔的按摩：** 分娩过程中，如果有人为你做一点轻柔的按摩，对减轻疼痛和缓解焦虑的情绪会很有帮助。如果有人陪伴你分娩，你可以要求他为你按摩你觉得不舒服的部位，并且告诉他你喜欢什么样的手法或者力度。通常在分娩的初期，肩部和颈部的按摩会让你觉得很舒服，随着宫缩变得频繁和剧烈，腰背部的按压会有效。当然，也会有某些时刻，你会不愿意有人碰到你。

- **动起来：** 在分娩的前期尝试多做一些活动不但有助于缓解不适，还可以帮助分娩更顺利地进行。在征求医生的意见后，你可以四处走动走动，轻柔地伸展四肢甚至做一点缓慢的下蹲。

- **顺心顺意：** 没有一种方法是适合所有人的，找到真正能让自己感觉良好的方式（当然，必须经过医生的许可）。如果紧要关头发现练习过很多次的呼吸法并不管用，反而是抱紧枕头能让你更舒服，那你就赶快改变方式吧。记住，就像每个宝宝都是独一无二的一样，每个妈妈的生育过程也是完全不一样的。

一些小技巧

你可以带着音乐，研究表明听音乐的产妇与没有听的相比，更少使用止痛药。多听你喜欢的音乐，事先选择那些让你放松而不紧张的音乐。记住带新电池。

带2~4个靠垫，可以在你坐着的时候支撑背部，在你侧卧的时候，放在肚子下面。

分娩的过程可能时间很长，你和陪产的伴要带上需要的物品，食品和消磨时间转移注意力的物品。

宫缩间歇时要自然的呼吸，当宫缩开始的时候，用鼻子深吸气，用嘴慢慢往出呼。呼气的时候，全身放松，这种呼气好像是长长的叹气。

千万忘掉电影里产妇分娩的样子，那是在表演。你要想象你的子宫拥抱着你的宝宝，你在用力把宝宝从子宫中拉出来，宫颈口越来越大，宝宝露出来越来越多。

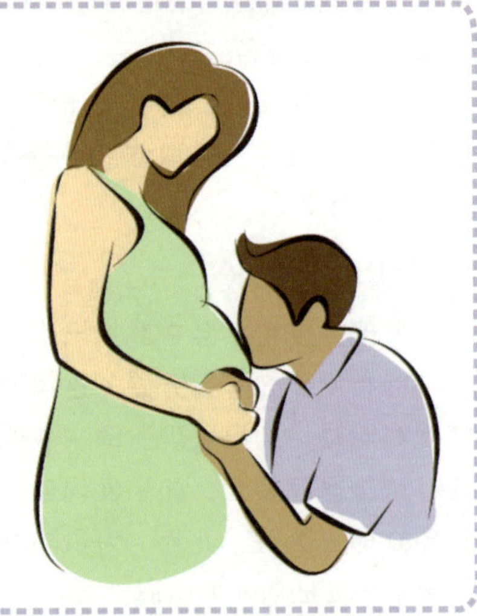

过了预产期仍无临产迹象怎么办

好不容易等到了预产期，万事俱备，准妈妈做好了随时冲刺的准备，可胎宝宝却始终安然不动。准妈妈难免会着急，一会儿担心羊水少，一会儿担心宝宝缺氧……要知道的是预产期只是一个大概日期，并非准确的生产日期，超过时间在 2 周里属于正常。

预产期超过2周内

如果胎心监护正常，胎盘功能尚佳，羊水也清澈，就不必担心了，也不必住院，可以耐心等待产兆出现。超过预产期后每三天去医院进行一次检查，了解胎宝宝与准妈妈的健康状况。要经常注意胎宝宝是否活动，活动是否与往常一样。如果胎宝宝的胎动减少或明显不动，就要立即去医院检查。

平常可以增加运动量，多活动，延长散步时间等来促进宫缩，另外每天可以多做几次上下楼梯的动作对刺激子宫和骨盆较有效，准妈妈还可自行按摩乳房、乳头，一般每天 15 分钟，刺激乳头会促使子宫收缩，能起到较好的效果。

超过预产期2周

如果确诊为过期妊娠或者超过预产期 2 周了，还没有临产征兆，但是宫颈条件已经成熟，12 小时内胎动累计数小于 20 次或胎心监护不良，羊水过少，并发中度或重度妊娠高血压综合征，胎宝宝体重大约 4000 克，这时医院会采取催产手段结束妊娠。

催产手段一般是在阴道给药或者静脉注射催产素，给药几小时后，就会发生宫缩反应。当宫颈口开到 2 厘米时，就进入正常的待产程序了。如果胎宝宝有宫内窘迫的现象，就需要直接进行剖宫产。

准备一些增加产力的食物

生产是非常消耗体力的事，准妈妈要想办法增加“产力”。临产时准妈妈吃不下东西，甚至连水也不喝，这是不好的。生产相当于一次重体力劳动，准妈妈必须有足够的能量供给，才能有良好的子宫收缩力。只有宫颈口全开，准妈妈才有体力把孩子分娩出来。如果进食不佳，会对生产过程产生很大影响。

1 在产前 1 ~ 2 小时，准妈妈多吃些热量较高的食物，像大米、玉米、红薯、红糖、鸡蛋、青菜等，可以迅速补充体力，为顺利生产奠定产力基础。另外，巧克力被称为“助产力士”，准妈妈可以在待产包里也放些，进产房前吃一些，对体力有很好的维持作用。不过，巧克力不能吃太多，其中脂肪含量太高，不太容易消化，吃多了不但不能助产反而引发呕吐，在进产房前吃 1 ~ 2 块就可以了。

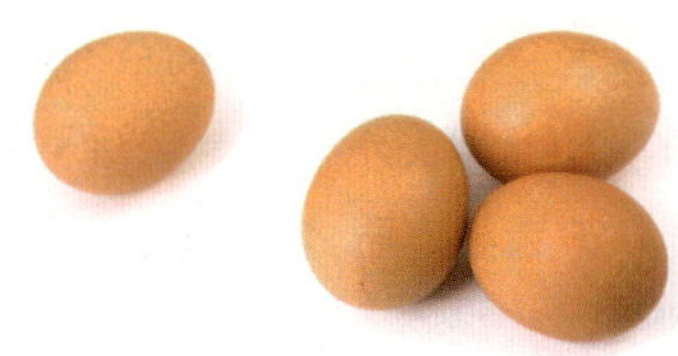

2 在待产的时间里，要不断地补充能量，即使疼痛难忍，也要在两次疼痛的间隙里吃一些。千万不要不吃、不喝，否则消耗的能量不能及时得到补充，正式进入生产后，可能就后继无力了。在这段时间里选择的食物应该尽量能快速消化、吸收，以便快速补充体力。

准妈妈放轻松

在产前几天，用优质羊肉、红枣、红糖、黄芪、当归加1000毫升的水一起煮，煮到500毫升后，早晚服用，在生产时可发挥效力，让准妈妈保持体力。

剖宫产前后饮食问题注意事项

剖宫产的妈妈由于手术的特殊原因，产前产后需要规避一些饮食禁忌：

术前饮食禁忌

剖宫产前不宜进补高级滋补品及鱼类，如高丽参、洋参等，因为参类具有强心、兴奋作用，鱼类中含有抑制血小板凝集的有机酸物质，不利于术后止血与创口愈合。

术后饮食禁忌

1 禁止术后6小时内进食。手术会刺激肠管，使肠道功能受阻，肠蠕动减慢，肠腔内有积气，易造成术后的腹胀感，为减轻肠内胀气，新妈妈在术后6小时内应当禁食。

2 术后不宜进食易发酵产气多的食物。产气多的食物如糖类、黄豆、豆浆、淀粉等，食用后容易腹胀，在术前术后都应尽量避免食用。

6小时后宜服用一些排气类食物（如萝卜汤等），以增强肠蠕动，促进排气，减少腹胀，并使大小便通畅。排气后，饮食可由流质改为半流质，食物宜富有营养且易消化，如蛋汤、烂粥、面条等，此后饮食可逐渐恢复到正常。

3 不宜进食难消化的食物。难消化的食物积在腹腔内，会加重腹部不适感和便秘，尤其是术后未排气期间，应避免吃煮鸡蛋、肉块、米饭、巧克力、鸡汤、鲫鱼汤等油腻肉类汤和催乳食物，以免难以消化，加重腹胀和便秘。

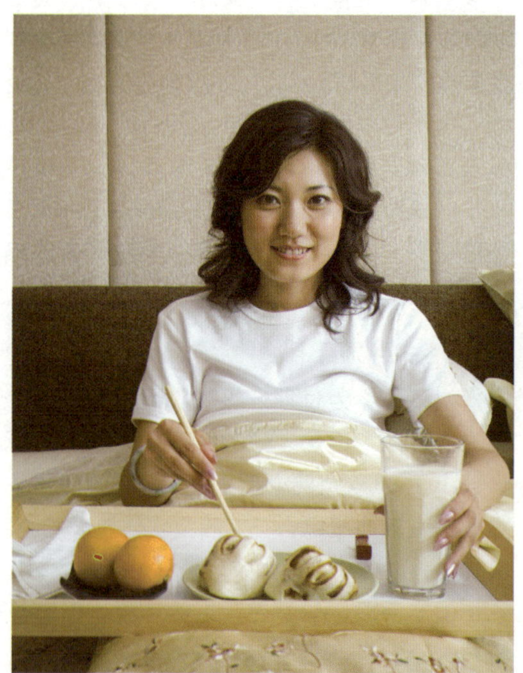

准妈妈放轻松

剖宫产的妈妈可以吃一些促进伤口愈合的乌鱼汤，不要急着喝肉类催乳汤，催乳食品可在术后7~10天再食用。

预防乙肝病毒母婴传播

如果准妈妈是乙肝病毒携带者，以前也没有注射过抗体，宝宝在出生后12小时内也未接受治疗的话，那么在宝宝出生的过程中，病毒传染给宝宝的概率为10%～20%。如果准妈妈是在怀孕晚期感染乙肝病毒的话，传播的概率提高至80%～90%。因此，准妈妈在孕前即要注射乙肝疫苗，预防在孕期感染乙肝病毒。如果准妈妈本身就是乙肝病毒携带者，医生会进一步确认是否具有传染性，并可能会在孕前给准妈妈注射乙型肝炎免疫球蛋白（HBIG），帮助阻断宫内的母婴垂直传播。宝宝出生后，医生会立即注射乙肝免疫球蛋白，保护宝宝在短期内不会被乙肝病毒感染。在出生后的12小时内，宝宝还会被注射第一针乙肝疫苗。以后宝宝要定期在医院注射第二针和第三针乙肝疫苗，控制乙肝病毒的传播。

产痛时的护理

从出现临产征兆到进入产房，可能需要6～12个小时，这个过程中，产痛会越来越剧烈。在此期间，准妈妈可以采取以下方法来缓解产痛：

1 用温水沐浴。用温水持续不断地冲洗或沐浴，水的温暖和冲击力可以起到温柔的按摩作用，有助于放松身体肌肉，使宫缩时腹部不至于那么疼痛。

2 分散注意力。看小说、电影等更容易把准妈妈的注意力从宫缩疼痛上分散开来，此外，好的音乐是有镇定神经的效果。

3 利用分娩球。利用分娩球的弹性上下晃动身体，可以帮助准妈妈放松躯干和会阴，而且几乎不用费什么力气，轻松减轻不适感。

4 准爸爸按摩。准爸爸可以帮助准妈妈按摩四肢、腰部、腹部，加强镇痛的效果。

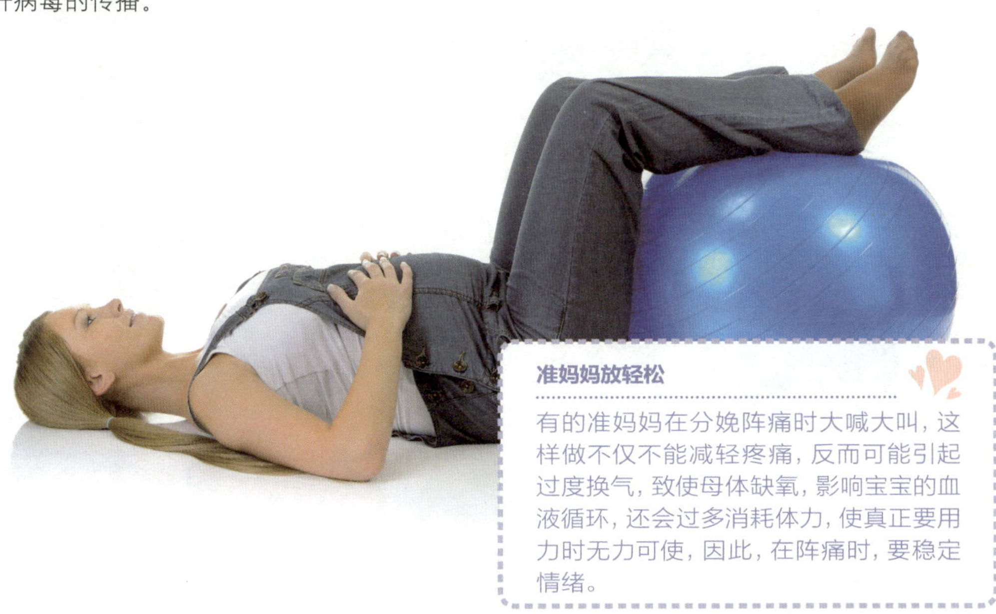

准妈妈放轻松

有的准妈妈在分娩阵痛时大喊大叫，这样做不仅不能减轻疼痛，反而可能引起过度换气，致使母体缺氧，影响宝宝的血液循环，还会过多消耗体力，使真正要用力时无力可使，因此，在阵痛时，要稳定情绪。

CHAPTER 5

产后6周

小天使如期降临，他/她熟睡时的甜美表情，让你忘记了一切疼痛，只想倾自己所能，让他/她更健康更快乐地成长！

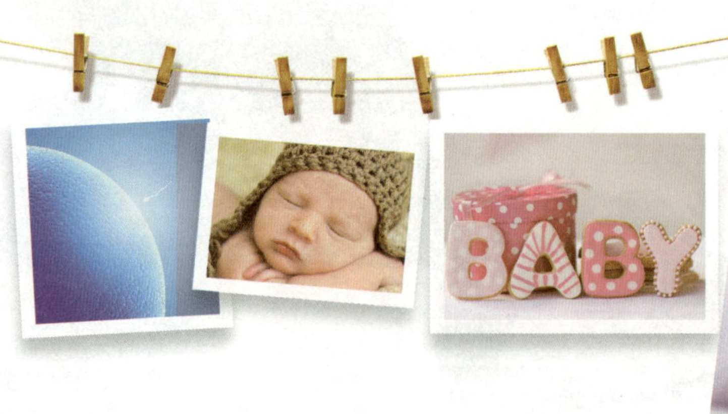

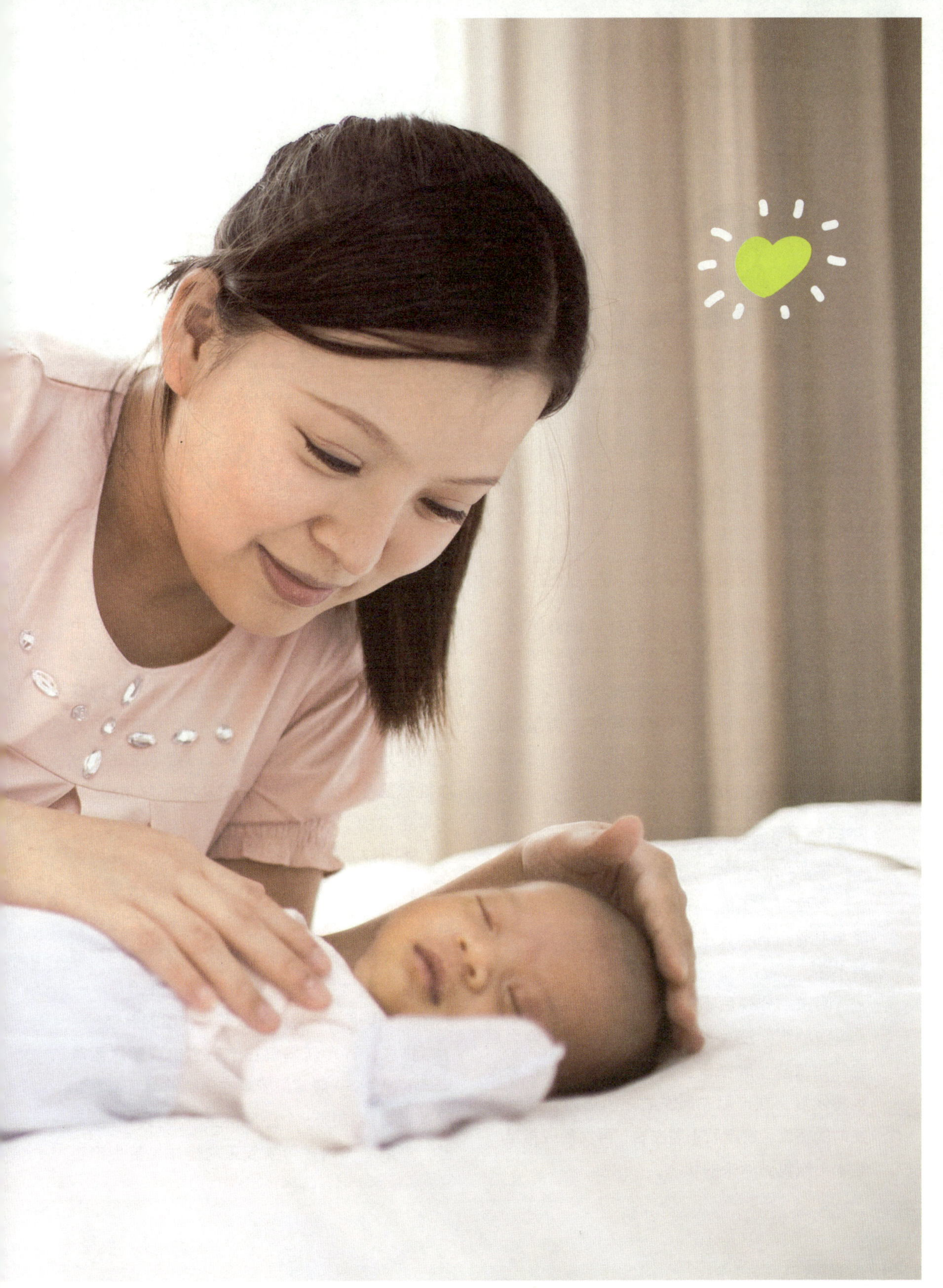

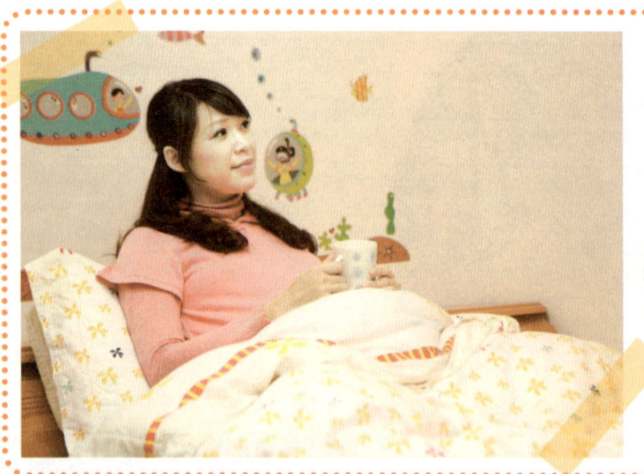

新妈妈护理知识

产后6周身体恢复进程

产后6周是特别关键的身体调养阶段，了解产后6周身体恢复进程，可以对照了解自己的恢复情况，并合理安排饮食和运动，也可以帮助新妈妈及早发现异常。衡量产后身体恢复情况主要有子宫、阴道、恶露、体重、精神状况等几个指标。

产后第1周身体恢复情况

1 子宫。刚生产完，子宫位置应在肚脐附近，之后每天下降1～2厘米，产后1周约下降至耻骨上下，大小也缩得和一个成人的拳头差不多。

2 阴道。分娩后不久的阴道壁呈青紫色，有些肿胀，没有褶皱。阴道也是在分娩之后就开始恢复，肿胀日益缓解，阴道壁的松紧度也将恢复。在产后1周左右，阴道内恢复到分娩前的宽度，在产后4周左右，再次形成褶皱，基本上恢复到原来的状态。

3 恶露。生产后，子宫中的残留物会经由阴道排出体外，形成恶露。产后3～4天的恶露为血性恶露，呈血液颜色，无异味（有血腥味），量较大，但不超过平时的月经量（如果恶露量过大，请及时咨询医生）。血性恶露中有时会有小血块及坏死蜕膜组织，这是正常的。

4 外阴部。外阴部在自分娩后不久就开始恢复，肿胀也开始缓解，并恢复到原来的松紧度。轻度的撕裂往往在产后1周左右得到恢复，而比较深的会阴撕裂或较大的裂痕则需要较长的时间才能痊愈。聚积的色素在产后6～8周内慢慢消退，最后略微有些残留的痕迹。

5 排尿。许多新妈妈在产后会出现解尿困难的现象，一般解尿困难在出院前都可恢复，严重者可能持续一个星期甚至一个月。一般而言，产后3天内多可恢复正常排尿，若生产过程顺利，或许在1天内就能恢复正常解尿。若生产时间过长，尿道周围组织可能受到挤压而肿胀，在产后两三天才会渐渐消除。

6 体重。分娩后不久，由于胎儿、胎盘、羊水等被排出体外，新妈妈的体重会减少5千克左右。

7 精神状态。新妈妈在生产时耗费了大量体力，在产后1周时间内，大多数时候会觉得倦怠，需要多多卧床休息。另外，随着分娩的结束，新妈妈体内的激素分泌会发生急剧变化，部分新妈妈可能因为激素分泌变化而导致情绪大起大落，因此要注意调适自身的情绪，避免引发产后抑郁症（大多数的产后抑郁都是在这1周出现的）。

产后第2周身体恢复情况

1 子宫。子宫位置在继续下降，并逐渐下降回盆腔中，子宫本身也在变小，大约缩小至棒球大小。

2 恶露。进入产后第2周，新妈妈的恶露量会逐渐变少，颜色也由鲜红色逐渐变浅为浅红色直至咖啡色。恶露中的血液量减少，浆液增加，也叫浆液恶露（一般发生于产后5～10天）。如果本周新妈妈排出的恶露仍然为血性，并且量多，伴有恶臭味，应及时咨询医生。

3 体重。随着恶露的排出，以及尿量的增加、出汗和母乳分泌等因素，新妈妈的体重还会有一定的下降，具体减重量因人而异。

4 精神。虽然新妈妈的身体还没有完全恢复，但却要开始规律地为宝宝哺乳。每天昼夜不停的哺乳工作，会极大地影响新妈妈的休息，所以新妈妈在第2周会比较劳累。家人应多分担并协助新妈妈照料小宝宝。

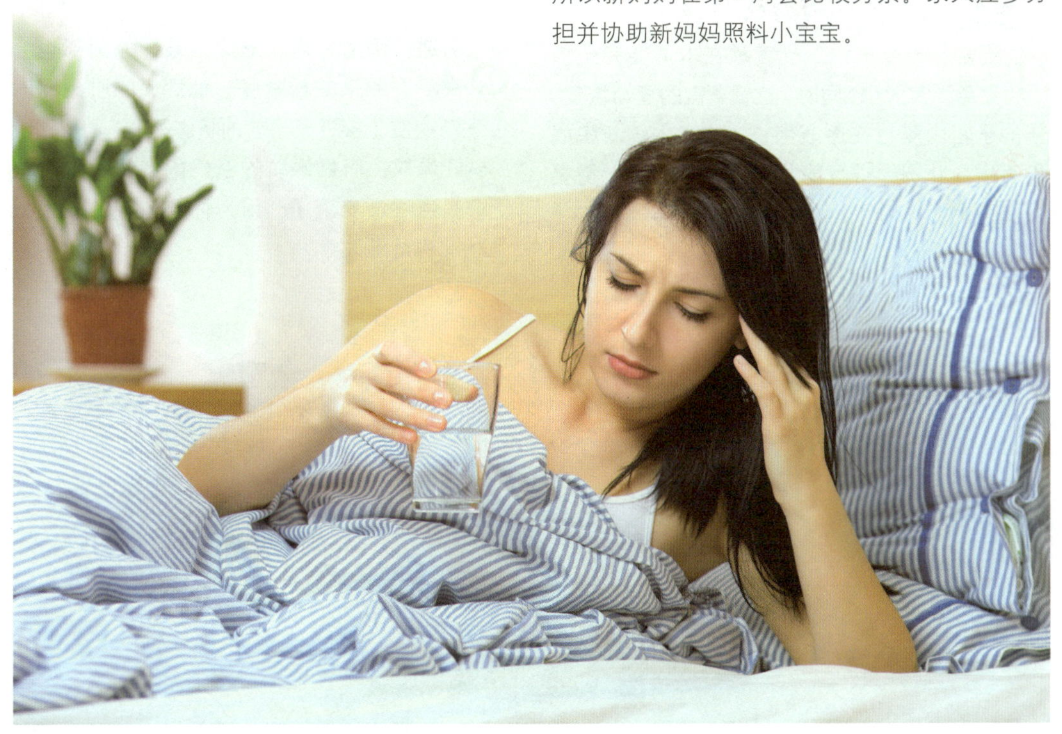

产后第3周身体恢复情况

1 子宫。子宫的位置已经完全进入盆腔里，在外面用手已经摸不到了。不过，宫颈口还没有完全闭合，新妈妈仍需要注意阴部的卫生。

2 恶露。进入本周之后，大多数新妈妈的浆液恶露会逐渐变成恶露。恶露呈白色或黄色，比较黏稠，类似白带，但量比白带大。恶露中的浆液逐渐减少，白细胞增多，并有大量坏死蜕膜组织、表皮细胞等。偶尔恶露中还会带少量血丝，这是正常的。

3 精神。现在新妈妈的精神已经好很多了。经过两周的哺育实践，大多数新妈妈逐渐熟悉了喂养宝宝的规律，能及时调整自己的作息时间，尽量同宝宝保持步调一致，从而避免太过劳累。所以在这一周，新妈妈精神欠佳的状况会有所改善。

产后第4周身体恢复情况

1 子宫。一般来说，子宫颈在本周会完全恢复至正常大小。同时，随着子宫的逐渐恢复，新的子宫内膜也在逐渐生长。如果本周新妈妈仍有出血状况，很可能是子宫恢复不良，需要咨询医生。

2 恶露。大多数新妈妈的恶露此时已经排干净，开始出现正常的阴道分泌物——正常颜色的白带。不过，恶露持续的时间与新妈妈的体质相关，也有一些新妈妈在本周仍会排出黄色、白色恶露。一般来说，剖宫产的妈妈，恶露的结束时间相对更早。

3 精神。新妈妈在哺喂宝宝、与宝宝的不断接触中，彼此间的感情越来越深厚，加上身体恢复良好，新妈妈这时候的心情愉悦、精神饱满。

产后第5周身体恢复情况

1 子宫。随着子宫的进一步恢复，其重量已经从分娩后的1000克左右减少为大约200克。

2 恶露。正常情况下，新妈妈的恶露此时已经全部排出，阴道分泌物开始正常分泌。如果此时新妈妈仍有恶露排出，就需要咨询医生。

3 阴道。阴道内再次形成褶皱，外阴部也会恢复到原来的松紧度。骨盆底的肌肉此时也逐渐恢复，接近于孕前的状态。

4 妊娠纹。有妊娠纹的新妈妈会发现妊娠纹颜色逐渐变淡了，因为怀孕造成的腹壁松弛状况也逐渐改善。

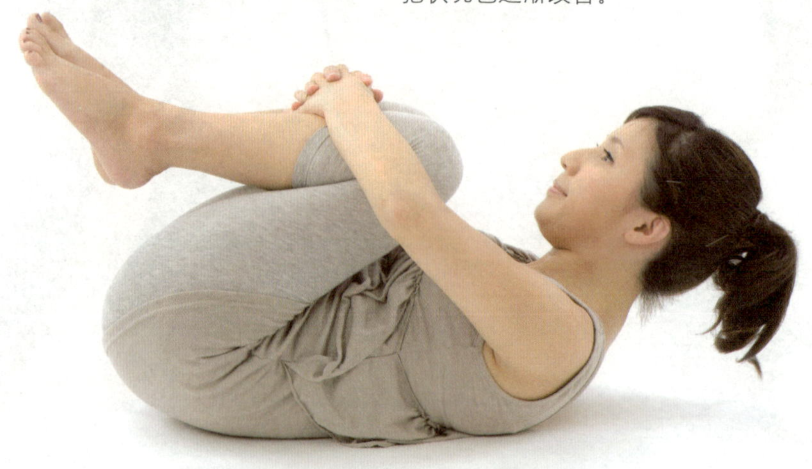

产后第6周身体恢复情况

1 子宫。产后第6周，宫颈口已经恢复闭合到产前程度，理论上来说，本周之后顺产的新妈妈已经可以恢复性生活了，但具体恢复时间，还需要医生检查后才可决定。

2 月经。不进行母乳喂养的新妈妈，可能在产后第6周已经恢复月经。母乳喂养的新妈妈一般月经恢复较迟一些。

新妈妈放轻松

产后第42天左右，新妈妈应去医院做产后身体恢复状况的体检。如果恢复良好，医生会建议准妈妈开始进行适当的身体锻炼，以达到减轻体重的目的。

顺产后的护理要点

宝宝顺利降生后，新妈妈要做好产后护理，以便身体更好地恢复。对于顺产的新妈妈而言，要注意以下问题：

尽早下床活动

早下床活动，可以帮助肠蠕动，减轻腹胀，以及预防血管栓塞。

新妈妈第一次下床，可能因姿势性低血压、贫血或空腹造成血糖下降而头晕，最好是在家属或护理人员协助及陪伴下下床。下床时，新妈妈动作要慢，先坐于床缘，无头晕再下床。

尽早排便，避免尿潴留和便秘

正常情况下，顺产后2～4小时新妈妈就会排尿，产后12～24小时排尿会大为增加。一般医生都会提醒新妈妈早排尿。如果4小时后仍没有排尿或者解小便不通畅，应及时找医生就诊，以免发生尿潴留。

产后大便的时间因人而异，但为避免产后便秘，新妈妈要尽早在身体允许的条件下下床走动，还要注意饮食均衡，多吃高纤维食物，特别是蔬菜水果，多喝水。

观察恶露，保持清洁

产后恶露持续4～6周，在恶露排出期间，建议采用卫生巾或卫生护垫，不宜用内置棉球，刚开始约1小时更换一次，之后2～3小时更换即可。更换卫生垫时，由前向后拿掉，以防细菌污染阴道。注意手不要直接碰触会阴部位，以免感染，不利于伤口的愈合。

在大小便后用温水冲洗会阴，擦拭时务必由前往后擦拭或直接按压拭干，勿来回擦拭。冲洗时水流不可太强或过于用力冲洗，否则会造成保护膜破裂。

适当按摩，促进子宫恢复

按摩子宫可以帮助子宫的复原及恶露的排出，还可预防因收缩不良引起产后出血。

按摩的方法是：先找出子宫的位置，自然分娩的新妈妈，可以轻易在肚脐下触摸到一个硬块，即子宫的位置。当子宫变软时，用手掌稍施力量于子宫位置环行按摩，使子宫硬起，则表示收缩良好；当子宫收缩疼痛厉害，则暂时停止按摩，可采俯卧姿势以减轻疼痛。

侧切后的伤口护理

会阴伤口拆线前，每天应该冲洗 2 次伤口，大便后也要冲洗 1 次，冲洗后要注意擦拭水分，以保持伤口的干燥与清洁。

注意保持大便通畅，排便时最好采用坐式，并尽量缩短时间，以防伤口裂开。拆线后，在伤口未彻底愈合时也不要进行过多、过剧烈的运动，以免伤口裂开。

需要考虑就医的情况

如果侧切伤口出现以下情况，建议新妈妈及时去医院就诊：

1 缝合后 1 ~ 2 小时刀口部位出现严重疼痛，而且越来越重，甚至出现肛门坠胀感。

2 产后 2 ~ 3 天，伤口局部出现红、肿、热、痛等症状，有时伴有硬结，挤压时有脓性分泌物。

3 伤口拆线后裂开。

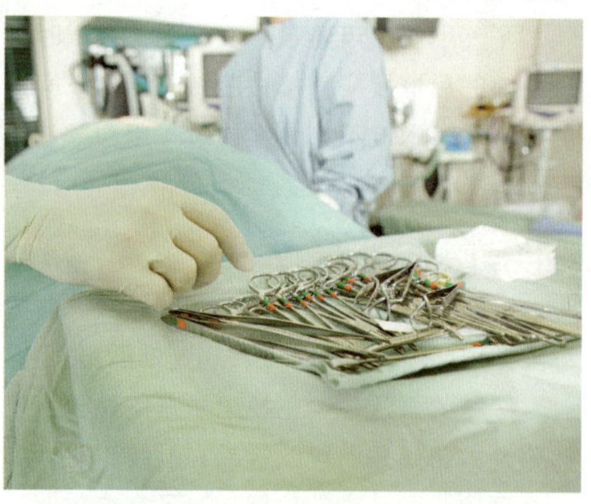

新妈妈放轻松

分娩后新妈妈阴道的弹性会略有减弱，这时需要适当加强骨盆肌肉锻炼，可以时常锻炼阴道、肛门括约肌的力量。

剖宫产后的护理要点

剖宫产手术伤口大，创面广，很容易产生术后并发症，所以，新妈妈要做好术后护理。

产后6小时内的护理要点

1 注意躺姿。手术后 6 小时内需要头偏向一侧平卧，不要垫枕头。这样可以预防硬脊膜外腔麻醉方式带来的术后头痛，还可以预防呕吐物的误吸，有时护士会在新妈妈的腹部放置一个沙袋，以减少腹部伤口的渗血。

2 禁食。术后 6 小时内应当禁食，这是因为手术容易使肠受刺激而使肠道功能受到抑制，肠蠕动减慢，肠腔内有积气，因此，术后会有腹胀感。为了减轻肠内胀气，暂时不要进食。

产后6小时后的护理要点

1 尽力解小便。在拔掉导尿管后 3 ~ 4 小时，新妈妈要尽力解小便，以尽快恢复身体相关肌肉群功能，防止尿潴留，同时使尿液冲洗尿道，以减少尿道感染的可能性。

2 尽早下床活动。新妈妈在产后多活动可以增加肠道蠕动，避免肠粘连和血栓形成。多活动也可使血液循环加快，有利于恶露排出和身体恢复。所以新妈妈躺在床上时可以多翻身，拔掉导尿管后就要下床活动。

3 尽早开奶。宝宝的吸吮可以促进子宫收缩，减少子宫出血，使伤口尽快复原。

剖宫产的刀口怎么护理

1 做好消毒清洁，不要沾水。遵照医生的嘱咐，定时更换刀口的纱布和药，刀口未愈合前不要沾到水，产后 2 周最好不要洗澡，以免水污染伤口，引起感染发炎，可以用湿毛巾擦拭身体缓解不适。

2 术后24小时内应严密观察切口有无渗血，如有渗血应及时更换纱布，并查明原因，如果有较多渗液流出，可以用高渗透性的盐水纱布引流，并用盐水冲洗，同时增加换药次数，渗液严重时，要去医院治疗。

3 刀口发痒。刀口发痒是正常现象，不要用手去抓挠，可以在刀口周围抹上一些止痒药膏缓解。

4 刀口痛。刀口在麻醉药效过后，开始疼痛，2～3天后疼痛缓解，如果疼痛持续且有异常情况时，如刀口红肿发热，用手按压伤口有刺痛感，局部有波动感，则很可能是发炎化脓了，需要及时请医生处理。

5 适当吃一些可促进刀口愈合的食物。刀口愈合需要大量的营养支持，主要是蛋白质，微量元素锌、铁以及B族维生素和维生素C等，产后前3天可多吃些谷物类流食，以后可多吃鱼、鸡、海带、木耳、草莓等。

准妈妈放轻松

术后第一天，要以稀粥、鱼汤等流质食物为主；术后第二天可吃些烂面、烂饭等稀、软、烂的半流质食物；第三天后，就可以食用普通饮食了，多补充优质蛋白质、各种维生素和微量元素。

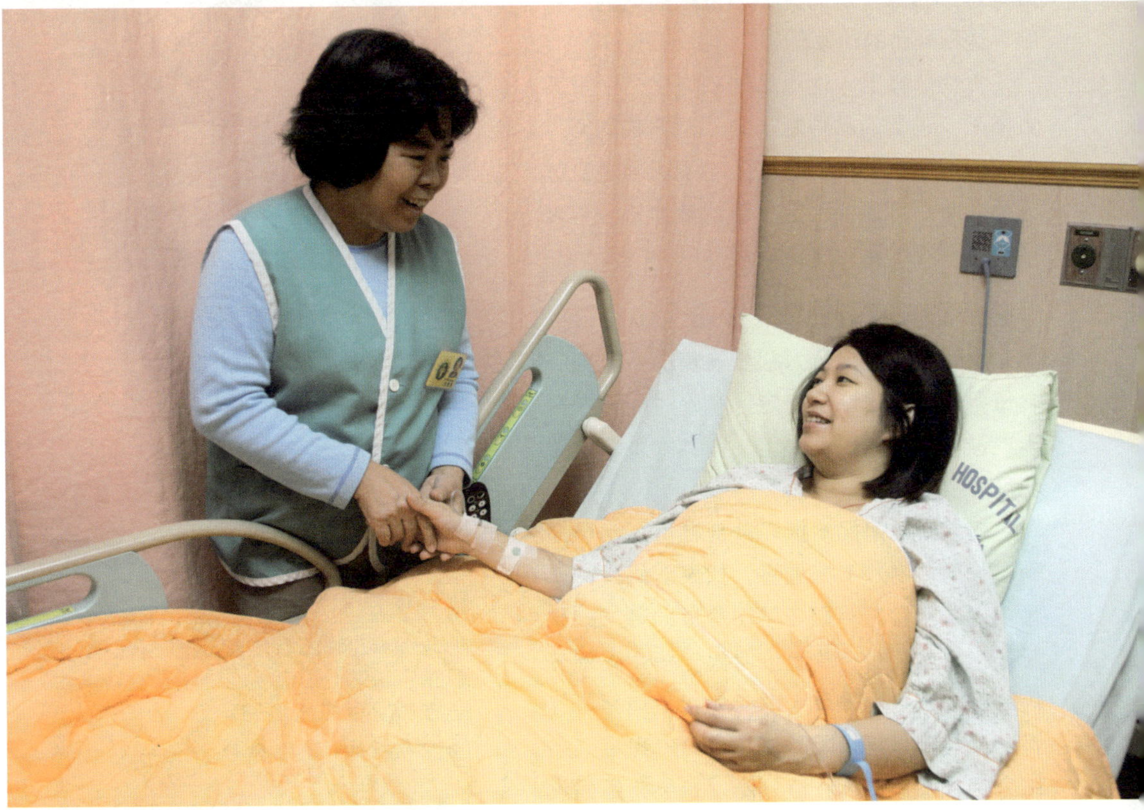

月子期间的饮食安排

新妈妈在月子期间需掌握正确的饮食原则，充分调养身体，促进身体尽快复原。

产后第1周，补血，恢复体力

产后第 1 周，新妈妈的胃肠功能还没有恢复正常，可以一天吃 5 ~ 6 餐，选择容易消化吸收的食物，烹饪时也要注意以稀软为主，避免食用粗糙不易咀嚼、消化或是油炸的食物。

不论是自然产还是剖宫产，在生产当中都会增加血液的流失，所以在这一阶段也须注意增加蛋白质、铁质、B 族维生素、维生素 C 等的摄取，以利身体制造足够量的红细胞，达到补血的功效。

食物选择上，注意品种多样化，注重荤素搭配，进食的品种越丰富，营养越均衡，对新妈妈的身体恢复越好。除了明确对身体无益和吃后可能会引起过敏的食物外，荤素菜的品种应尽量丰富多样。

从第2周开始，促进乳汁分泌

此时新妈妈的体力初步恢复，而宝宝吸食母奶的状况已渐渐稳定，吸吮时间与次数也逐渐增加，所以可食用一些食物来增加泌乳量。

如果新妈妈奶水很多，食量可以比孕期稍增，最多增加 1/5 的量；如果新妈妈的奶量正好够宝宝吃，则与孕期等量即可；如果新妈妈奶水偏少，食量可以大一些，喝催乳汤的时间也可以提早一点，如花生炖猪脚、青木瓜炖排骨等，同时注意水分的摄取，多给宝宝吸吮，促进乳汁分泌；如果新妈妈没有奶水或是不准备母乳喂养，食量和非孕期差不多就可以了。

产后第3~4周，减少油脂摄取并摄取足够蛋白质

减少油脂的摄取有利于产后身材的恢复，有的新妈妈为促进乳汁分泌，一直保持高脂肪食物的摄取，最后导致产后肥胖，不利于身材的恢复。新妈妈等到泌乳量稳定后，脂肪的摄取就应适度地减少。

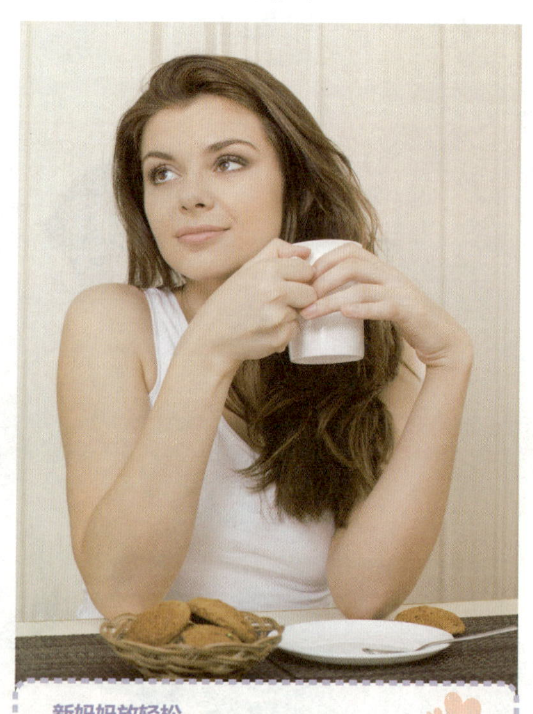

新妈妈放轻松

生化汤有活血化瘀、促进子宫收缩、使恶露尽快排出、避免血栓形成、并帮助子宫功能尽快恢复的功效，但不主张产后马上服用，一般建议3天以后开始服用，或向医生请教。

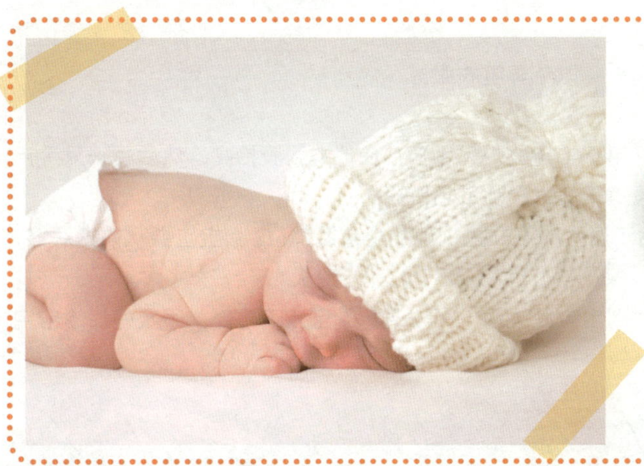

新生儿护理知识

新生儿的日常照护

生完宝宝后，许多妈妈都松了一口气，须知生产只是代表孕期的结束，随之而来的是更为细致和复杂的育儿生活。准妈妈先掌握一点新生儿护理常识，可以避免产后手忙脚乱。

哺乳

1 尽早开奶。宝宝出生后，最重要的一件事情莫过于吃了。母乳喂养越早越好，一般为出生后半小时左右。如果新妈妈暂时没有分泌乳汁，也要尽量让新生儿吮吸乳头，以促进乳汁分泌。

2 喂奶的正确姿势。喂奶可以躺着喂、坐着喂。躺着喂时，身体侧卧，把宝宝放在身体一侧，膝盖弯曲，放几个枕头或靠垫在头部及背部，用下方的手放在宝宝头下，用前臂支撑他的背部。适合于体力尚未恢复的新妈妈和剖宫产的新妈妈。坐着喂时，选一把合适高度的椅子，把宝宝放在腿上，让宝宝头枕着新妈妈的胳膊，用手腕托着后背，托起乳房，等宝宝张开嘴时，把乳头送入宝宝口中。一般喂奶以吃饱吃好为原则，即宝宝吃完后不哭不吵。

3 宝宝吐奶的处理法。宝宝一旦出现吐奶，可以把他的上半身抬高，或者将他的脸偏向一侧，防止呕吐物进入气管导致窒息。如果在喂奶时吐奶，应停止继续喂奶。

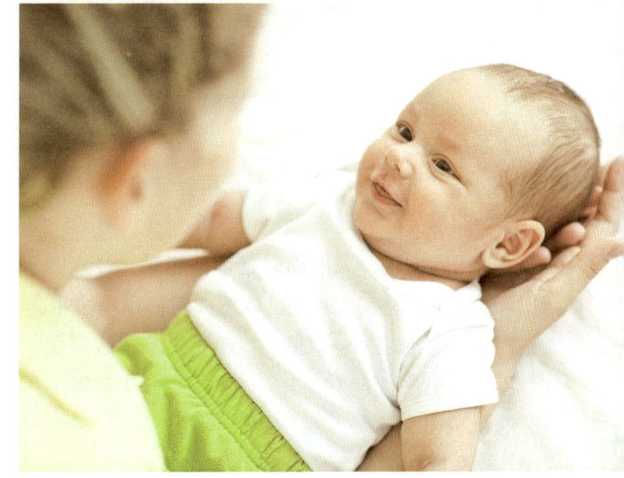

换尿布

1 让宝宝仰卧，解开他的衣服，并拉起来，以免弄脏衣服。

2 一只手稳稳地抓住宝宝的脚踝（最好用不常用的那只手），使他的屁股抬高，然后另一只手用尿布比较干净的部位将宝宝的小屁股擦干净，顺势取出脏尿布。

3 清洁宝宝的小屁股，以消毒棉球或沾了温水的湿布擦拭他的生殖器部位，女宝宝要从前往后擦，避免感染。

4 拿一块折叠好且预热的尿布，一端放到宝宝屁股后，另一端放到宝宝下腹部，固定好后给宝宝穿好衣服。

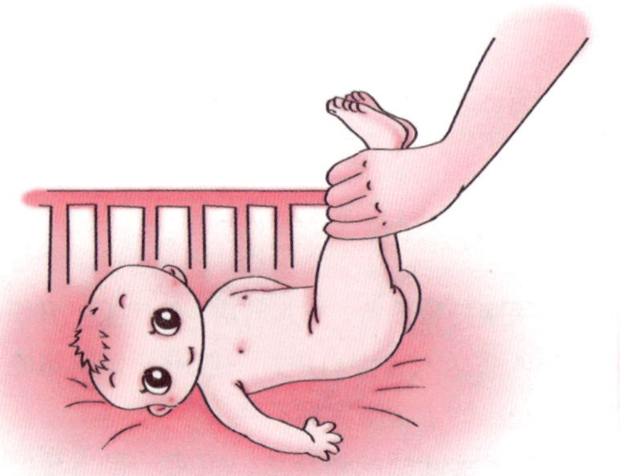

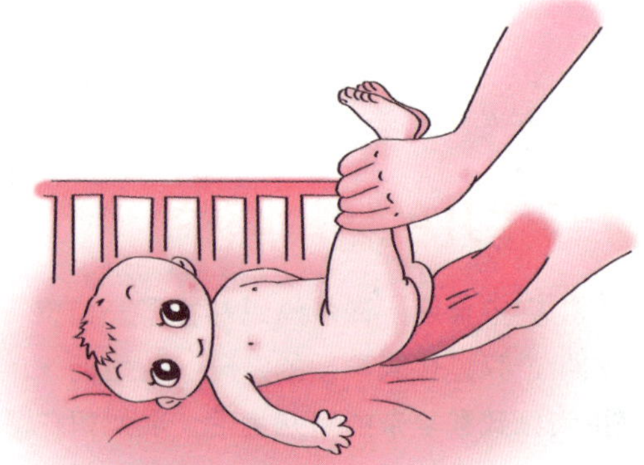

穿衣服

新生儿全身软软的，他还不会配合穿衣的动作，所以给新生儿穿衣服是新父母最头痛的事，但给宝宝穿衣服并不是那么难，其中的诀窍概括起来就是：掌握方法、熟能生巧。

上衣的穿法

1 先将衣服平放在床上，再让宝宝平躺在衣服上。

2 将宝宝的一只胳膊轻轻地抬起来，伸入袖子中，再将宝宝身下的衣服向对侧稍稍拉平。

3 轻轻抬起另一只胳膊，使肘关节稍微弯曲，将小手伸向袖子中，然后从袖口中将小手慢慢拉出来。

4 系好衣服的带子就穿好上衣了。

裤子的穿法

1 将手从裤脚管中伸入，拉住宝宝的小脚，将裤子向上提就可以穿上了。

2 如果是连衣裤，先将连衣裤解开扣子，平放在床上，让宝宝躺在上面，先穿裤腿，再用穿上衣的方法将手穿入袖子中，然后扣上所有的扣子即可。

新生儿新陈代谢活跃，经常出汗，所以一定要经常更换内衣和贴身的衣服。

宝宝哭时怎么办

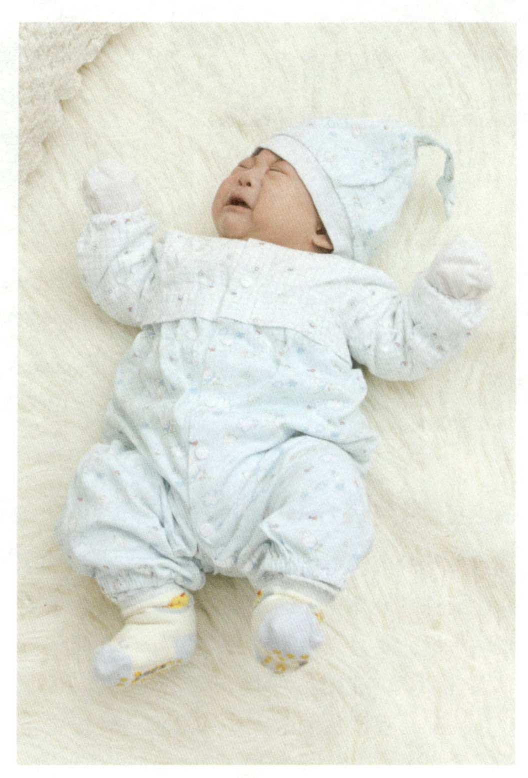

新生儿表达需求的唯一语言就是哭，对于新父母来说，听到宝宝的哭既慌乱又不知所措，实际上，宝宝的语言其实是很容易破译的。

宝宝哭闹最常见的原因概括起来无外乎肚子饿、吃太撑肚子胀、尿布湿了、拉大便了、困了、受惊吓了、病了、感觉热、感觉冷、做运动几种。新父母只要仔细观察，摸索规律，及时满足宝宝的需求，就能让宝宝感觉很满意从而停止哭闹。在最初的磨合阶段，新父母摸不清状况，最好逐个排除。

正常来说，宝宝不会无缘无故一直哭泣的，所以如果宝宝怎么哄都止不住哭，而且一直哭闹不止，新父母则要引起重视。

新生儿的体检

新生儿期一般要进行2次体检，一次是刚出生时的新生儿疾病筛查，第二次是满月时的检查。

新生儿疾病筛查

新生儿出生后3天内（进食48小时后），在足跟采3滴血，然后由专门的筛查检测机构进行筛查试验，以筛出可疑患儿，再进行专业的确诊试验，以在疾病尚未表现出症状时及时诊断治疗，从而避免造成残疾、痴呆等严重后果，目前需要筛查的常规项目有：

苯丙酮尿症	一种常染色体隐性遗传病，在我国发病率为1:8000～1:17000，恶性苯丙酮尿症若治疗不及时，病情很快会恶化而造成死亡。
先天性甲状腺功能低下症	一种先天性甲状腺发育缺陷病，由于不能产生足够的甲状腺素，因而会引起生长迟缓，智力落后，在我国发病率为1:3000～1:4000，这种病症年龄越大越明显，最终会发展为矮小畸形的痴呆儿，但只要早期治疗，坚持用药，一般能够正常生长发育。

（续表）

葡萄糖-6-磷酸脱氢酶缺乏症	一种遗传性红细胞酶缺乏症，俗称蚕豆病，主要表现为新生儿溶血、黄疸进展快，在食用某些食品如蚕豆后加重，严重时会导致脑瘫，甚至死亡，我国发病率为0.2%～4.48%。若经新生儿筛查可早期发现确诊治疗，杜绝发病因素，防止不良后果发生。
先天性肾上腺皮质增生症	一种先天性常染色体隐性遗传病，新生儿往往出现呕吐、腹泻、脱水、低血糖等，日后因肾上腺皮质功能减退会引起女性男性化，男性身材矮小、生育障碍，严重时会危及生命，发病率约为1:13000，患儿爸爸妈妈均为携带致病基因的正常人。

新生儿满月（28天）体检

满月体检的项目主要有：

1 测身高及体重：这是了解生长发育的重要指标。足月新生儿身高在47～53厘米，体重在2500克以上，平均3000克左右。

2 头部：观察头颅的大小和形状，轻抚宝宝的头皮，以感觉骨缝的大小、囟门的紧张度、有无血肿。

3 将红球放在距双眼30厘米左右的地方，水平移动红球，观察宝宝的双眼能否追视红球。

4 足月新生儿耳郭发育好，耳郭直挺。

5 颈部：有无斜颈，活动是否自如，用手指由内向外对称地摸两侧，以感觉有无锁骨骨折。

6 胸部：观察胸部两侧是否对称，有无隆起，呼吸动作是否协调，频率应在30～45次/分，有无呼吸困难。用听诊器听肺部的呼吸音。

7 腹部：先看有无胃蠕动波和肠型，然后用手轻轻抚摸，感觉是否腹胀及有无包块。脐部有无脐膨出，残端有无红肿及渗液。

8 臀部：皮肤是否光滑，注意是否存在脊柱裂。

9 生殖器及肛门：注意有无畸形，男婴的睾丸是否下降至阴囊。

10 四肢：有无多指或并指（趾），双大腿能否摊平，以了解有无先天性髋关节脱位。

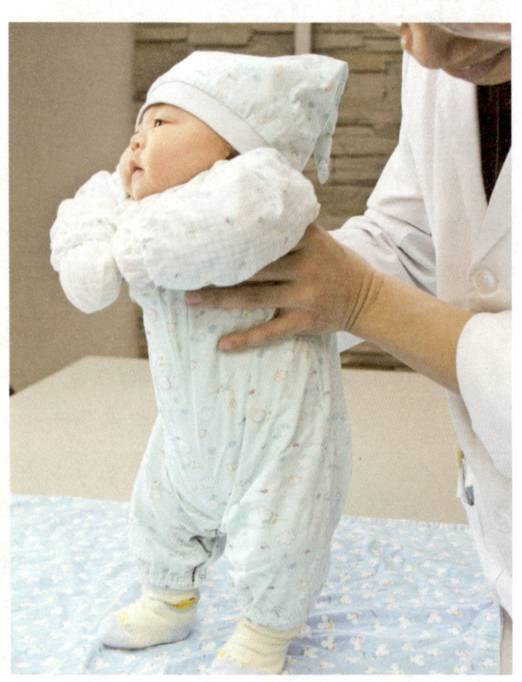

新生儿疫苗

新生儿卡介苗

接种卡介苗可以增强宝宝对于结核病的抵抗力，预防严重结核病和结核性脑膜炎的发生，目前我国采用的是减毒活疫苗，安全有效。

卡介苗一般在新生儿出生后24小时内，于左上臂外侧三角肌附着处进行皮内接种。接种后2～3天仅可见在接种部位有小红点样的针眼，几天后也很快消退，似正常皮肤。

妈妈在此期间给新生儿洗澡时应当注意，避免将洗澡水弄湿注射部位的皮肤，洗澡时可用干净的消毒纱布将上臂包扎起来，也不要经常用手去触摸，以保持清洁，避免细菌感染。

到新生儿快满月时，才会在注射的局部出现反应，在接种部位出现红肿，并形成肿块，以后在肿块的中央逐渐变软，形成小脓包，当小脓包自行破溃后，可渗出黄白色的脓液，此时局部形成溃疡，并结痂，还可再流脓，这样反复多次，最后经过2～3个月痂皮脱落，形成一颗永久性的略凹陷的圆形疤痕。这是接种卡介苗的正常反应过程。

在婴儿接种卡介苗3个月后，即婴儿满3个月时，应到指定的医疗卫生保健机构进行卡介苗接种后效果的检查。如果宝宝出生时没接种，可在2个月内到当地结核病防治所卡介苗门诊或者疾病预防控制中心的计划免疫门诊补种。

如果新生儿出生体重不满2500克、早产儿、出生时有严重窒息、有吸入性肺炎时，均暂时不能接种卡介苗，待身体恢复后，才可接种。

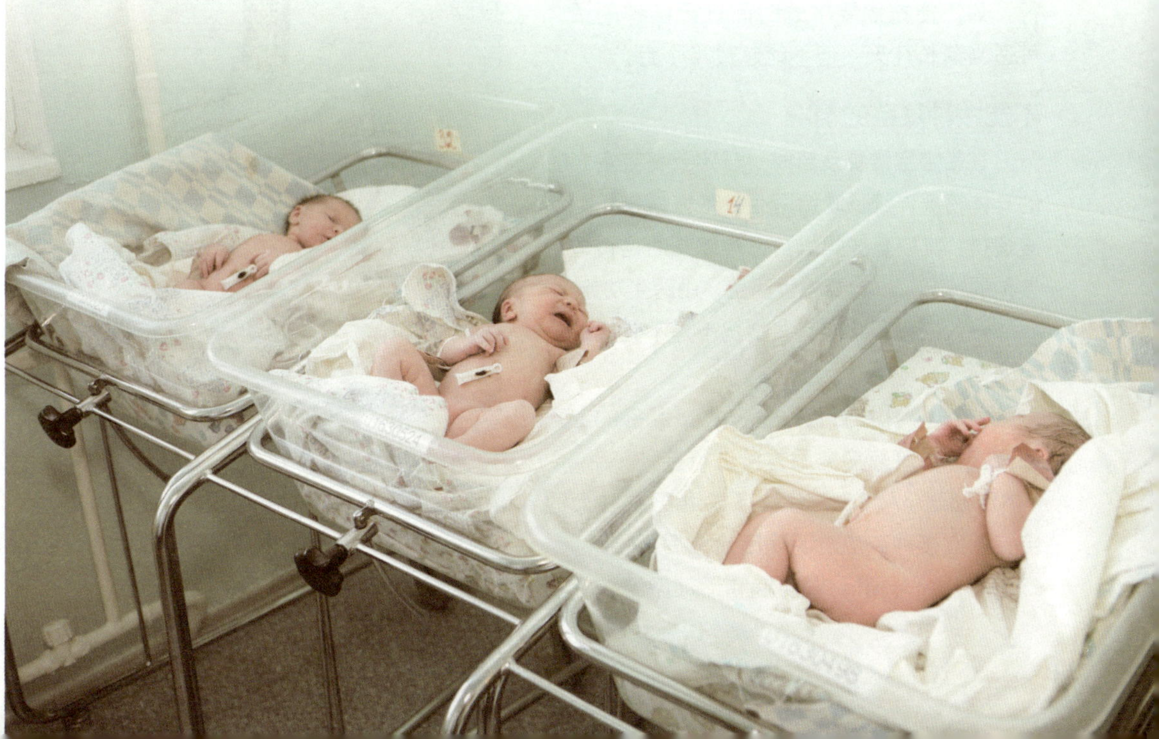

新生儿乙肝疫苗

接种乙型肝炎疫苗后可预防乙型肝炎，新生儿出生后1～2天内接种第一针乙型肝炎疫苗，在新生儿满月后和6个月时，再各接种一针，方可在体内产生抵抗乙型肝炎病毒的能力。如果第二或第三针没有接种的话，原来接种的第一针是不起作用的。

乙型肝炎疫苗接种在新生儿的右上臂，为皮下注射，绝不可与卡介苗接种在同一部位。乙型肝炎疫苗接种后一般没有什么反应，少数新生儿可有轻微的反应，如注射部位出现红肿、疼痛、轻微发热，但均不需要处理，2～3天后，即可恢复正常。

在医院接种乙肝疫苗之后，出院时妈妈应当咨询一下医护人士第二针和第三针到哪里接种，一般是到新生儿户口所在地的卫生院或保健所。

3针接种的时间一定要按规定的时间进行，如不能按照要求的时间进行接种的话，可适当延长几天，但不能超过半个月。

不能接种疫苗的情况

在带宝宝接种疫苗时，一定要将宝宝当时的身体情况详细反映给医生，最好携带相关病史资料，其中有些妈妈自己难以判断是否适合接种的情况，一定要告诉医生，由医生决定。

一般来说，宝宝有些情况下是不宜接种疫苗的：

- 患有皮炎、化脓性皮肤病、严重湿疹的宝宝不宜接种，等待病愈后方可进行接种。
- 体温超过37.5℃，有腋下或淋巴结肿大的宝宝不宜接种，应查明病因治愈后再接种。
- 患有严重心、肝、肾疾病和活动型结核病的宝宝不宜接种。
- 神经系统包括脑，发育不正常，有脑炎后遗症、癫痫病的宝宝不宜接种。
- 严重营养不良、严重佝偻病、先天性免疫缺陷的宝宝不宜接种。
- 有哮喘、荨麻疹等过敏体质的宝宝不宜接种。
- 当宝宝患有腹泻时，尤其是每天大便次数超过4次的患儿，须待恢复2周后，才可服用脊灰疫苗。
- 最近注射过多价免疫球蛋白的宝宝，6周内不应该接种麻疹疫苗。
- 感冒、轻度低热等一般性疾病视情况可暂缓接种。
- 空腹饥饿时不宜预防接种。

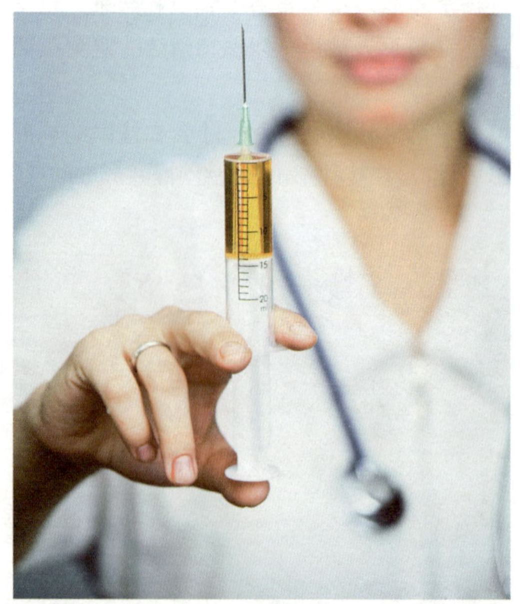

准妈妈放轻松

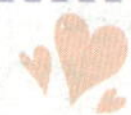

在宝宝接种疫苗之前一天，妈妈最好给宝宝洗一次澡，因为接种后一天内不宜给宝宝洗澡。